増補新版　ダイエット・糖質制限に必携

食品別糖質量ハンドブック

|監修| 江部康二

JN231083

洋泉社

はじめに

　2012年11月に『食品別糖質量ハンドブック』を刊行しました。おかげさまで読者の皆さまの大きな支持を得て、2016年2月には第18刷となり14万部の発行部数を達成しました。

　この間の2015年12月に日本食品標準成分表が改訂され、七訂となりました。15年ぶりの大幅な改訂で、項目が200増え、成分表のデータもかなりの変更がありました。『食品別糖質量ハンドブック』もこれに完全に対応して、この度、増補新版を出版することとなりました。本書は、収録食品を見直すとともに収録食品数を1200と増やしました。

　本書は、身近な食品や料理の糖質・カロリー・たんぱく質・脂質・塩分量などが写真入りでひと目でわかるように工夫されています。糖質制限食を指導する立場の医師・栄養士はもちろん、糖質制限食実践中の方々にも強い味方となってくれると思います。

　近年、糖質制限食は社会的に広く認識されるようになり、糖尿病、メタボリック・シンドローム、肥満の患者さんだけでなく、健康のために実践されている方も多くなっています。2013年10月に米国糖尿病学会が「栄養療法に関する声明」において、地中海食やベジタリアン食、低脂質食などとともに糖質制限食を正式に受容したのは、糖質制限食の普及にとり大きな追い風となりました。おかげで日本においても医師の支持がかなり増えてきました。

糖質制限食というと、現代の普通の食事である高糖質食と比べて変わった食事と思いがちですが、実は糖質制限食こそが人類本来の食事なのです。

諸説ありますが、人類がチンパンジーと分かれて誕生したのが約700万年前、農耕がはじまったのが約1万年前です。農耕がはじまる前は、「狩猟」「採集」「漁労」で食べものを手に入れていて、穀物はなかったのですから、人類皆糖質制限食といえます。すなわち、糖質制限食は約700万年間の人類の食事であり、人類の健康食といえるのです。

読者の皆さまには、本書を参考に、おいしく楽しく末長く糖質制限食を実践されて、健康を保っていただければ幸いです。

2016年6月
高雄病院理事長
江部康二

糖質制限食をはじめる前の注意事項

● 糖質制限食は開始直後から効果があるため、経口血糖降下剤内服やインスリン注射をしている人は低血糖を起こす可能性があります。実施する際は必ず医師に相談してください。

● 診断基準を満たすすい炎がある人、肝硬変の人、長鎖脂肪酸代謝異常症の人は糖質制限食の適応となりません。

● 腎不全の人が糖質制限食を実施する際は、必ず医師に相談してください。

糖質を制限すると 無理

糖質ってなに?

食事から摂取する脂質・たんぱく質・炭水化物を三大栄養素と呼びます。

糖質は、三大栄養素のひとつである炭水化物から食物繊維を引いたものをいいます。糖質を主成分とする代表的な食材はパンやごはんなどの穀類、いも類、砂糖類などです。

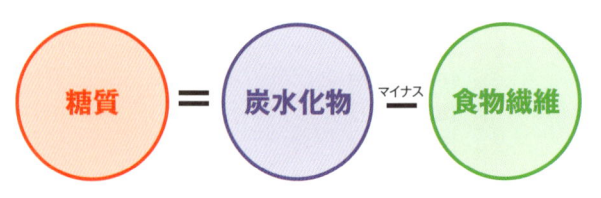

糖質 ＝ 炭水化物 － 食物繊維

あなたも糖質過多になっていませんか?

糖質は体内に入ると消化吸収されて、血液のなかのブドウ糖（血糖）になります。この値を血糖値といいますが、三大栄養素のなかで血糖値を直接上げるのは唯一糖質だけです。

私たちはほぼ毎日、人によっては毎食、主食であるごはんやパンを口にしています。現代人の食生活は糖質過多になりがちで、これがさまざまな病気を引き起こす原因となるのです。

⬇ 糖質の種類

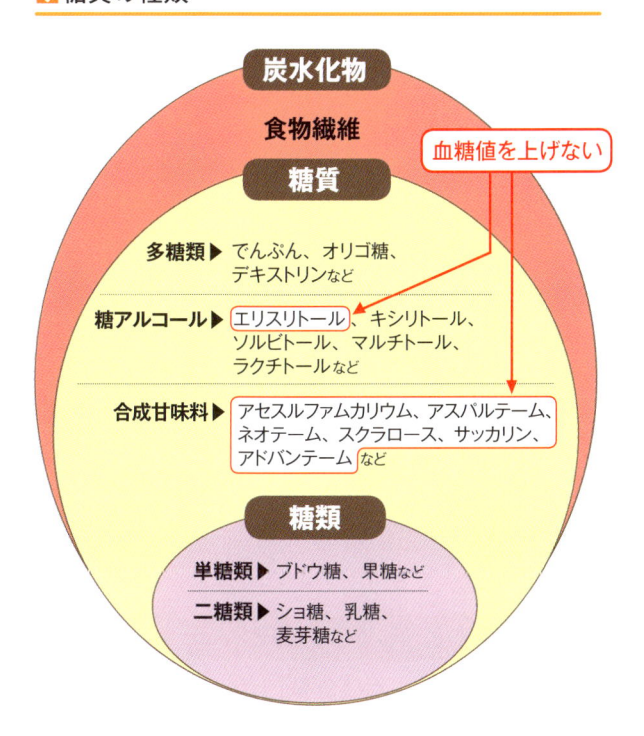

血糖値を上げない糖質もある

エリスリトールと上記6つの合成甘味料は、糖質のなかでも血糖値を上げない。エリスリトールはカロリーもゼロで安心して摂ることができる。合成甘味料のなかでも厚生労働省と米国食品医薬品局が認めているものは上記の6つのみ。ただし、一日の許容摂取量が決められているので摂り過ぎには注意が必要。

糖質を制限すると
うれしい効果がたくさん!

糖質を摂り過ぎるとどうなるの?

　ひとつ目は食後血糖値の上昇です。食事で糖質を摂ると血糖値は急上昇します。血糖値の上昇が一定以上になると血管の内皮を傷つけます。それが続けば動脈硬化を招き、糖尿病の合併症につながっていきます。

　ふたつ目は、インスリンの分泌による肥満です。人体は、糖質が分解されてできたブドウ糖（血糖）の値を一定に保つために、インスリンというホルモンがすい臓から分泌され血糖値を下げるようになっています。しかし、糖質を摂り過ぎると、処理しきれなかったブドウ糖はインスリンによって中性脂肪（体脂肪）として脂肪細胞に蓄積されてしまい、肥満になってしまうというわけです。

糖質制限がどうしていいの?

　糖質制限食では、血糖値を上げる唯一の栄養素である糖質を控えることで、食後血糖値の急上昇を抑え、さまざまな病気や不調に予防・改善効果を発揮します。さらに、別名「肥満ホルモン」とも呼ばれるインスリンの分泌が少なくてすむため、体脂肪として蓄積されるブドウ糖の量がぐんと少なくなっていくのです。

糖尿病を改善し、合併症を予防!

糖尿病はインスリンの作用不足で血糖値が高くなる病気。糖質を制限することで血糖値、ヘモグロビンA1c、中性脂肪値、コレステロール値などを改善する。これにより、網膜症や腎症、神経症といった合併症も予防することができる。

肥満を解消!

インスリンは別名「肥満ホルモン」とも呼ばれる。分泌をおさえることで、体脂肪が蓄積される量をぐんと減らすことができる。また、脂質が活動の主たるエネルギー源となることで、体脂肪が燃えやすくなる。

あらゆる生活習慣病や不調を予防・改善!

高血圧、動脈硬化、心筋梗塞、脳出血なども頻繁な糖質の過剰摂取が原因のひとつ。糖質を控えると、急激な血糖値の上昇が避けられ、血管内皮を傷つけることもないのでさまざまな生活習慣病や不調を予防・改善できる。

がんを予防できる!

がんを引き起こす大きな原因として高血糖や高インスリン血症がある。糖質制限食ではこれらが生じないので、がんの予防になり得る。

美肌・美髪になる!

体全体の脂質状況や代謝が改善することで、全身の血流がよくなる。これにより、毛細血管に充分に血液が流れ、細胞に栄養が行き渡り、髪や肌が健康な状態になる。

糖質制限食の 3つのコース

目的に合わせて選べる3コース

　糖質制限食とは、簡単にいうと「糖質を多く含む主食（ごはん・パン・めん類など）の摂取量をおさえて、おかずを中心に食べる食事」です。やり方は、スーパー糖質制限食、スタンダード糖質制限食、プチ糖質制限食の３つがあります。糖質制限食にはじめて取り組む人はスーパー糖質制限食を１～２週間実践して効果を確かめ、その後は自分のライフスタイルに合ったやり方で続けるとよいでしょう。

⬇ コース別三大栄養素のバランス

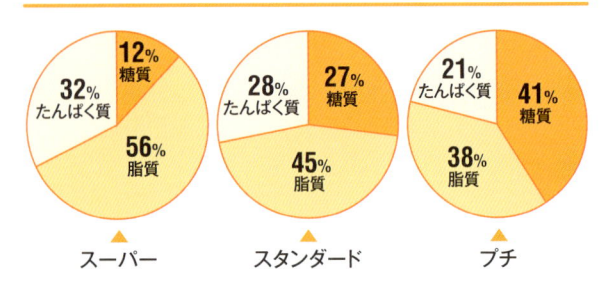

スーパー	スタンダード	プチ
糖質 12% たんぱく質 32% 脂質 56%	糖質 27% たんぱく質 28% 脂質 45%	糖質 41% たんぱく質 21% 脂質 38%

おおよその基準として、コースごとに上記の三大栄養素のバランスを参考に献立を組み立てるとよい。

スーパー糖質制限食

一日3食主食を抜く

糖質摂取量の目安
30〜60g／日

一日3食すべてで主食を抜く。3日〜1週間で体重や体脂肪に変化があらわれる。もっとも早く確実に効果を出すことができる。

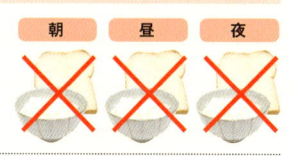

おすすめ 糖尿病を改善したい人／生活習慣病を予防したい人
糖質制限食にはじめて取り組む人

スタンダード糖質制限食

一日2食（朝食または昼食と夕食）主食を抜く

糖質摂取量の目安
70〜100g／日

朝食（または昼食）と夕食の主食を抜く。生活スタイルに合わせて、主食を摂るタイミングを選ぶことができる。

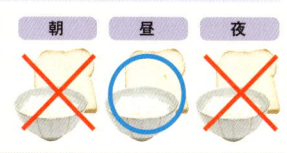

おすすめ 昼間は勤めている人／昼食は外食が多いという人
無理せず続けたいという人

プチ糖質制限食

一日1食（夕食）主食を抜く

糖質摂取量の目安
110〜140g／日

活動量が減る夜に主食を摂ることを避ける。主食を摂る場合にも、玄米や全粒粉パンなどの未精製のものを少なく摂るように心がけると効果が高まる。

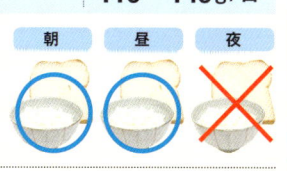

おすすめ ちょっとやってみようかなという人／ほかのコースから切りかえて続ける人／ダイエットが目的の人

5つのポイントをおさえて

　糖質制限は、ポイントさえ覚えれば、日々の食生活での無理な我慢や面倒なカロリー計算などの必要はなく、食事を楽しめる非常に効果の高い食事法です。まずは、5つのポイントをおさえて試してみましょう。

1 カロリー制限ではなく糖質を制限する

血糖値を上げるのは、あらゆる栄養素のなかで糖質のみ。一日に何度も大量に糖質を摂れば、当然、肥満や病気を招く。ダイエットや糖尿病、生活習慣病の予防・改善には、カロリー制限ではなく糖質を控えることが最重要。

2 脂質・たんぱく質をしっかり摂る

脂質とたんぱく質は、糖質制限では欠かせない身体の構成要素。肉や魚のほか、大豆製品や乳製品など、さまざまな食材をバランスよく摂るように心がけよう。

3 アルコールは蒸留酒や糖質ゼロのものを選ぼう

糖質制限は、糖質の少ないものであればアルコールもOK。飲み過ぎないように適量を楽しんで、上手に息抜きしながら続けることができる。

糖質制限をはじめよう!

④ 油は体にいいものを見極める

糖質制限では、基本的に油の摂取は制限しない。ただしせっかく摂るなら、体への負担や害が少ないオリーブ油がおすすめ。動脈硬化予防やコレステロール値を下げる働きがある。一方、サラダ油やマーガリンは控えたい。現代人はサラダ油の主成分であるリノール酸を摂り過ぎる傾向があり、マーガリンは安全性が疑問視されているトランス脂肪酸を多く含む。

⑤ 賢く選んでストレスフリー

「昼間は外食がほとんど」「お酒が好きでやめられない」「飲み会が多い」。糖質制限はそんな人の味方。糖質制限では、市販食品やアルコールも糖質量をチェックし正しく選べば、我慢することなく摂ることができる。

糖質の多い・少ない食材を

食材・味つけを正しく選ぼう

　糖質制限は、食材の糖質量の多い・少ないをおおまかに覚えておけば、誰でも実践することができます。詳しい糖質量は本書で確認してください。

　糖質制限食において、活動の主なエネルギー源となるのは脂質です。肉や魚、乳製品などの脂質とたんぱく質をしっかり摂りましょう。ただし、加工されたものは糖質が多い場合があるので控えます。そのほかに、藻類や葉野菜、きのこ類は糖質が低めです。もし主食を摂る場合には、精製度の低い玄米や雑穀、全粒粉のパンなどを少量摂るようにします。

　特に注意が必要なのは調味料です。あまり甘くないものでも糖質を多く含む場合があるので、味つけの際には使用量などに注意しましょう。

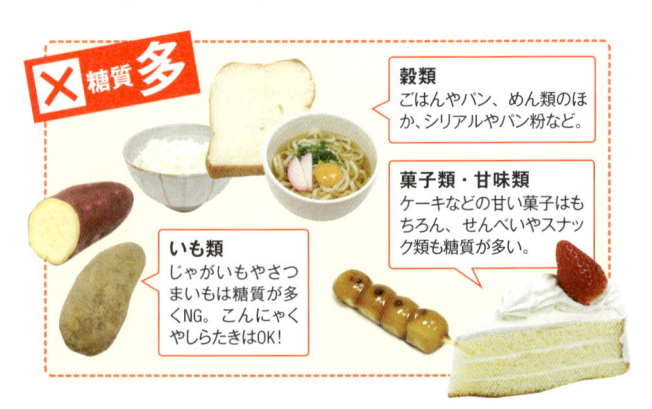

✕ 糖質 多

穀類
ごはんやパン、めん類のほか、シリアルやパン粉など。

菓子類・甘味類
ケーキなどの甘い菓子はもちろん、せんべいやスナック類も糖質が多い。

いも類
じゃがいもやさつまいもは糖質が多くNG。こんにゃくやしらたきはOK！

おおまかに覚えるとラク!

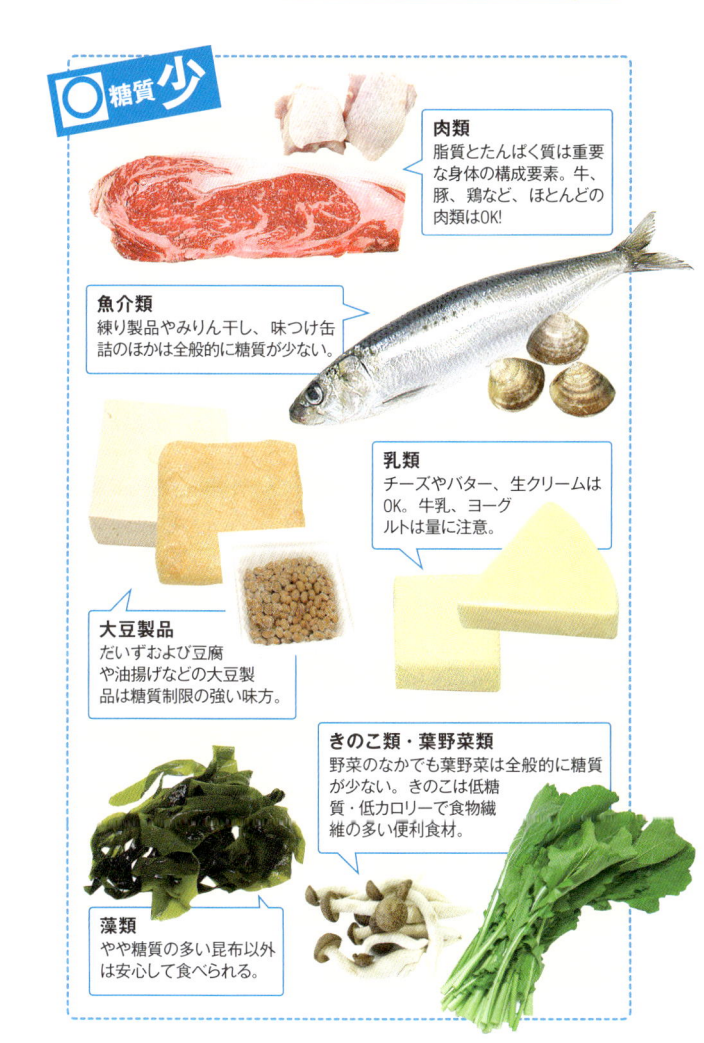

○ 糖質 少

肉類
脂質とたんばく質は重要な身体の構成要素。牛、豚、鶏など、ほとんどの肉類はOK!

魚介類
練り製品やみりん干し、味つけ缶詰のほかは全般的に糖質が少ない。

乳類
チーズやバター、生クリームはOK。牛乳、ヨーグルトは量に注意。

大豆製品
だいずおよび豆腐や油揚げなどの大豆製品は糖質制限の強い味方。

きのこ類・葉野菜類
野菜のなかでも葉野菜は全般的に糖質が少ない。きのこは低糖質・低カロリーで食物繊維の多い便利食材。

藻類
やや糖質の多い昆布以外は安心して食べられる。

ソフトドリンク・アルコールの選び方

種類を選べばアルコールもOK！

　糖質制限食では、アルコールも種類を選べばOKです。焼酎やウイスキー、ブランデー、ジン、ウオッカなどの蒸留酒は基本的にほぼ糖質ゼロだからです。ワインも辛口は糖質が少ないので飲むことができます。適量を楽しみましょう。

　一方、ビールや日本酒、紹興酒などの醸造酒や梅酒、甘いカクテルやサワーなどは基本的にNGです。

　コーラやジュース、スポーツドリンクなどの清涼飲料水は多量の糖質を含んでいます。体への吸収も早いので、極力控えましょう。飲みものは、甘みのあるものを避けるのが基本です。

「糖質ゼロ」表示をチェック

最近はビール系飲料をはじめ、市販商品に「糖質ゼロ」と表示されているものが多くある。ただし、「糖質ゼロ」とうたっているものすべてが糖質0gというわけではない。栄養表示基準により「100㎖（または100g）あたり糖質0.5g未満」で表示できることになっている。上手に適量を楽しもう。

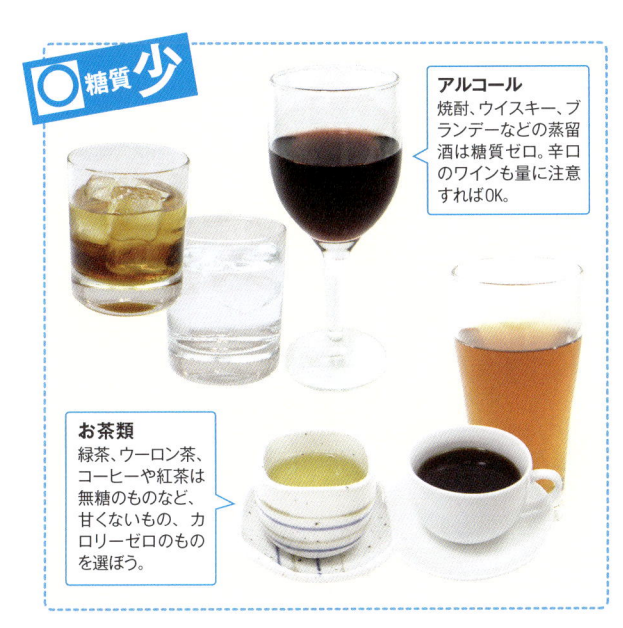

◎ 糖質 少

アルコール
焼酎、ウイスキー、ブランデーなどの蒸留酒は糖質ゼロ。辛口のワインも量に注意すればOK。

お茶類
緑茶、ウーロン茶、コーヒーや紅茶は無糖のものなど、甘くないもの、カロリーゼロのものを選ぼう。

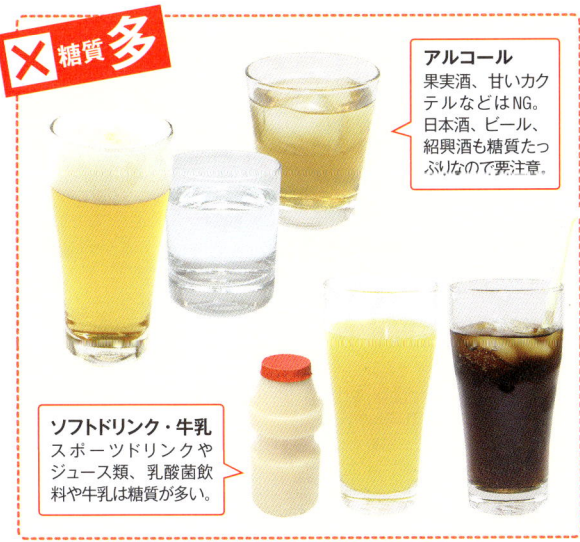

✕ 糖質 多

アルコール
果実酒、甘いカクテルなどはNG。日本酒、ビール、紹興酒も糖質たっぷりなので要注意。

ソフトドリンク・牛乳
スポーツドリンクやジュース類、乳酸菌飲料や牛乳は糖質が多い。

この本の使い方

　本書は、身近な食品や料理の糖質量・カロリーなどがひと目でわかるように紹介しています。本の使い方や注意事項を確認し、毎日の食生活に活用してください。

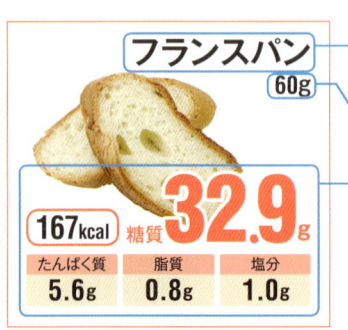

フランスパン ── 食品名
または料理名、商品名

60g ── 写真の分量など
料理は主要食材の分量

── 成分データ
糖質、カロリー、たんぱく質、脂質、塩分（食塩相当量）を表示。一部、糖質に代わりビタミンC、アルコール分を表示。「Tr」は微量、「-」は未測定あるいは水溶性および不溶性食物繊維で分別が困難なものを示す

167kcal　糖質 **32.9g**

たんぱく質	脂質	塩分
5.6g	0.8g	1.0g

※食品100gあたりの栄養成分については、196ページ以降を参照。

＊成分データの算出は、文部科学省科学技術・学術審議会資源調査分科会報告「日本食品標準成分表2015年版（七訂）」に準拠し、炭水化物の値がTr（微量）の場合は糖質は0gとして計算、食物繊維の値がTrの場合は糖質＝炭水化物として計算し、カロリー、ビタミンCは小数第1位を四捨五入、そのほかは小数第2位を四捨五入しています。数値は、食品に含まれていてもカロリー、ビタミンCが0.4g以下、及びそれ以外の成分データが0.04g以下の場合は0gと記載しています（ただし食品成分表でTrと記載されているものはTrと記載）。

＊成分データは基本的に写真の分量に対応した数値です。ただし市販食品については企業発表のデータに基づき掲載しているため、100gあたりなどのものもあります。

＊写真の分量には殻や皮、骨、内臓など食べられない部分の重さ（廃棄量）も含まれていますが、成分データは可食部の分量より数値を算出しています。

＊料理の写真は基本的に1人前です。成分データには、写真にあるつけ合わせやソースなども含まれます。

＊Part1の肉類は、特に表記のあるもの以外は脂身つきで算出し、牛肉は国産牛、豚肉は大型種、鶏肉は若鶏で算出しています。

＊Part1のいも・野菜・きのこ類、果実類は、多くの食品の塩分量が0gか微量なため、代わりにビタミンCを掲載しました（一部加工食品などは塩分も掲載）。

＊Part5のアルコールなどの市販食品は、多くの食品の塩分量が0gか微量なため、代わりにアルコール分を掲載しました。

＊市販食品は企業名を表示しています。2016年5月現在の企業発表資料に基づきます（大塚製薬、マクドナルドは2016年4月現在のものに基づきます）。

Part 1

素材

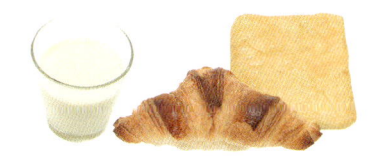

穀類

あわ
20g

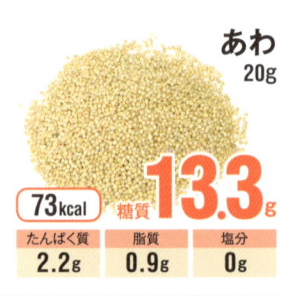

73kcal	糖質 **13.3**g
たんぱく質	脂質	塩分
2.2g	0.9g	0g

オートミール
10g

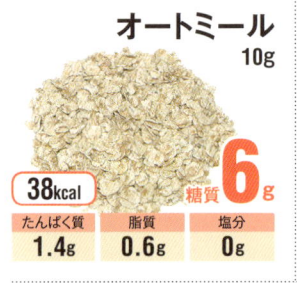

38kcal	糖質 **6**g
たんぱく質	脂質	塩分
1.4g	0.6g	0g

おおむぎ
（精麦、七分つき押麦30g）

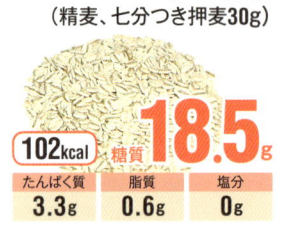

102kcal	糖質 **18.5**g
たんぱく質	脂質	塩分
3.3g	0.6g	0g

薄力粉
15g

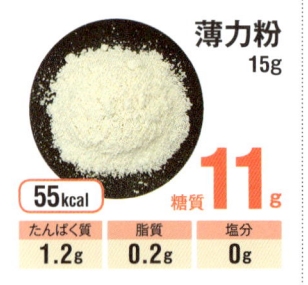

55kcal	糖質 **11**g
たんぱく質	脂質	塩分
1.2g	0.2g	0g

強力粉
15g

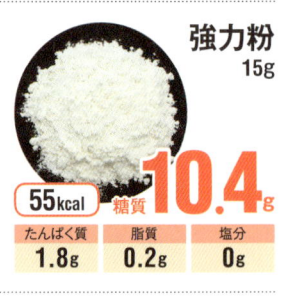

55kcal	糖質 **10.4**g
たんぱく質	脂質	塩分
1.8g	0.2g	0g

プレミックス粉
（ホットケーキ用）
15g

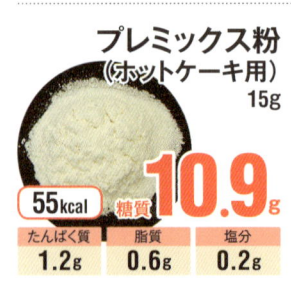

55kcal	糖質 **10.9**g
たんぱく質	脂質	塩分
1.2g	0.6g	0.2g

食パン
6枚切り1枚
（60g）

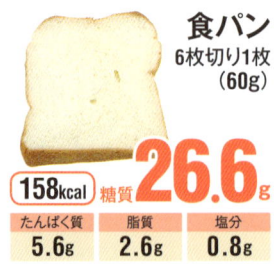

158kcal	糖質 **26.6**g
たんぱく質	脂質	塩分
5.6g	2.6g	0.8g

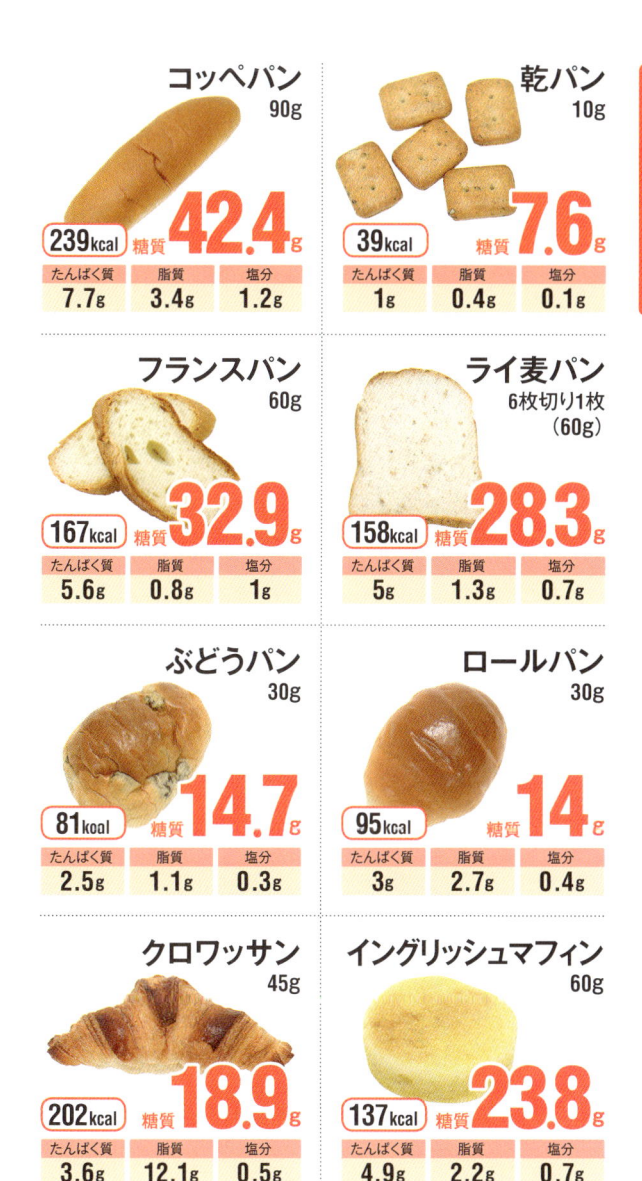

コッペパン
90g

239kcal **糖質 42.4**g

たんぱく質	脂質	塩分
7.7g	3.4g	1.2g

乾パン
10g

39kcal **糖質 7.6**g

たんぱく質	脂質	塩分
1g	0.4g	0.1g

フランスパン
60g

167kcal **糖質 32.9**g

たんぱく質	脂質	塩分
5.6g	0.8g	1g

ライ麦パン
6枚切り1枚
（60g）

158kcal **糖質 28.3**g

たんぱく質	脂質	塩分
5g	1.3g	0.7g

ぶどうパン
30g

81kcal **糖質 14.7**g

たんぱく質	脂質	塩分
2.5g	1.1g	0.3g

ロールパン
30g

95kcal **糖質 14**g

たんぱく質	脂質	塩分
3g	2.7g	0.4g

クロワッサン
45g

202kcal **糖質 18.9**g

たんぱく質	脂質	塩分
3.6g	12.1g	0.5g

イングリッシュマフィン
60g

137kcal **糖質 23.8**g

たんぱく質	脂質	塩分
4.9g	2.2g	0.7g

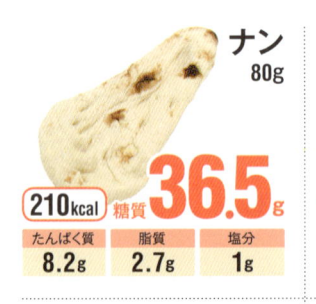

ナン
80g

210kcal	糖質	**36.5**g

たんぱく質	脂質	塩分
8.2g	2.7g	1g

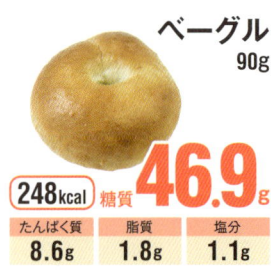

ベーグル
90g

248kcal	糖質	**46.9**g

たんぱく質	脂質	塩分
8.6g	1.8g	1.1g

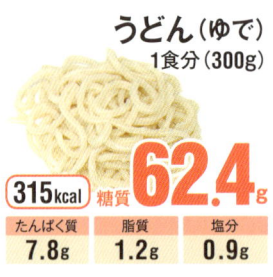

うどん（ゆで）
1食分（300g）

315kcal	糖質	**62.4**g

たんぱく質	脂質	塩分
7.8g	1.2g	0.9g

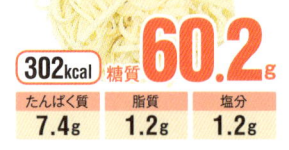

干しうどん（ゆで）
1食分（240g）

302kcal	糖質	**60.2**g

たんぱく質	脂質	塩分
7.4g	1.2g	1.2g

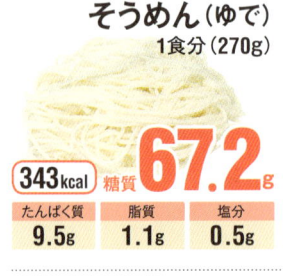

そうめん（ゆで）
1食分（270g）

343kcal	糖質	**67.2**g

たんぱく質	脂質	塩分
9.5g	1.1g	0.5g

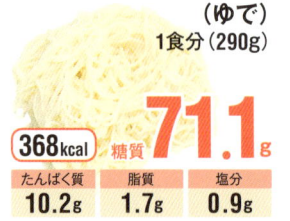

手延そうめん（ゆで）
1食分（290g）

368kcal	糖質	**71.1**g

たんぱく質	脂質	塩分
10.2g	1.7g	0.9g

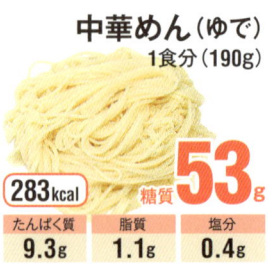

中華めん（ゆで）
1食分（190g）

283kcal	糖質	**53**g

たんぱく質	脂質	塩分
9.3g	1.1g	0.4g

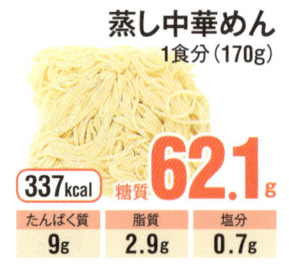

蒸し中華めん
1食分（170g）

337kcal	糖質	**62.1**g

たんぱく質	脂質	塩分
9g	2.9g	0.7g

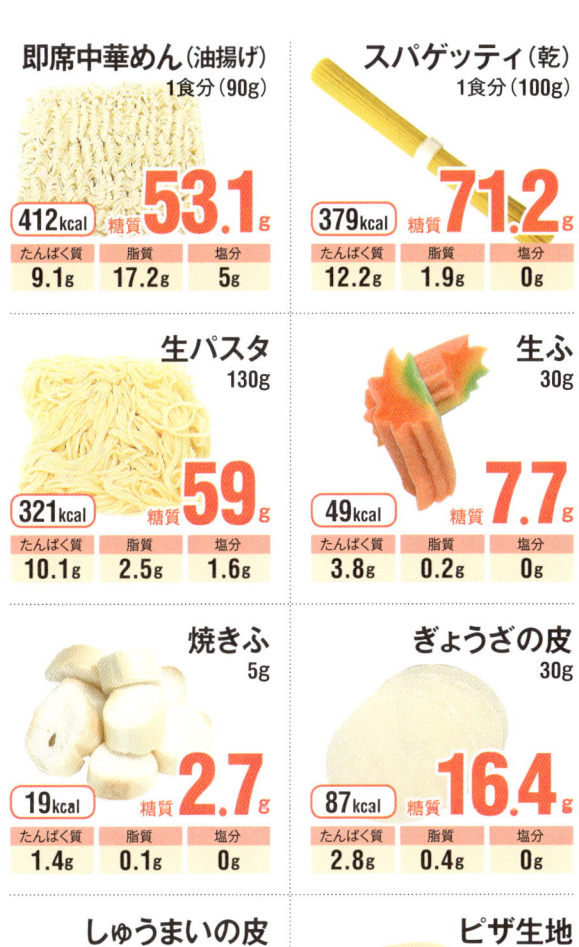

即席中華めん（油揚げ）
1食分（90g）

412kcal	糖質 53.1g

たんぱく質	脂質	塩分
9.1g	17.2g	5g

スパゲッティ（乾）
1食分（100g）

379kcal	糖質 71.2g

たんぱく質	脂質	塩分
12.2g	1.9g	0g

生パスタ
130g

321kcal	糖質 59g

たんぱく質	脂質	塩分
10.1g	2.5g	1.6g

生ふ
30g

49kcal	糖質 7.7g

たんぱく質	脂質	塩分
3.8g	0.2g	0g

焼きふ
5g

19kcal	糖質 2.7g

たんぱく質	脂質	塩分
1.4g	0.1g	0g

ぎょうざの皮
30g

87kcal	糖質 16.4g

たんぱく質	脂質	塩分
2.8g	0.4g	0g

しゅうまいの皮
25g

74kcal	糖質 14.2g

たんぱく質	脂質	塩分
2.1g	0.4g	0g

ピザ生地
100g

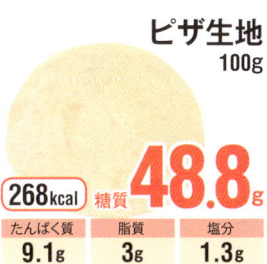

268kcal	糖質 48.8g

たんぱく質	脂質	塩分
9.1g	3g	1.3g

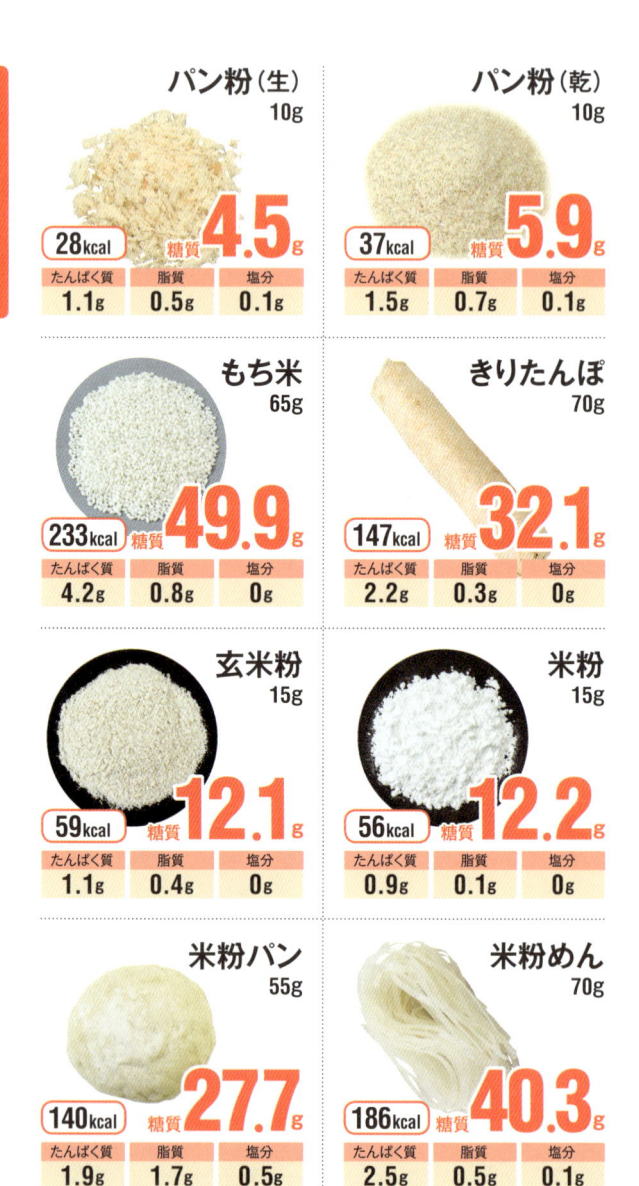

パン粉（生）
10g

28kcal	糖質	**4.5**g

たんぱく質	脂質	塩分
1.1g	0.5g	0.1g

パン粉（乾）
10g

37kcal	糖質	**5.9**g

たんぱく質	脂質	塩分
1.5g	0.7g	0.1g

もち米
65g

233kcal	糖質	**49.9**g

たんぱく質	脂質	塩分
4.2g	0.8g	0g

きりたんぽ
70g

147kcal	糖質	**32.1**g

たんぱく質	脂質	塩分
2.2g	0.3g	0g

玄米粉
15g

59kcal	糖質	**12.1**g

たんぱく質	脂質	塩分
1.1g	0.4g	0g

米粉
15g

56kcal	糖質	**12.2**g

たんぱく質	脂質	塩分
0.9g	0.1g	0g

米粉パン
55g

140kcal	糖質	**27.7**g

たんぱく質	脂質	塩分
1.9g	1.7g	0.5g

米粉めん
70g

186kcal	糖質	**40.3**g

たんぱく質	脂質	塩分
2.5g	0.5g	0.1g

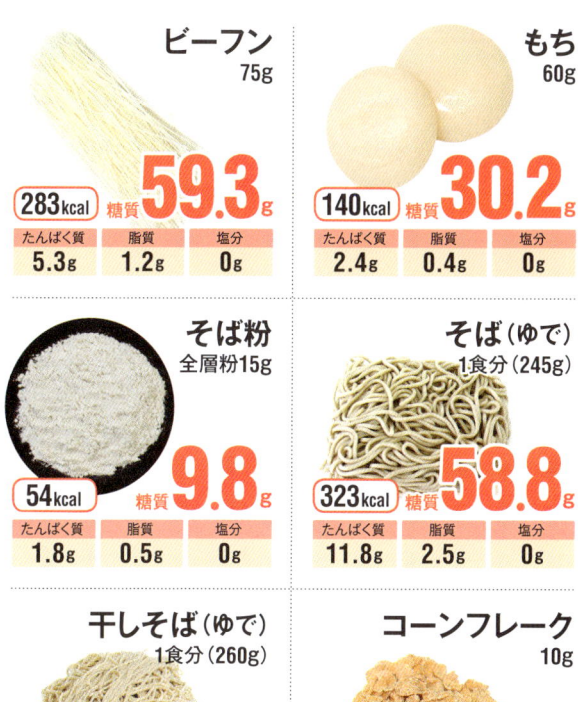

ビーフン
75g

283kcal 糖質 **59.3**g

たんぱく質	脂質	塩分
5.3g	1.2g	0g

もち
60g

140kcal 糖質 **30.2**g

たんぱく質	脂質	塩分
2.4g	0.4g	0g

そば粉
全層粉15g

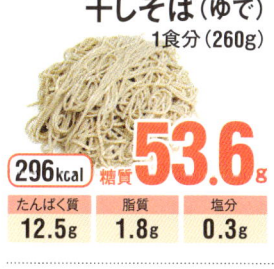

54kcal 糖質 **9.8**g

たんぱく質	脂質	塩分
1.8g	0.5g	0g

そば（ゆで）
1食分（245g）

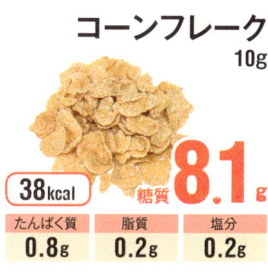

323kcal 糖質 **58.8**g

たんぱく質	脂質	塩分
11.8g	2.5g	0g

干しそば（ゆで）
1食分（260g）

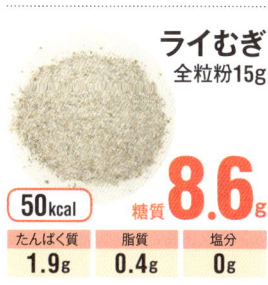

296kcal 糖質 **53.6**g

たんぱく質	脂質	塩分
12.5g	1.8g	0.3g

コーンフレーク
10g

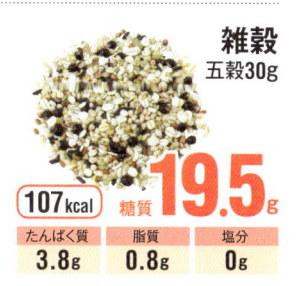

38kcal 糖質 **8.1**g

たんぱく質	脂質	塩分
0.8g	0.2g	0.2g

ライむぎ
全粒粉15g

50kcal 糖質 **8.6**g

たんぱく質	脂質	塩分
1.9g	0.4g	0g

雑穀
五穀30g

107kcal 糖質 **19.5**g

たんぱく質	脂質	塩分
3.8g	0.8g	0g

豆・種実・藻類

あずき（ゆで）
20g

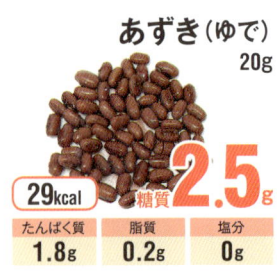

29kcal	糖質 2.5g
たんぱく質 1.8g	脂質 0.2g	塩分 0g

こしあん
20g

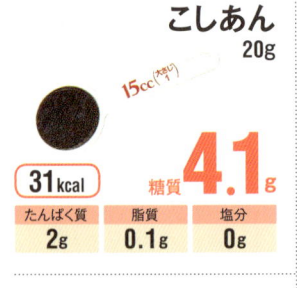

15cc（大さじ1）

31kcal	糖質 4.1g
たんぱく質 2g	脂質 0.1g	塩分 0g

つぶしあん
20g

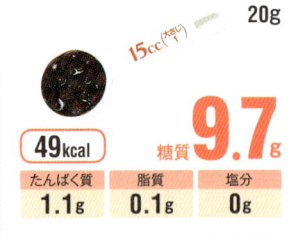

15cc（大さじ1）

49kcal	糖質 9.7g
たんぱく質 1.1g	脂質 0.1g	塩分 0g

いんげんまめ（ゆで）
20g

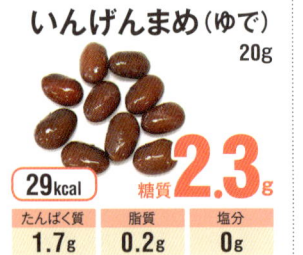

29kcal	糖質 2.3g
たんぱく質 1.7g	脂質 0.2g	塩分 0g

えんどう（ゆで）
15g

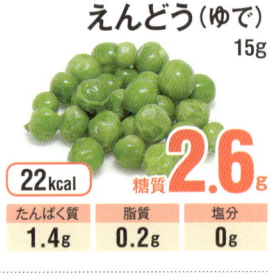

22kcal	糖質 2.6g
たんぱく質 1.4g	脂質 0.2g	塩分 0g

グリンピース
（揚げ豆）
5g

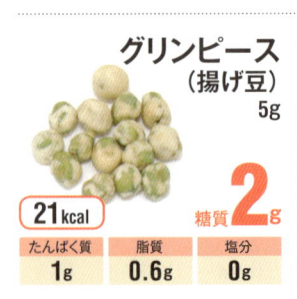

21kcal	糖質 2g
たんぱく質 1g	脂質 0.6g	塩分 0g

そらまめ
（フライビーンズ）
15g

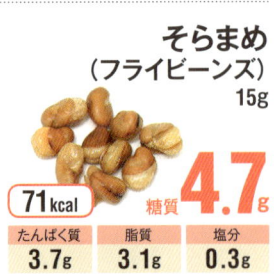

71kcal	糖質 4.7g
たんぱく質 3.7g	脂質 3.1g	塩分 0.3g

だいず（ゆで）
40g

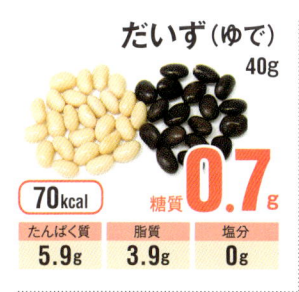

70kcal	糖質 **0.7** g

たんぱく質	脂質	塩分
5.9g	3.9g	0g

だいず（水煮缶詰）
20g

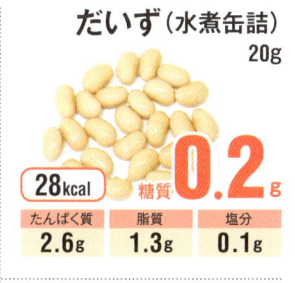

28kcal	糖質 **0.2** g

たんぱく質	脂質	塩分
2.6g	1.3g	0.1g

きな粉
全粒大豆10g

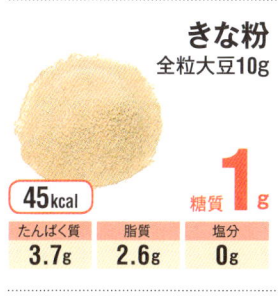

45kcal	糖質 **1** g

たんぱく質	脂質	塩分
3.7g	2.6g	0g

ダイズラボ 大豆粉
マルコメ

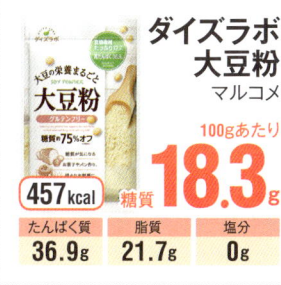

100gあたり

457kcal	糖質 **18.3** g

たんぱく質	脂質	塩分
36.9g	21.7g	0g

木綿豆腐
400g

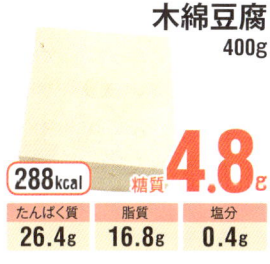

288kcal	糖質 **4.8** g

たんぱく質	脂質	塩分
26.4g	16.8g	0.4g

絹ごし豆腐
400g

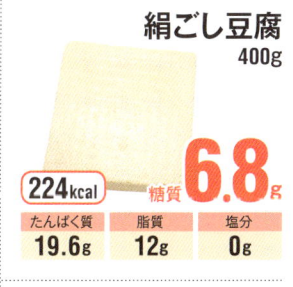

224kcal	糖質 **6.8** g

たんぱく質	脂質	塩分
19.6g	12g	0g

焼き豆腐
200g

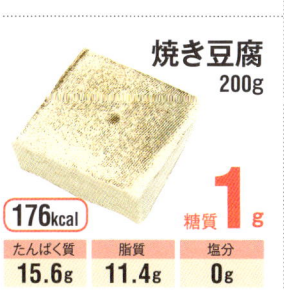

176kcal	糖質 **1** g

たんぱく質	脂質	塩分
15.6g	11.4g	0g

生揚げ（厚揚げ）
60g

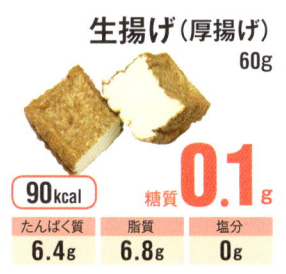

90kcal	糖質 **0.1** g

たんぱく質	脂質	塩分
6.4g	6.8g	0g

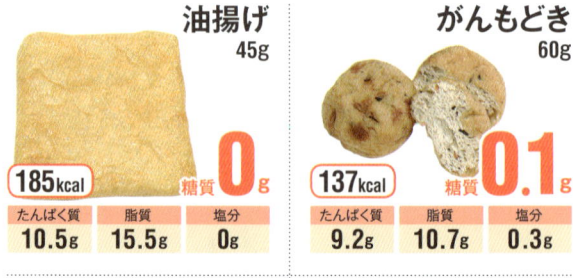

油揚げ
45g

185kcal 糖質 **0**g

たんぱく質	脂質	塩分
10.5g	15.5g	0g

がんもどき
60g

137kcal 糖質 **0.1**g

たんぱく質	脂質	塩分
9.2g	10.7g	0.3g

糸引き納豆
50g

100kcal 糖質 **2.7**g

たんぱく質	脂質	塩分
8.3g	5g	0g

挽きわり納豆
50g

97kcal 糖質 **2.3**g

たんぱく質	脂質	塩分
8.3g	5g	0g

おから（生）
25g

28kcal 糖質 **0.6**g

たんぱく質	脂質	塩分
1.5g	0.9g	0g

おから（乾）
10g

42kcal 糖質 **0.9**g

たんぱく質	脂質	塩分
2.3g	1.4g	0g

豆乳
150g

69kcal 糖質 **4.4**g

たんぱく質	脂質	塩分
5.4g	3g	0g

調整豆乳
150g

96kcal 糖質 **6.8**g

たんぱく質	脂質	塩分
4.8g	5.4g	0.2g

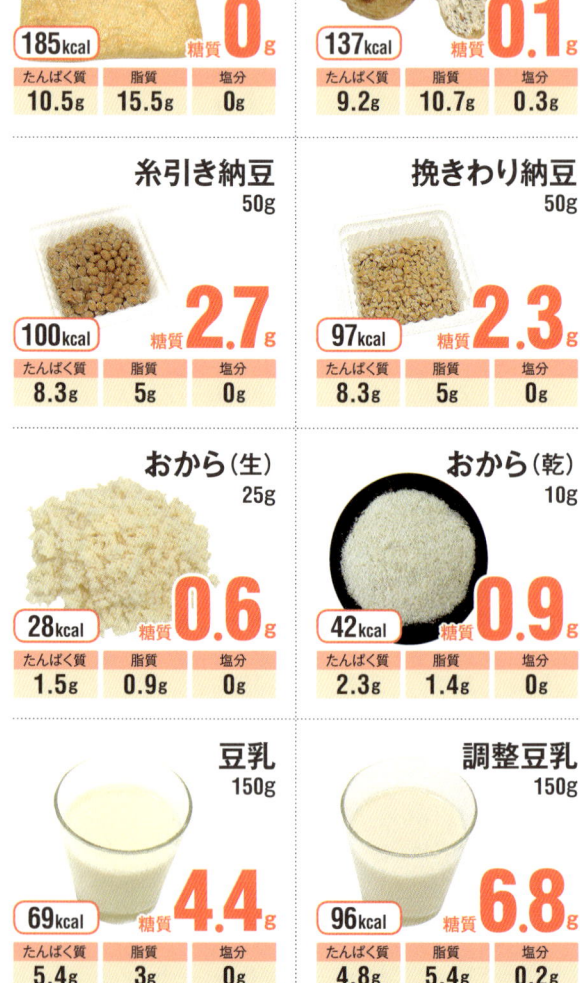
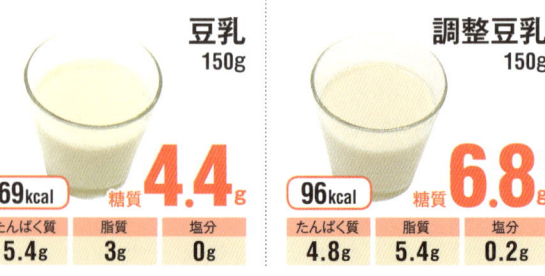

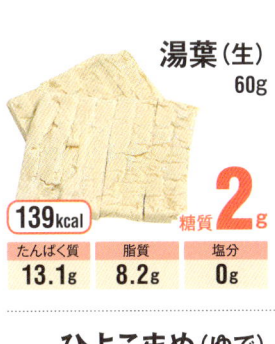

湯葉（生）
60g

139kcal 糖質 **2**g

たんぱく質	脂質	塩分
13.1g	8.2g	0g

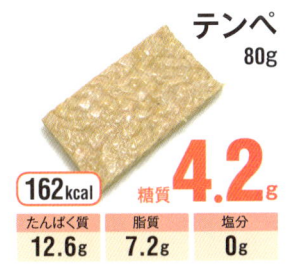

テンペ
80g

162kcal 糖質 **4.2**g

たんぱく質	脂質	塩分
12.6g	7.2g	0g

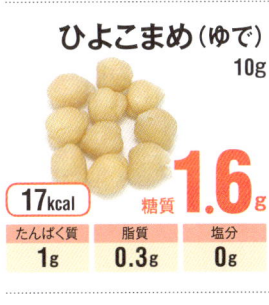

ひよこまめ（ゆで）
10g

17kcal 糖質 **1.6**g

たんぱく質	脂質	塩分
1g	0.3g	0g

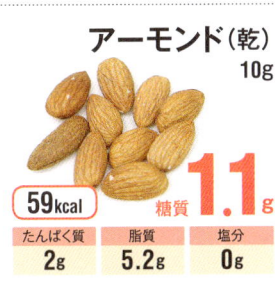

アーモンド（乾）
10g

59kcal 糖質 **1.1**g

たんぱく質	脂質	塩分
2g	5.2g	0g

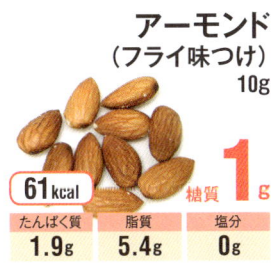

アーモンド
（フライ味つけ）
10g

61kcal 糖質 **1**g

たんぱく質	脂質	塩分
1.9g	5.4g	0g

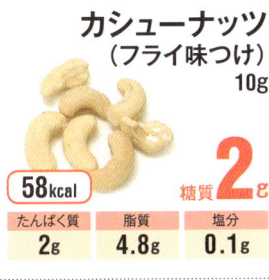

カシューナッツ
（フライ味つけ）
10g

58kcal 糖質 **2**g

たんぱく質	脂質	塩分
2g	4.8g	0.1g

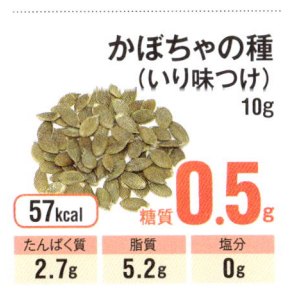

かぼちゃの種
（いり味つけ）
10g

57kcal 糖質 **0.5**g

たんぱく質	脂質	塩分
2.7g	5.2g	0g

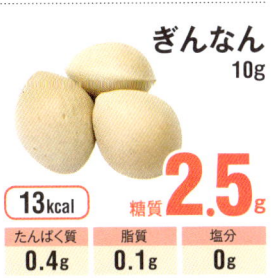

ぎんなん
10g

13kcal 糖質 **2.5**g

たんぱく質	脂質	塩分
0.4g	0.1g	0g

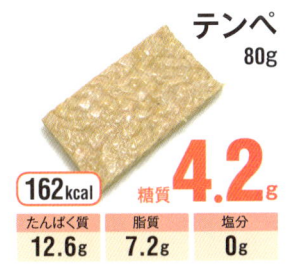

素材

豆・種実・藻類

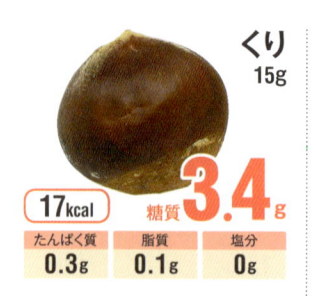

くり
15g

17kcal	糖質 3.4g

たんぱく質	脂質	塩分
0.3g	0.1g	0g

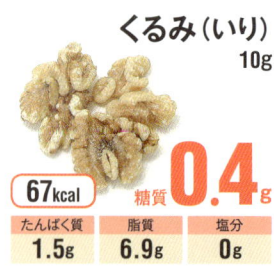

くるみ（いり）
10g

67kcal	糖質 0.4g

たんぱく質	脂質	塩分
1.5g	6.9g	0g

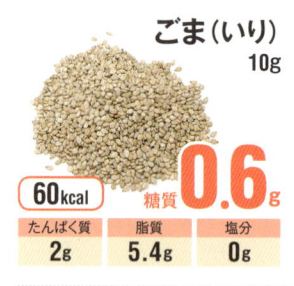

ごま（いり）
10g

60kcal	糖質 0.6g

たんぱく質	脂質	塩分
2g	5.4g	0g

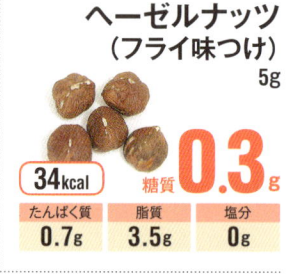

ヘーゼルナッツ
（フライ味つけ）
5g

34kcal	糖質 0.3g

たんぱく質	脂質	塩分
0.7g	3.5g	0g

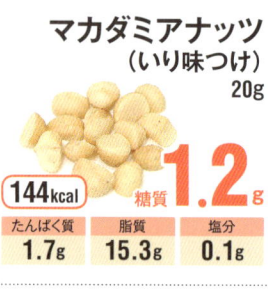

マカダミアナッツ
（いり味つけ）
20g

144kcal	糖質 1.2g

たんぱく質	脂質	塩分
1.7g	15.3g	0.1g

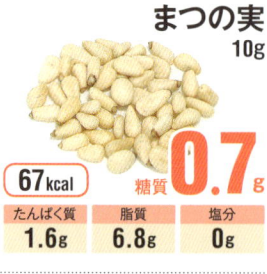

まつの実
10g

67kcal	糖質 0.7g

たんぱく質	脂質	塩分
1.6g	6.8g	0g

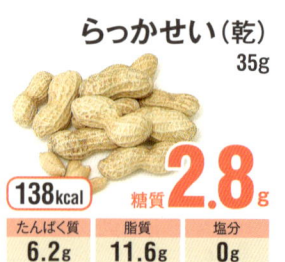

らっかせい（乾）
35g

138kcal	糖質 2.8g

たんぱく質	脂質	塩分
6.2g	11.6g	0g

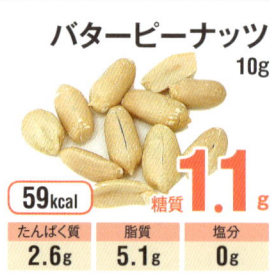

バターピーナッツ
10g

59kcal	糖質 1.1g

たんぱく質	脂質	塩分
2.6g	5.1g	0g

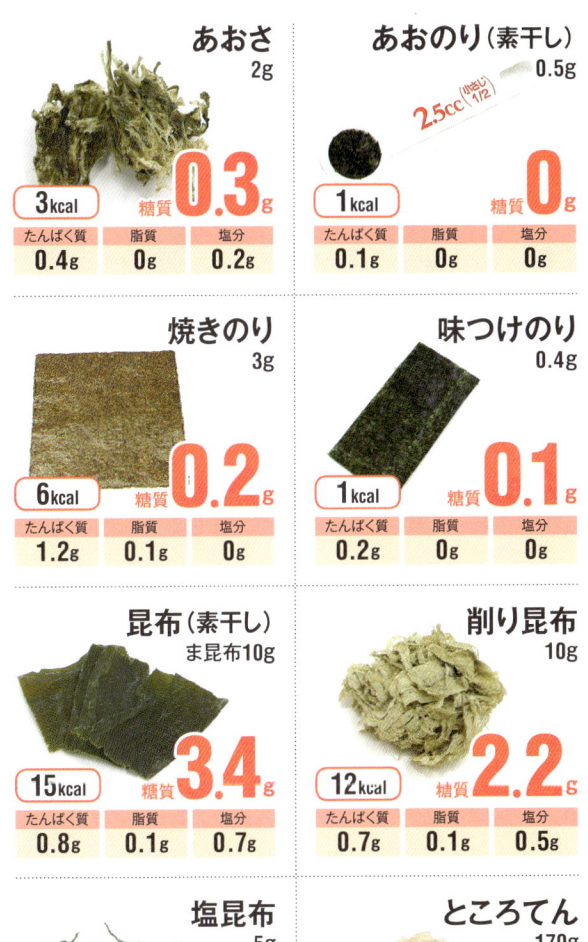

あおさ
2g

3kcal 　糖質 **0.3**g

たんぱく質	脂質	塩分
0.4g	0g	0.2g

あおのり（素干し）
0.5g

2.5cc（小さじ1/2）

1kcal 　糖質 **0**g

たんぱく質	脂質	塩分
0.1g	0g	0g

焼きのり
3g

6kcal 　糖質 **0.2**g

たんぱく質	脂質	塩分
1.2g	0.1g	0g

味つけのり
0.4g

1kcal 　糖質 **0.1**g

たんぱく質	脂質	塩分
0.2g	0g	0g

昆布（素干し）
ま昆布10g

15kcal 　糖質 **3.4**g

たんぱく質	脂質	塩分
0.8g	0.1g	0.7g

削り昆布
10g

12kcal 　糖質 **2.2**g

たんぱく質	脂質	塩分
0.7g	0.1g	0.5g

塩昆布
5g

6kcal 　糖質 **1.2**g

たんぱく質	脂質	塩分
0.8g	0g	0.9g

ところてん
170g

3kcal 　糖質 **0**g

たんぱく質	脂質	塩分
0.3g	0g	0g

干しひじき（乾）
5g

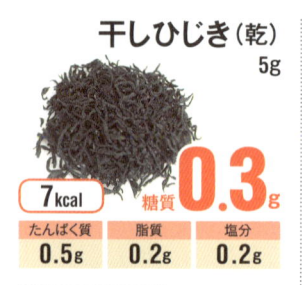

7kcal	糖質 **0.3**g

たんぱく質	脂質	塩分
0.5g	0.2g	0.2g

のりのつくだ煮
10g

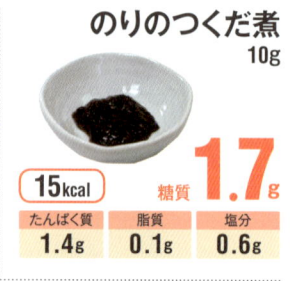

15kcal	糖質 **1.7**g

たんぱく質	脂質	塩分
1.4g	0.1g	0.6g

もずく
塩蔵 塩抜き
50g

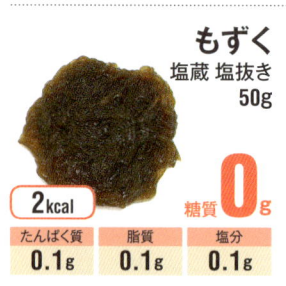

2kcal	糖質 **0**g

たんぱく質	脂質	塩分
0.1g	0.1g	0.1g

わかめ
50g

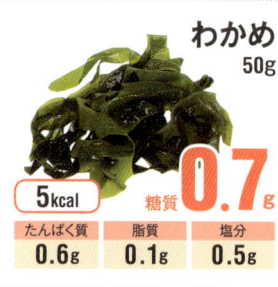

5kcal	糖質 **0.7**g

たんぱく質	脂質	塩分
0.6g	0.1g	0.5g

乾燥わかめ
（素干し）
5g

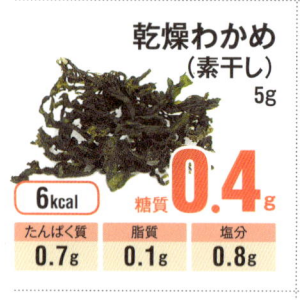

6kcal	糖質 **0.4**g

たんぱく質	脂質	塩分
0.7g	0.1g	0.8g

カットわかめ（乾）
5g

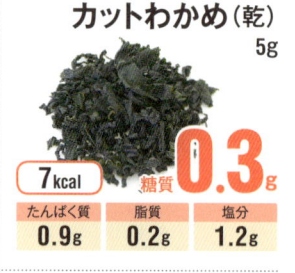

7kcal	糖質 **0.3**g

たんぱく質	脂質	塩分
0.9g	0.2g	1.2g

茎わかめ
（湯通し）
塩蔵 塩抜き
10g

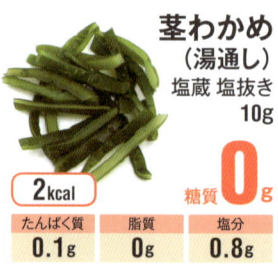

2kcal	糖質 **0**g

たんぱく質	脂質	塩分
0.1g	0g	0.8g

めかぶわかめ
50g

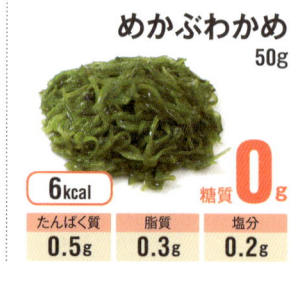

6kcal	糖質 **0**g

たんぱく質	脂質	塩分
0.5g	0.3g	0.2g

いも・野菜・きのこ類

きくいも
10g

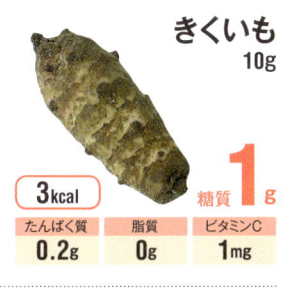

3kcal		糖質 **1**g
たんぱく質	脂質	ビタミンC
0.2g	0g	1mg

板こんにゃく
50g

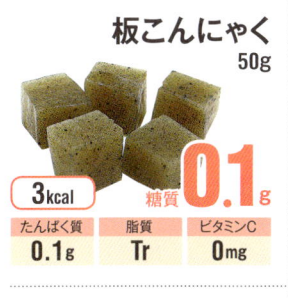

3kcal		糖質 **0.1**g
たんぱく質	脂質	ビタミンC
0.1g	Tr	0mg

しらたき
45g

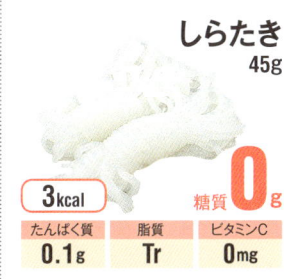

3kcal		糖質 **0**g
たんぱく質	脂質	ビタミンC
0.1g	Tr	0mg

さつまいも
70g

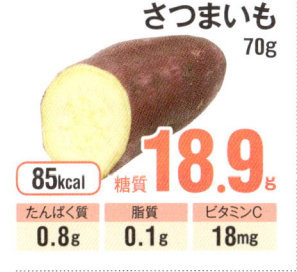

85kcal		糖質 **18.9**g
たんぱく質	脂質	ビタミンC
0.8g	0.1g	18mg

さといも
75g

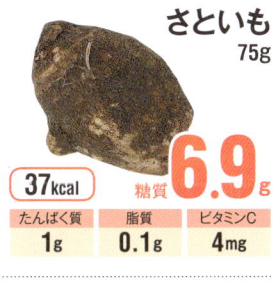

37kcal		糖質 **6.9**g
たんぱく質	脂質	ビタミンC
1g	0.1g	4mg

じゃがいも
110g

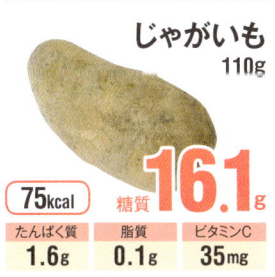

75kcal		糖質 **16.1**g
たんぱく質	脂質	ビタミンC
1.6g	0.1g	35mg

ながいも
180g

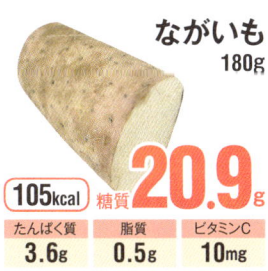

105kcal		糖質 **20.9**g
たんぱく質	脂質	ビタミンC
3.6g	0.5g	10mg

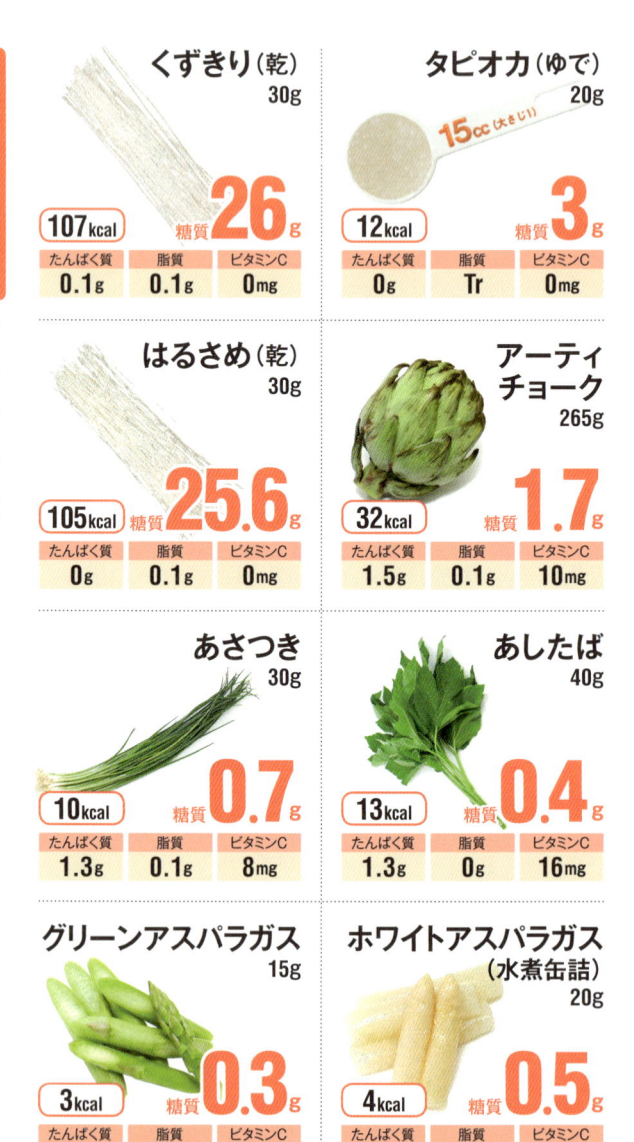

くずきり（乾）
30g

107kcal

糖質 **26**g

たんぱく質	脂質	ビタミンC
0.1g	0.1g	0mg

タピオカ（ゆで）
20g

15cc（大さじ1）

12kcal

糖質 **3**g

たんぱく質	脂質	ビタミンC
0g	Tr	0mg

はるさめ（乾）
30g

105kcal

糖質 **25.6**g

たんぱく質	脂質	ビタミンC
0g	0.1g	0mg

アーティチョーク
265g

32kcal

糖質 **1.7**g

たんぱく質	脂質	ビタミンC
1.5g	0.1g	10mg

あさつき
30g

10kcal

糖質 **0.7**g

たんぱく質	脂質	ビタミンC
1.3g	0.1g	8mg

あしたば
40g

13kcal

糖質 **0.4**g

たんぱく質	脂質	ビタミンC
1.3g	0g	16mg

グリーンアスパラガス
15g

3kcal

糖質 **0.3**g

たんぱく質	脂質	ビタミンC
0.3g	0g	2mg

ホワイトアスパラガス（水煮缶詰）
20g

4kcal

糖質 **0.5**g

たんぱく質	脂質	ビタミンC
0.5g	0g	2mg

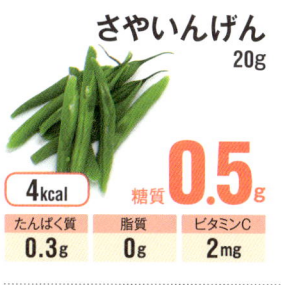

さやいんげん
20g

4kcal 　糖質 **0.5**g

たんぱく質	脂質	ビタミンC
0.3g	0g	2mg

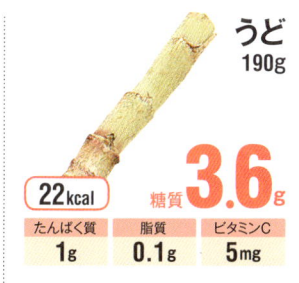

うど
190g

22kcal 　糖質 **3.6**g

たんぱく質	脂質	ビタミンC
1g	0.1g	5mg

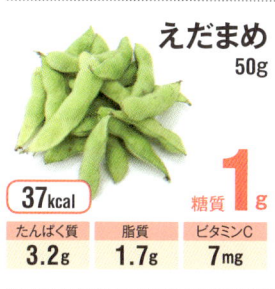

えだまめ
50g

37kcal 　糖質 **1**g

たんぱく質	脂質	ビタミンC
3.2g	1.7g	7mg

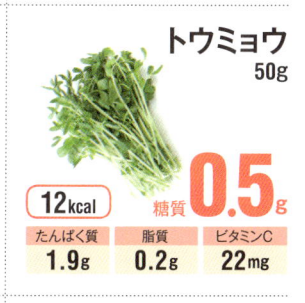

トウミョウ
50g

12kcal 　糖質 **0.5**g

たんぱく質	脂質	ビタミンC
1.9g	0.2g	22mg

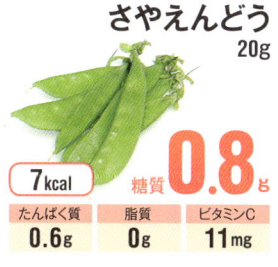

さやえんどう
20g

7kcal 　糖質 **0.8**g

たんぱく質	脂質	ビタミンC
0.6g	0g	11mg

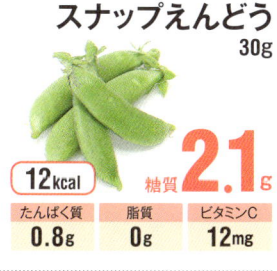

スナップえんどう
30g

12kcal 　糖質 **2.1**g

たんぱく質	脂質	ビタミンC
0.8g	0g	12mg

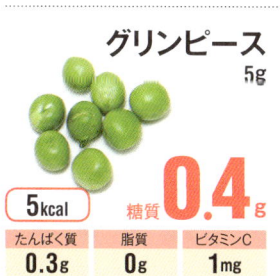

グリンピース
5g

5kcal 　糖質 **0.4**g

たんぱく質	脂質	ビタミンC
0.3g	0g	1mg

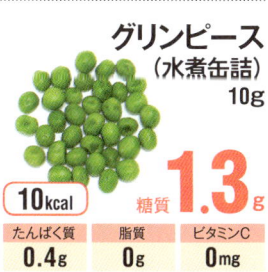

グリンピース
（水煮缶詰）
10g

10kcal 　糖質 **1.3**g

たんぱく質	脂質	ビタミンC
0.4g	0g	0mg

おかひじき
15g

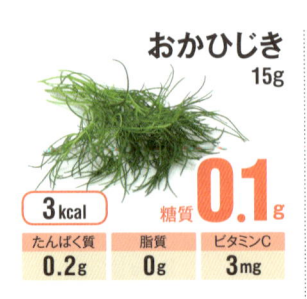

3 kcal	糖質	**0.1**g

たんぱく質	脂質	ビタミンC
0.2g	0g	3mg

オクラ
30g

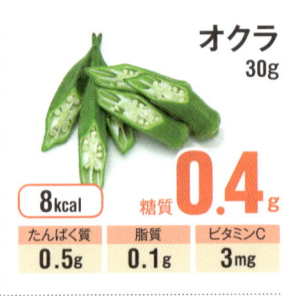

8 kcal	糖質	**0.4**g

たんぱく質	脂質	ビタミンC
0.5g	0.1g	3mg

かぶ(葉)
140g

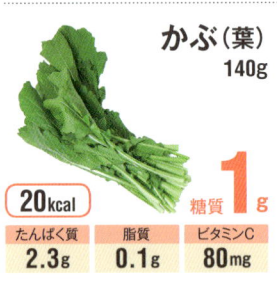

20kcal	糖質	**1**g

たんぱく質	脂質	ビタミンC
2.3g	0.1g	80mg

かぶ(根)
85g

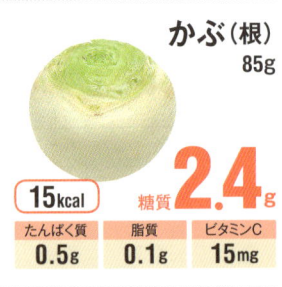

15kcal	糖質	**2.4**g

たんぱく質	脂質	ビタミンC
0.5g	0.1g	15mg

かぼちゃ
60g

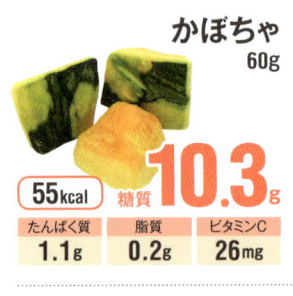

55kcal	糖質	**10.3**g

たんぱく質	脂質	ビタミンC
1.1g	0.2g	26mg

からしな
30g

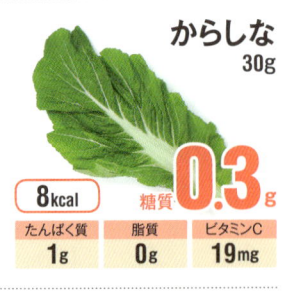

8kcal	糖質	**0.3**g

たんぱく質	脂質	ビタミンC
1g	0g	19mg

カリフラワー
70g

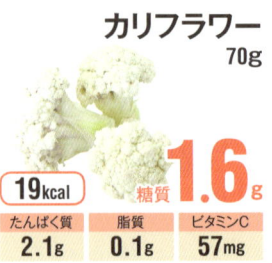

19kcal	糖質	**1.6**g

たんぱく質	脂質	ビタミンC
2.1g	0.1g	57mg

かんぴょう(乾)
25g

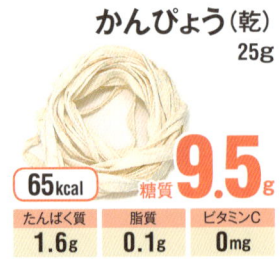

65kcal	糖質	**9.5**g

たんぱく質	脂質	ビタミンC
1.6g	0.1g	0mg

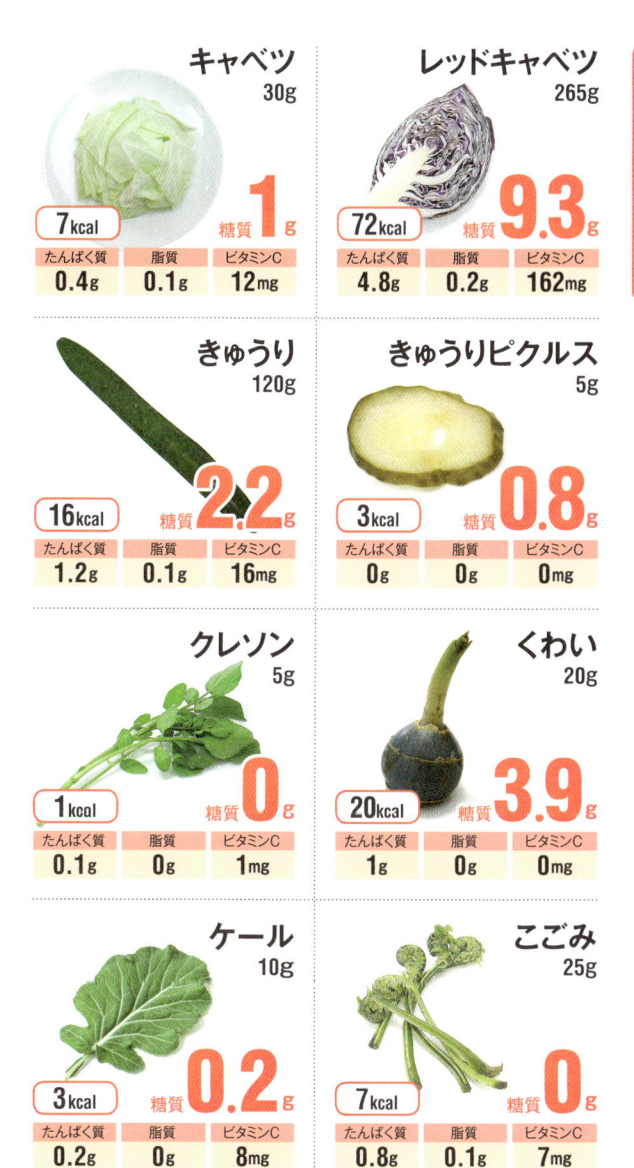

いも・野菜・きのこ類

キャベツ
30g

7kcal	糖質 **1**g

たんぱく質	脂質	ビタミンC
0.4g	0.1g	12mg

レッドキャベツ
265g

72kcal	糖質 **9.3**g

たんぱく質	脂質	ビタミンC
4.8g	0.2g	162mg

きゅうり
120g

16kcal	糖質 **2.2**g

たんぱく質	脂質	ビタミンC
1.2g	0.1g	16mg

きゅうりピクルス
5g

3kcal	糖質 **0.8**g

たんぱく質	脂質	ビタミンC
0g	0g	0mg

クレソン
5g

1kcal	糖質 **0**g

たんぱく質	脂質	ビタミンC
0.1g	0g	1mg

くわい
20g

20kcal	糖質 **3.9**g

たんぱく質	脂質	ビタミンC
1g	0g	0mg

ケール
10g

3kcal	糖質 **0.2**g

たんぱく質	脂質	ビタミンC
0.2g	0g	8mg

こごみ
25g

7kcal	糖質 **0**g

たんぱく質	脂質	ビタミンC
0.8g	0.1g	7mg

いも・野菜・きのこ類

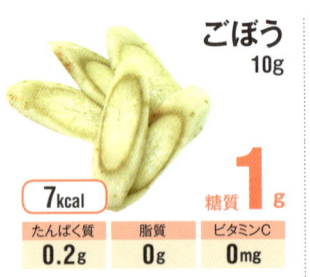

ごぼう
10g

7kcal 糖質 **1**g

たんぱく質	脂質	ビタミンC
0.2g	0g	0mg

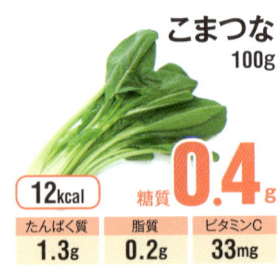

こまつな
100g

12kcal 糖質 **0.4**g

たんぱく質	脂質	ビタミンC
1.3g	0.2g	33mg

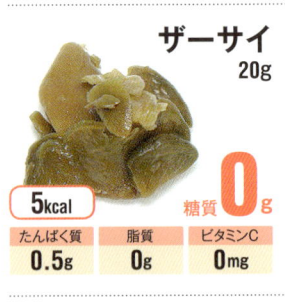

ザーサイ
20g

5kcal 糖質 **0**g

たんぱく質	脂質	ビタミンC
0.5g	0g	0mg

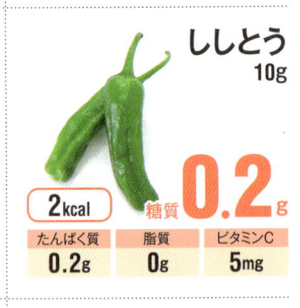

ししとう
10g

2kcal 糖質 **0.2**g

たんぱく質	脂質	ビタミンC
0.2g	0g	5mg

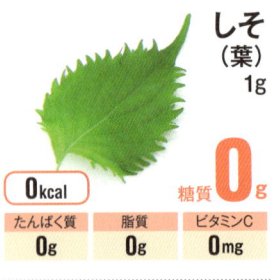

しそ（葉）
1g

0kcal 糖質 **0**g

たんぱく質	脂質	ビタミンC
0g	0g	0mg

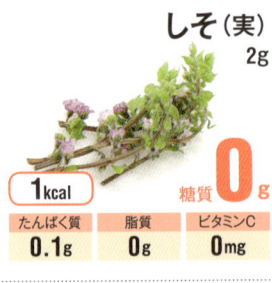

しそ（実）
2g

1kcal 糖質 **0**g

たんぱく質	脂質	ビタミンC
0.1g	0g	0mg

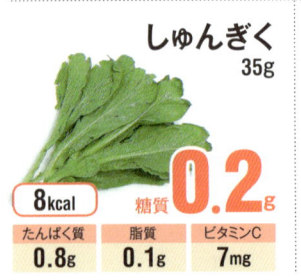

しゅんぎく
35g

8kcal 糖質 **0.2**g

たんぱく質	脂質	ビタミンC
0.8g	0.1g	7mg

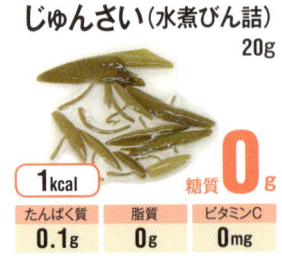

じゅんさい（水煮びん詰）
20g

1kcal 糖質 **0**g

たんぱく質	脂質	ビタミンC
0.1g	0g	0mg

葉しょうが
85g

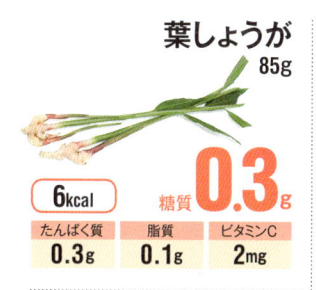

6kcal		
糖質 **0.3**g		
たんぱく質	脂質	ビタミンC
0.3g	0.1g	2mg

しょうが
3g

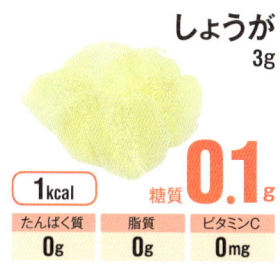

1kcal		
糖質 **0.1**g		
たんぱく質	脂質	ビタミンC
0g	0g	0mg

しょうが酢漬け
15g

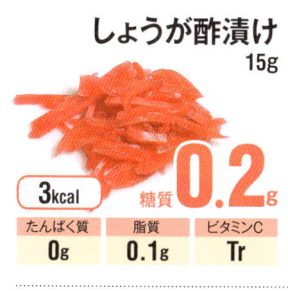

3kcal		
糖質 **0.2**g		
たんぱく質	脂質	ビタミンC
0g	0.1g	Tr

しょうが甘酢漬け
15g

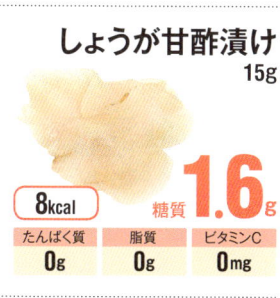

8kcal		
糖質 **1.6**g		
たんぱく質	脂質	ビタミンC
0g	0g	0mg

しろうり
50g

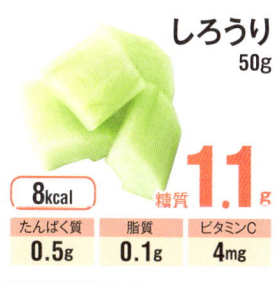

8kcal		
糖質 **1.1**g		
たんぱく質	脂質	ビタミンC
0.5g	0.1g	4mg

干しずいき（乾）
40g

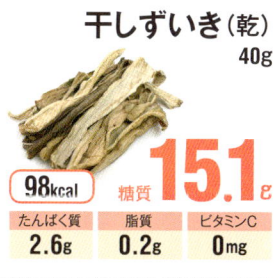

98kcal		
糖質 **15.1**g		
たんぱく質	脂質	ビタミンC
2.6g	0.2g	0mg

ズッキーニ
35g

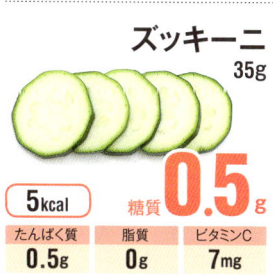

5kcal		
糖質 **0.5**g		
たんぱく質	脂質	ビタミンC
0.5g	0g	7mg

せり
40g

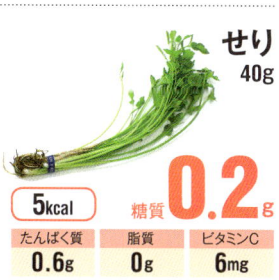

5kcal		
糖質 **0.2**g		
たんぱく質	脂質	ビタミンC
0.6g	0g	6mg

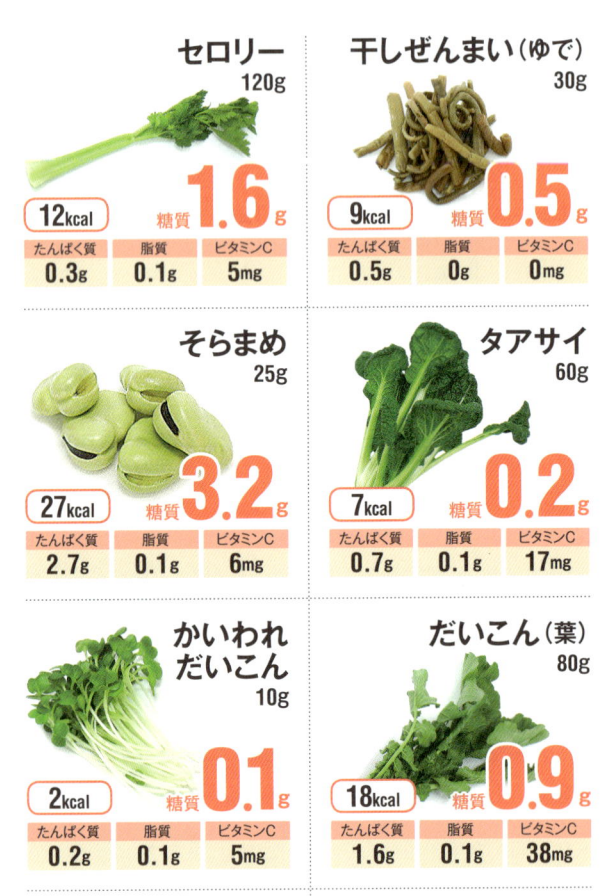

セロリー
120g

12kcal

糖質 **1.6** g

たんぱく質	脂質	ビタミンC
0.3g	0.1g	5mg

干しぜんまい（ゆで）
30g

9kcal

糖質 **0.5** g

たんぱく質	脂質	ビタミンC
0.5g	0g	0mg

そらまめ
25g

27kcal

糖質 **3.2** g

たんぱく質	脂質	ビタミンC
2.7g	0.1g	6mg

タアサイ
60g

7kcal

糖質 **0.2** g

たんぱく質	脂質	ビタミンC
0.7g	0.1g	17mg

かいわれ だいこん
10g

2kcal

糖質 **0.1** g

たんぱく質	脂質	ビタミンC
0.2g	0.1g	5mg

だいこん（葉）
80g

18kcal

糖質 **0.9** g

たんぱく質	脂質	ビタミンC
1.6g	0.1g	38mg

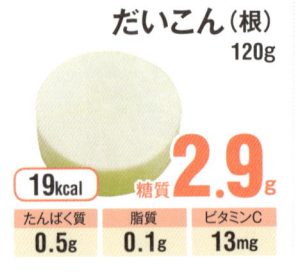

だいこん（根）
120g

19kcal

糖質 **2.9** g

たんぱく質	脂質	ビタミンC
0.5g	0.1g	13mg

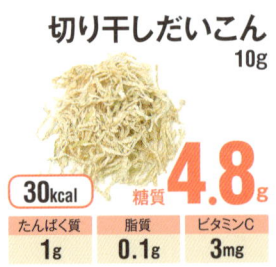

切り干しだいこん
10g

30kcal

糖質 **4.8** g

たんぱく質	脂質	ビタミンC
1g	0.1g	3mg

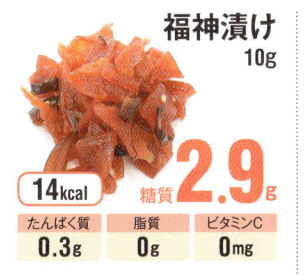

福神漬け
10g

14kcal	糖質 **2.9**g
たんぱく質 0.3g	脂質 0g	ビタミンC 0mg

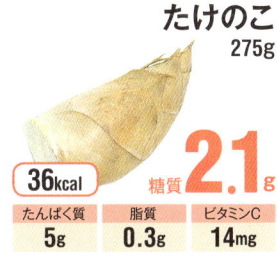

たけのこ
275g

36kcal	糖質 **2.1**g
たんぱく質 5g	脂質 0.3g	ビタミンC 14mg

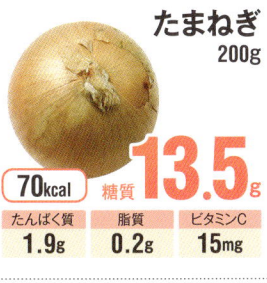

たまねぎ
200g

70kcal	糖質 **13.5**g
たんぱく質 1.9g	脂質 0.2g	ビタミンC 15mg

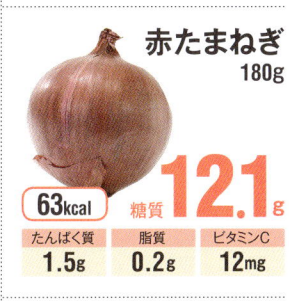

赤たまねぎ
180g

63kcal	糖質 **12.1**g
たんぱく質 1.5g	脂質 0.2g	ビタミンC 12mg

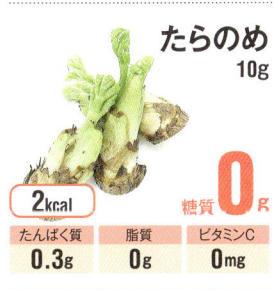

たらのめ
10g

2kcal	糖質 **0**g
たんぱく質 0.3g	脂質 0g	ビタミンC 0mg

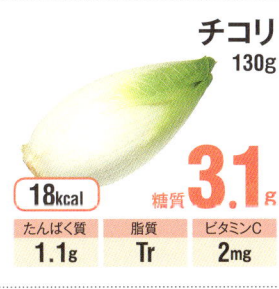

チコリ
130g

18kcal	糖質 **3.1**g
たんぱく質 1.1g	脂質 Tr	ビタミンC 2mg

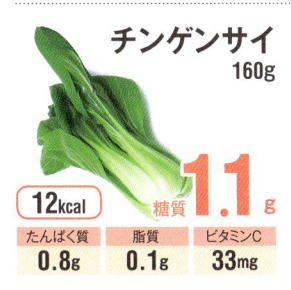

チンゲンサイ
160g

12kcal	糖質 **1.1**g
たんぱく質 0.8g	脂質 0.1g	ビタミンC 33mg

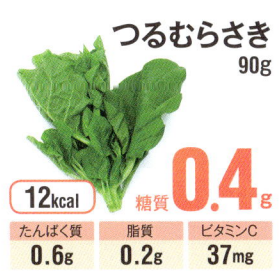

つるむらさき
90g

12kcal	糖質 **0.4**g
たんぱく質 0.6g	脂質 0.2g	ビタミンC 37mg

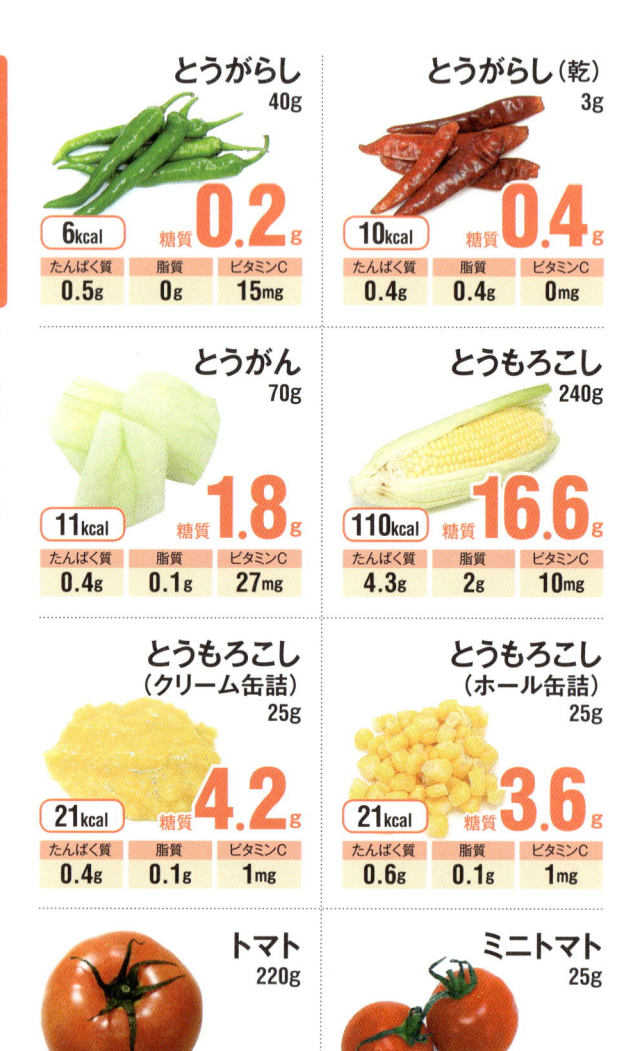

とうがらし
40g

6kcal 　糖質 **0.2g**

たんぱく質	脂質	ビタミンC
0.5g	0g	15mg

とうがらし（乾）
3g

10kcal 　糖質 **0.4g**

たんぱく質	脂質	ビタミンC
0.4g	0.4g	0mg

とうがん
70g

11kcal 　糖質 **1.8g**

たんぱく質	脂質	ビタミンC
0.4g	0.1g	27mg

とうもろこし
240g

110kcal 　糖質 **16.6g**

たんぱく質	脂質	ビタミンC
4.3g	2g	10mg

とうもろこし（クリーム缶詰）
25g

21kcal 　糖質 **4.2g**

たんぱく質	脂質	ビタミンC
0.4g	0.1g	1mg

とうもろこし（ホール缶詰）
25g

21kcal 　糖質 **3.6g**

たんぱく質	脂質	ビタミンC
0.6g	0.1g	1mg

トマト
220g

41kcal 　糖質 **7.9g**

たんぱく質	脂質	ビタミンC
1.5g	0.2g	32mg

ミニトマト
25g

7kcal 　糖質 **1.4g**

たんぱく質	脂質	ビタミンC
0.3g	0g	8mg

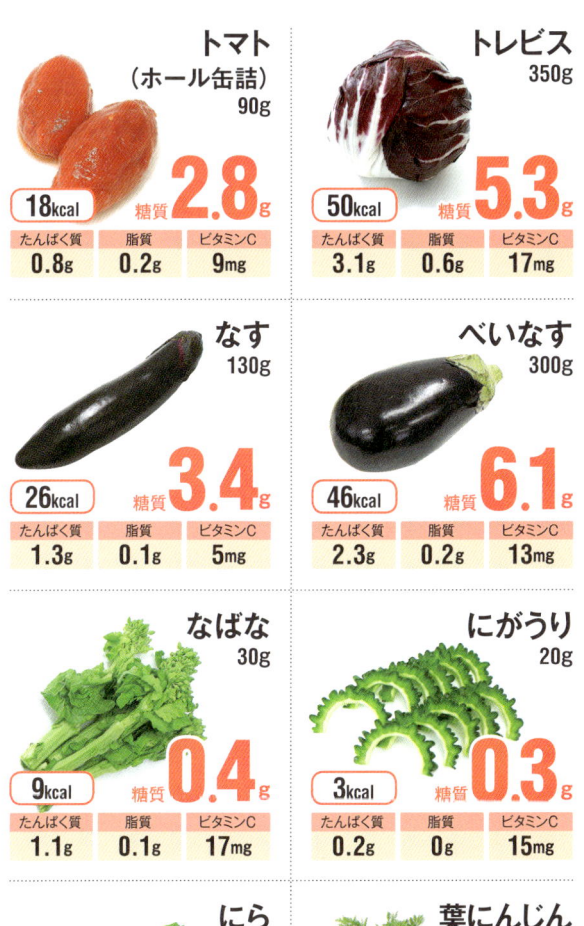

トマト
（ホール缶詰）
90g

18kcal	糖質 **2.8**g
たんぱく質	脂質	ビタミンC
0.8g	0.2g	9mg

トレビス
350g

50kcal	糖質 **5.3**g
たんぱく質	脂質	ビタミンC
3.1g	0.6g	17mg

いも・野菜・きのこ類

なす
130g

26kcal	糖質 **3.4**g
たんぱく質	脂質	ビタミンC
1.3g	0.1g	5mg

べいなす
300g

46kcal	糖質 **6.1**g
たんぱく質	脂質	ビタミンC
2.3g	0.2g	13mg

なばな
30g

9kcal	糖質 **0.4**g
たんぱく質	脂質	ビタミンC
1.1g	0.1g	17mg

にがうり
20g

3kcal	糖質 **0.3**g
たんぱく質	脂質	ビタミンC
0.2g	0g	15mg

にら
30g

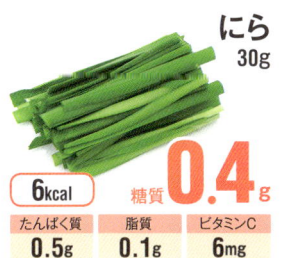

6kcal	糖質 **0.4**g
たんぱく質	脂質	ビタミンC
0.5g	0.1g	6mg

葉にんじん
30g

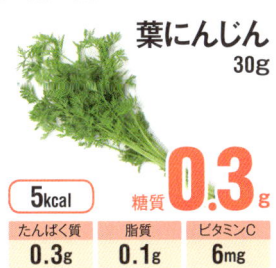

5kcal	糖質 **0.3**g
たんぱく質	脂質	ビタミンC
0.3g	0.1g	6mg

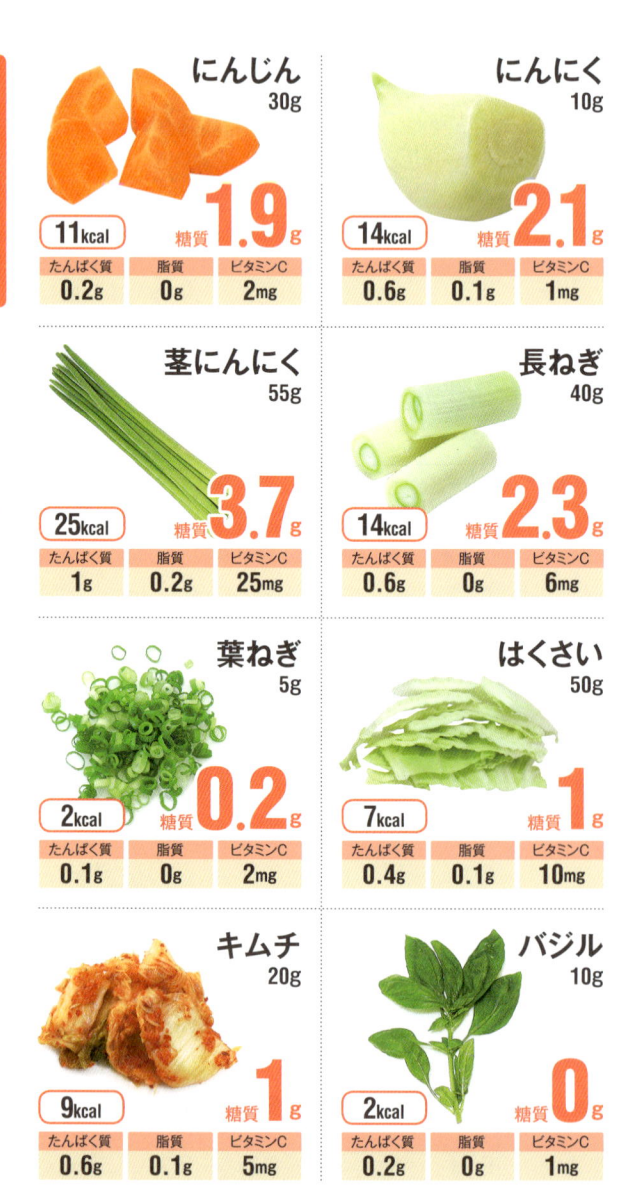

にんじん
30g

11kcal	糖質 **1.9**g

たんぱく質	脂質	ビタミンC
0.2g	0g	2mg

にんにく
10g

14kcal	糖質 **2.1**g

たんぱく質	脂質	ビタミンC
0.6g	0.1g	1mg

茎にんにく
55g

25kcal	糖質 **3.7**g

たんぱく質	脂質	ビタミンC
1g	0.2g	25mg

長ねぎ
40g

14kcal	糖質 **2.3**g

たんぱく質	脂質	ビタミンC
0.6g	0g	6mg

葉ねぎ
5g

2kcal	糖質 **0.2**g

たんぱく質	脂質	ビタミンC
0.1g	0g	2mg

はくさい
50g

7kcal	糖質 **1**g

たんぱく質	脂質	ビタミンC
0.4g	0.1g	10mg

キムチ
20g

9kcal	糖質 **1**g

たんぱく質	脂質	ビタミンC
0.6g	0.1g	5mg

バジル
10g

2kcal	糖質 **0**g

たんぱく質	脂質	ビタミンC
0.2g	0g	1mg

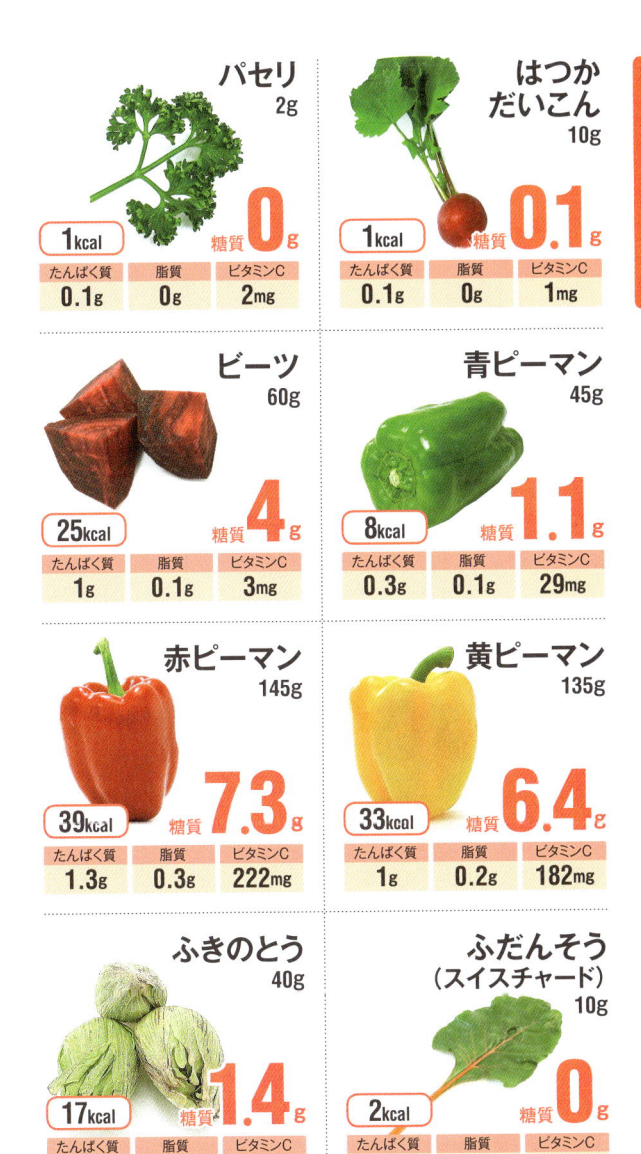

いも・野菜・きのこ類

パセリ
2g

1kcal　糖質 **0**g

たんぱく質	脂質	ビタミンC
0.1g	0g	2mg

はつかだいこん
10g

1kcal　糖質 **0.1**g

たんぱく質	脂質	ビタミンC
0.1g	0g	1mg

ビーツ
60g

25kcal　糖質 **4**g

たんぱく質	脂質	ビタミンC
1g	0.1g	3mg

青ピーマン
45g

8kcal　糖質 **1.1**g

たんぱく質	脂質	ビタミンC
0.3g	0.1g	29mg

赤ピーマン
145g

39kcal　糖質 **7.3**g

たんぱく質	脂質	ビタミンC
1.3g	0.3g	222mg

黄ピーマン
135g

33kcal　糖質 **6.4**g

たんぱく質	脂質	ビタミンC
1g	0.2g	182mg

ふきのとう
40g

17kcal　糖質 **1.4**g

たんぱく質	脂質	ビタミンC
1g	0g	5mg

ふだんそう
（スイスチャード）
10g

2kcal　糖質 **0**g

たんぱく質	脂質	ビタミンC
0.2g	0g	2mg

いも・野菜・きのこ類

ブロッコリー
50g

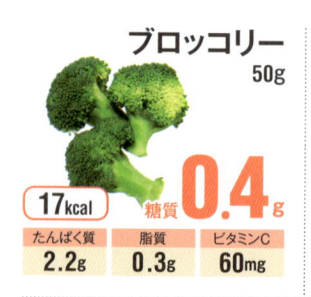

17kcal　糖質 **0.4**g

たんぱく質	脂質	ビタミンC
2.2g	0.3g	60mg

ブロッコリースプラウト
10g

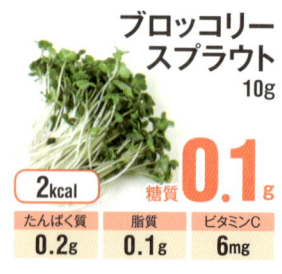

2kcal　糖質 **0.1**g

たんぱく質	脂質	ビタミンC
0.2g	0.1g	6mg

ほうれんそう
50g

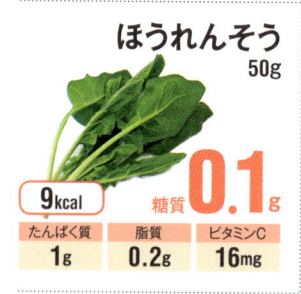

9kcal　糖質 **0.1**g

たんぱく質	脂質	ビタミンC
1g	0.2g	16mg

ホースラディッシュ
220g

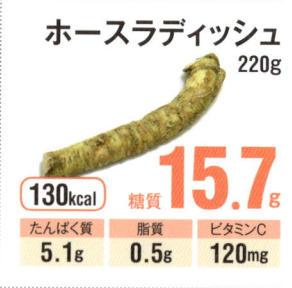

130kcal　糖質 **15.7**g

たんぱく質	脂質	ビタミンC
5.1g	0.5g	120mg

みずな
45g

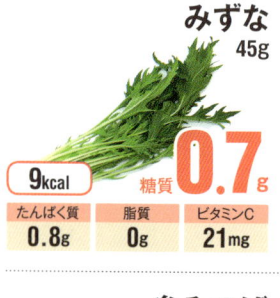

9kcal　糖質 **0.7**g

たんぱく質	脂質	ビタミンC
0.8g	0g	21mg

切りみつば
1g

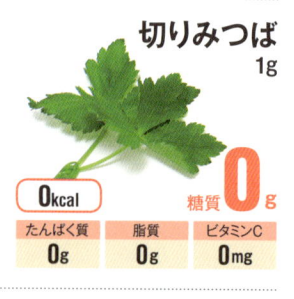

0kcal　糖質 **0**g

たんぱく質	脂質	ビタミンC
0g	0g	0mg

糸みつば
1g

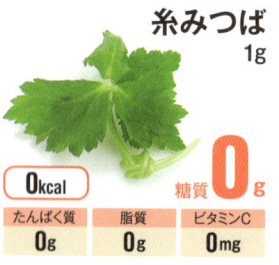

0kcal　糖質 **0**g

たんぱく質	脂質	ビタミンC
0g	0g	0mg

みょうが
20g

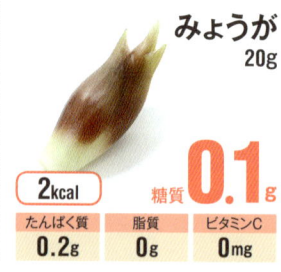

2kcal　糖質 **0.1**g

たんぱく質	脂質	ビタミンC
0.2g	0g	0mg

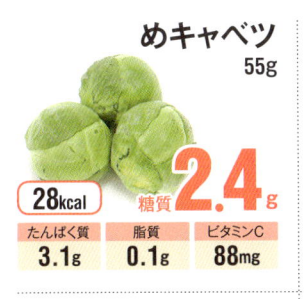

めキャベツ
55g

28kcal 　糖質 **2.4**g

たんぱく質	脂質	ビタミンC
3.1g	0.1g	88mg

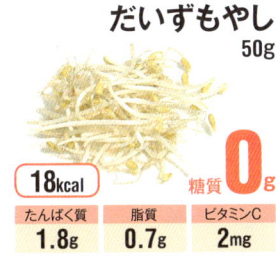

だいずもやし
50g

18kcal 　糖質 **0**g

たんぱく質	脂質	ビタミンC
1.8g	0.7g	2mg

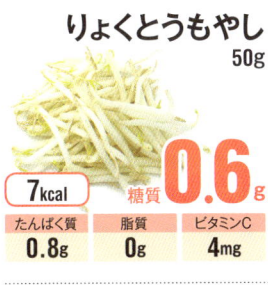

りょくとうもやし
50g

7kcal 　糖質 **0.6**g

たんぱく質	脂質	ビタミンC
0.8g	0g	4mg

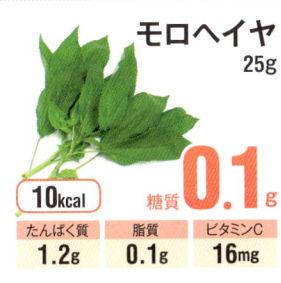

モロヘイヤ
25g

10kcal 　糖質 **0.1**g

たんぱく質	脂質	ビタミンC
1.2g	0.1g	16mg

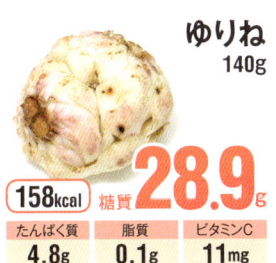

ゆりね
140g

158kcal 糖質 **28.9**g

たんぱく質	脂質	ビタミンC
4.8g	0.1g	11mg

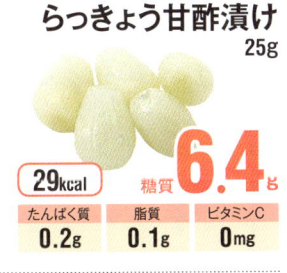

らっきょう甘酢漬け
25g

29kcal 　糖質 **6.4**g

たんぱく質	脂質	ビタミンC
0.2g	0.1g	0mg

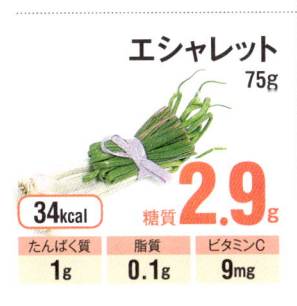

エシャレット
75g

34kcal 　糖質 **2.9**g

たんぱく質	脂質	ビタミンC
1g	0.1g	9mg

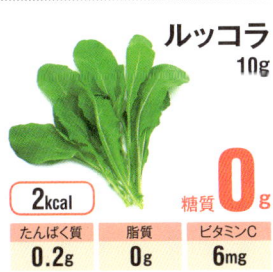

ルッコラ
10g

2kcal 　糖質 **0**g

たんぱく質	脂質	ビタミンC
0.2g	0g	6mg

いも・野菜・きのこ類

レタス
30g

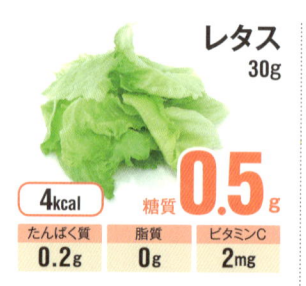

4kcal 　糖質 **0.5**g

たんぱく質	脂質	ビタミンC
0.2g	0g	2mg

サラダな
20g

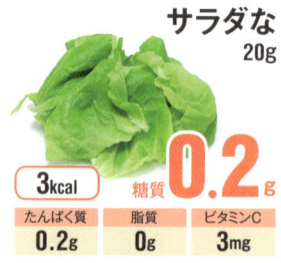

3kcal 　糖質 **0.2**g

たんぱく質	脂質	ビタミンC
0.2g	0g	3mg

リーフレタス
260g

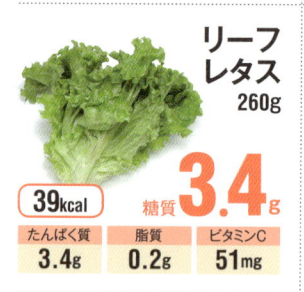

39kcal 　糖質 **3.4**g

たんぱく質	脂質	ビタミンC
3.4g	0.2g	51mg

サニーレタス
55g

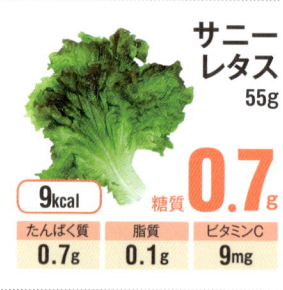

9kcal 　糖質 **0.7**g

たんぱく質	脂質	ビタミンC
0.7g	0.1g	9mg

サンチュ
5g

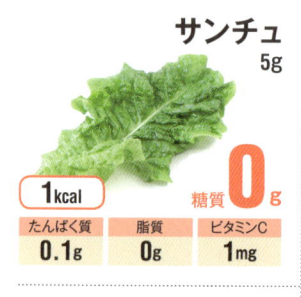

1kcal 　糖質 **0**g

たんぱく質	脂質	ビタミンC
0.1g	0g	1mg

ロメインレタス
20g

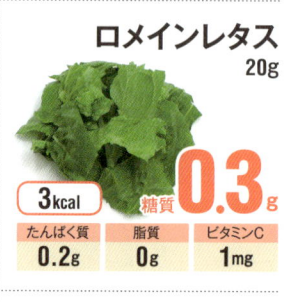

3kcal 　糖質 **0.3**g

たんぱく質	脂質	ビタミンC
0.2g	0g	1mg

れんこん
25g

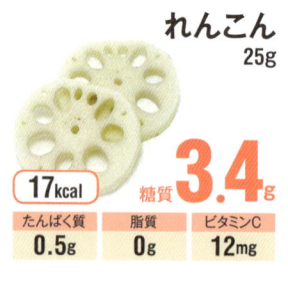

17kcal 　糖質 **3.4**g

たんぱく質	脂質	ビタミンC
0.5g	0g	12mg

わけぎ
60g

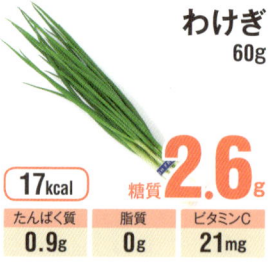

17kcal 　糖質 **2.6**g

たんぱく質	脂質	ビタミンC
0.9g	0g	21mg

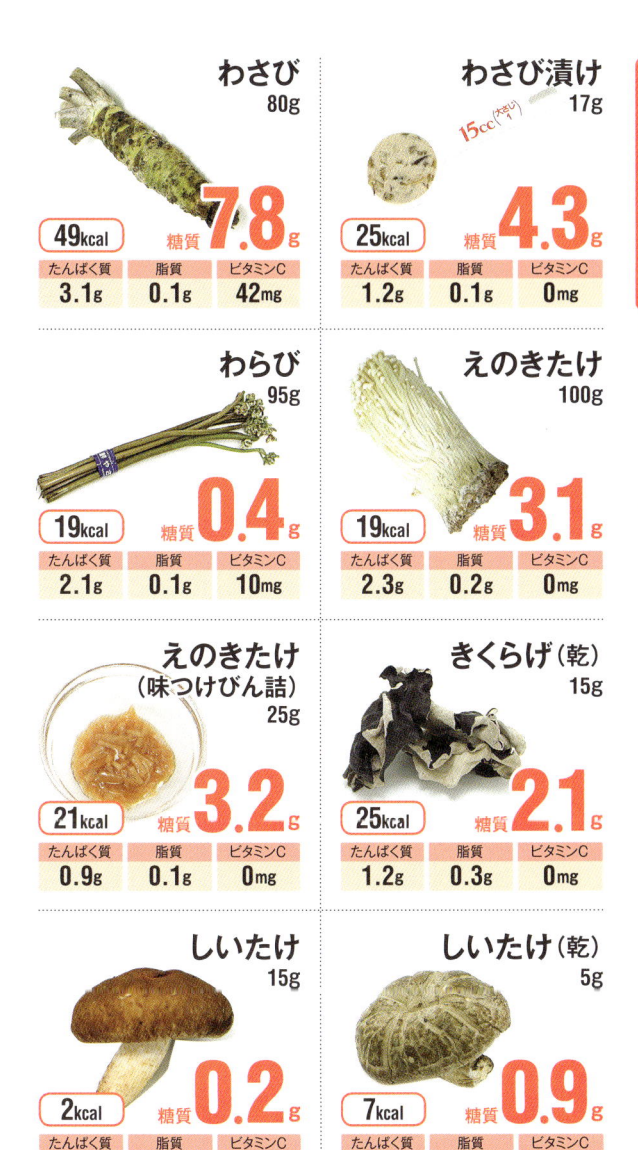

わさび
80g

49kcal	糖質 **7.8**g
たんぱく質	脂質	ビタミンC
3.1g	0.1g	42mg

わさび漬け
17g

15cc(大さじ1)

25kcal	糖質 **4.3**g
たんぱく質	脂質	ビタミンC
1.2g	0.1g	0mg

わらび
95g

19kcal	糖質 **0.4**g
たんぱく質	脂質	ビタミンC
2.1g	0.1g	10mg

えのきたけ
100g

19kcal	糖質 **3.1**g
たんぱく質	脂質	ビタミンC
2.3g	0.2g	0mg

えのきたけ
（味つけびん詰）
25g

21kcal	糖質 **3.2**g
たんぱく質	脂質	ビタミンC
0.9g	0.1g	0mg

きくらげ（乾）
15g

25kcal	糖質 **2.1**g
たんぱく質	脂質	ビタミンC
1.2g	0.3g	0mg

しいたけ
15g

2kcal	糖質 **0.2**g
たんぱく質	脂質	ビタミンC
0.4g	0g	0mg

しいたけ（乾）
5g

7kcal	糖質 **0.9**g
たんぱく質	脂質	ビタミンC
0.8g	0.1g	0mg

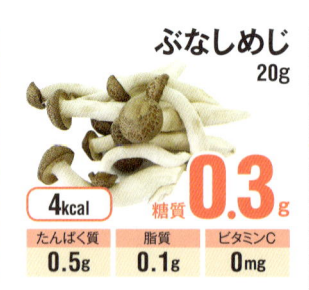

ぶなしめじ
20g

| 4kcal | 糖質 0.3g |

たんぱく質	脂質	ビタミンC
0.5g	0.1g	0mg

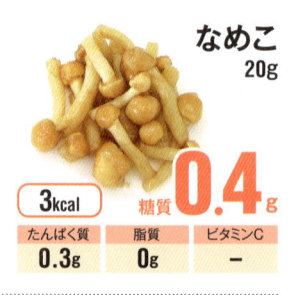

なめこ
20g

| 3kcal | 糖質 0.4g |

たんぱく質	脂質	ビタミンC
0.3g	0g	−

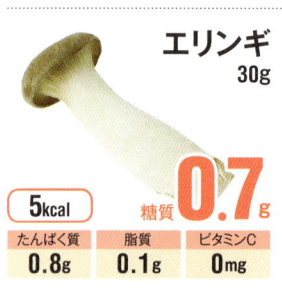

エリンギ
30g

| 5kcal | 糖質 0.7g |

たんぱく質	脂質	ビタミンC
0.8g	0.1g	0mg

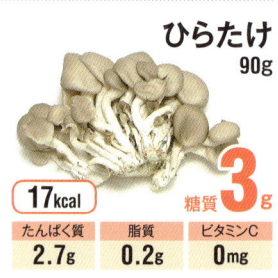

ひらたけ
90g

| 17kcal | 糖質 3g |

たんぱく質	脂質	ビタミンC
2.7g	0.2g	0mg

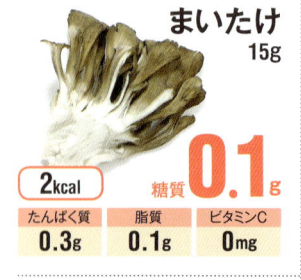

まいたけ
15g

| 2kcal | 糖質 0.1g |

たんぱく質	脂質	ビタミンC
0.3g	0.1g	0mg

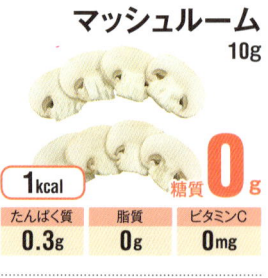

マッシュルーム
10g

| 1kcal | 糖質 0g |

たんぱく質	脂質	ビタミンC
0.3g	0g	0mg

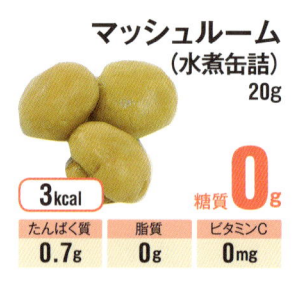

マッシュルーム
（水煮缶詰）
20g

| 3kcal | 糖質 0g |

たんぱく質	脂質	ビタミンC
0.7g	0g	0mg

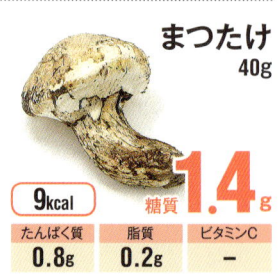

まつたけ
40g

| 9kcal | 糖質 1.4g |

たんぱく質	脂質	ビタミンC
0.8g	0.2g	−

果実類

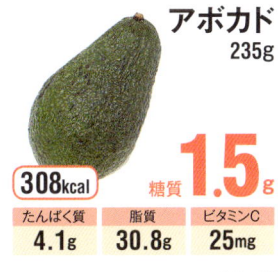

アボカド
235g

308kcal	糖質	1.5g
たんぱく質	脂質	ビタミンC
4.1g	30.8g	25mg

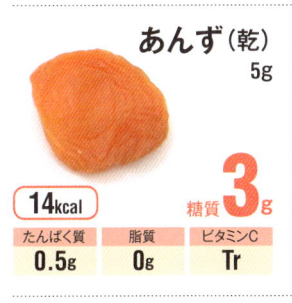

あんず（乾）
5g

14kcal	糖質	3g
たんぱく質	脂質	ビタミンC
0.5g	0g	Tr

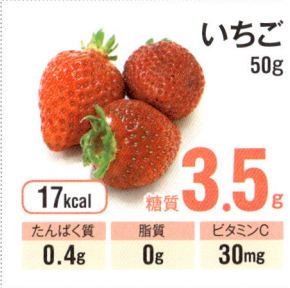

いちご
50g

17kcal	糖質	3.5g
たんぱく質	脂質	ビタミンC
0.4g	0g	30mg

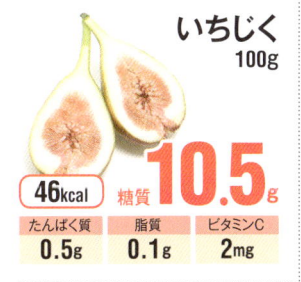

いちじく
100g

46kcal	糖質	10.5g
たんぱく質	脂質	ビタミンC
0.5g	0.1g	2mg

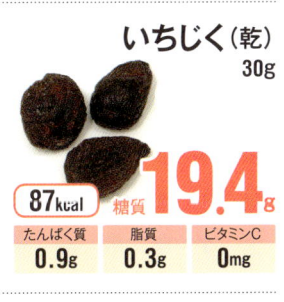

いちじく（乾）
30g

87kcal	糖質	19.4g
たんぱく質	脂質	ビタミンC
0.9g	0.3g	0mg

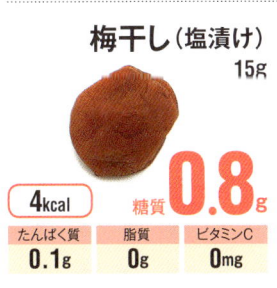

梅干し（塩漬け）
15g

4kcal	糖質	0.8g
たんぱく質	脂質	ビタミンC
0.1g	0g	0mg

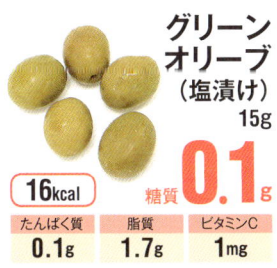

グリーンオリーブ（塩漬け）
15g

16kcal	糖質	0.1g
たんぱく質	脂質	ビタミンC
0.1g	1.7g	1mg

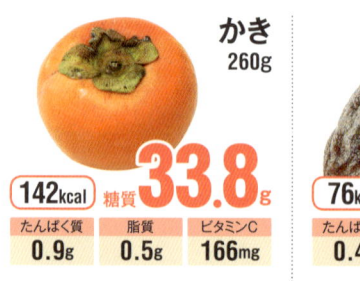

かき
260g

142kcal 糖質 **33.8**g

たんぱく質	脂質	ビタミンC
0.9g	0.5g	166mg

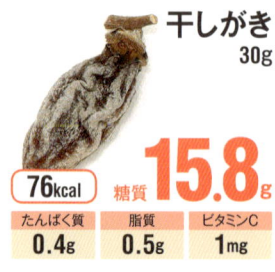

干しがき
30g

76kcal 糖質 **15.8**g

たんぱく質	脂質	ビタミンC
0.4g	0.5g	1mg

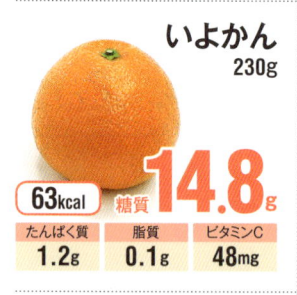

いよかん
230g

63kcal 糖質 **14.8**g

たんぱく質	脂質	ビタミンC
1.2g	0.1g	48mg

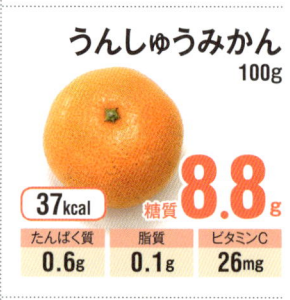

うんしゅうみかん
100g

37kcal 糖質 **8.8**g

たんぱく質	脂質	ビタミンC
0.6g	0.1g	26mg

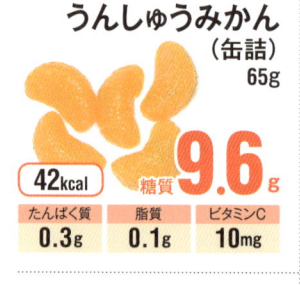

うんしゅうみかん
（缶詰）
65g

42kcal 糖質 **9.6**g

たんぱく質	脂質	ビタミンC
0.3g	0.1g	10mg

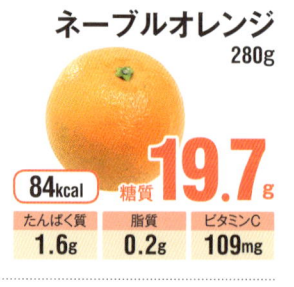

ネーブルオレンジ
280g

84kcal 糖質 **19.7**g

たんぱく質	脂質	ビタミンC
1.6g	0.2g	109mg

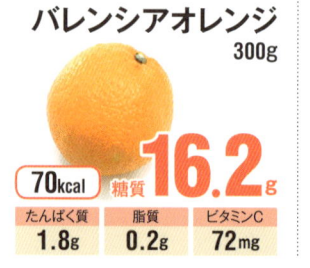

バレンシアオレンジ
300g

70kcal 糖質 **16.2**g

たんぱく質	脂質	ビタミンC
1.8g	0.2g	72mg

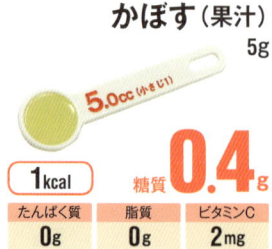

かぼす（果汁）
5g

5.0cc（小さじ1）

1kcal 糖質 **0.4**g

たんぱく質	脂質	ビタミンC
0g	0g	2mg

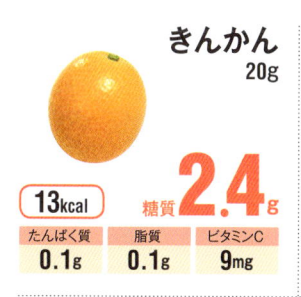

きんかん
20g

| 13kcal | 糖質 **2.4**g |

たんぱく質	脂質	ビタミンC
0.1g	0.1g	9mg

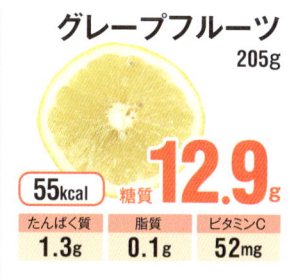

グレープフルーツ
205g

| 55kcal | 糖質 **12.9**g |

たんぱく質	脂質	ビタミンC
1.3g	0.1g	52mg

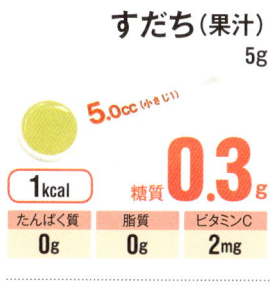

すだち（果汁）
5g

5.0cc（小さじ1）

| 1kcal | 糖質 **0.3**g |

たんぱく質	脂質	ビタミンC
0g	0g	2mg

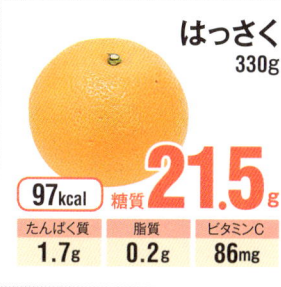

はっさく
330g

| 97kcal | 糖質 **21.5**g |

たんぱく質	脂質	ビタミンC
1.7g	0.2g	86mg

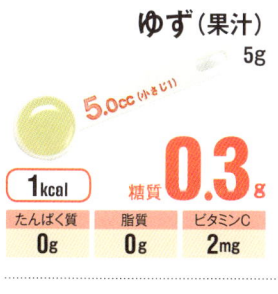

ゆず（果汁）
5g

5.0cc（小さじ1）

| 1kcal | 糖質 **0.3**g |

たんぱく質	脂質	ビタミンC
0g	0g	2mg

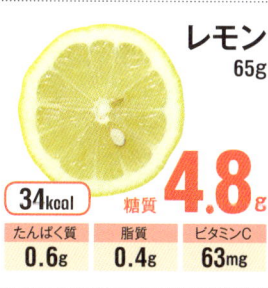

レモン
65g

| 34kcal | 糖質 **4.8**g |

たんぱく質	脂質	ビタミンC
0.6g	0.4g	63mg

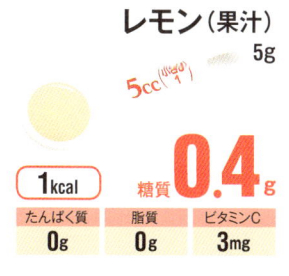

レモン（果汁）
5g

5cc（小さじ1）

| 1kcal | 糖質 **0.4**g |

たんぱく質	脂質	ビタミンC
0g	0g	3mg

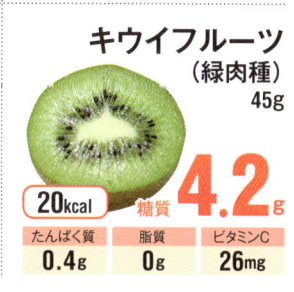

キウイフルーツ
（緑肉種）
45g

| 20kcal | 糖質 **4.2**g |

たんぱく質	脂質	ビタミンC
0.4g	0g	26mg

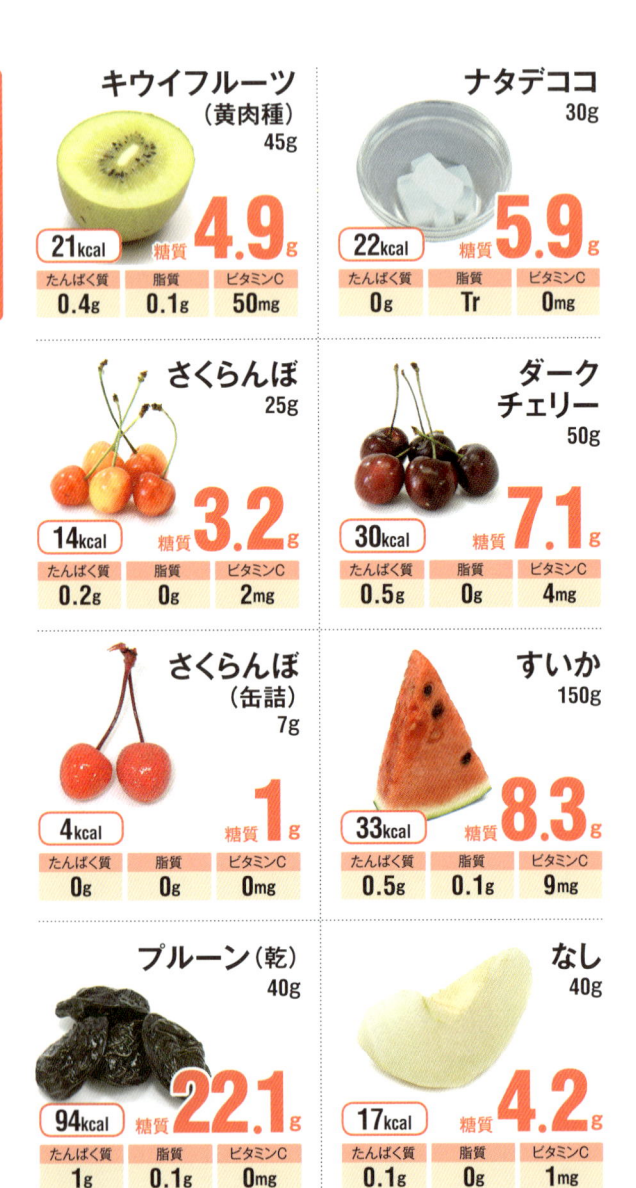

キウイフルーツ（黄肉種）
45g

21kcal	糖質 **4.9**g

たんぱく質	脂質	ビタミンC
0.4g	0.1g	50mg

ナタデココ
30g

22kcal	糖質 **5.9**g

たんぱく質	脂質	ビタミンC
0g	Tr	0mg

さくらんぼ
25g

14kcal	糖質 **3.2**g

たんぱく質	脂質	ビタミンC
0.2g	0g	2mg

ダークチェリー
50g

30kcal	糖質 **7.1**g

たんぱく質	脂質	ビタミンC
0.5g	0g	4mg

さくらんぼ（缶詰）
7g

4kcal	糖質 **1**g

たんぱく質	脂質	ビタミンC
0g	0g	0mg

すいか
150g

33kcal	糖質 **8.3**g

たんぱく質	脂質	ビタミンC
0.5g	0.1g	9mg

プルーン（乾）
40g

94kcal	糖質 **22.1**g

たんぱく質	脂質	ビタミンC
1g	0.1g	0mg

なし
40g

17kcal	糖質 **4.2**g

たんぱく質	脂質	ビタミンC
0.1g	0g	1mg

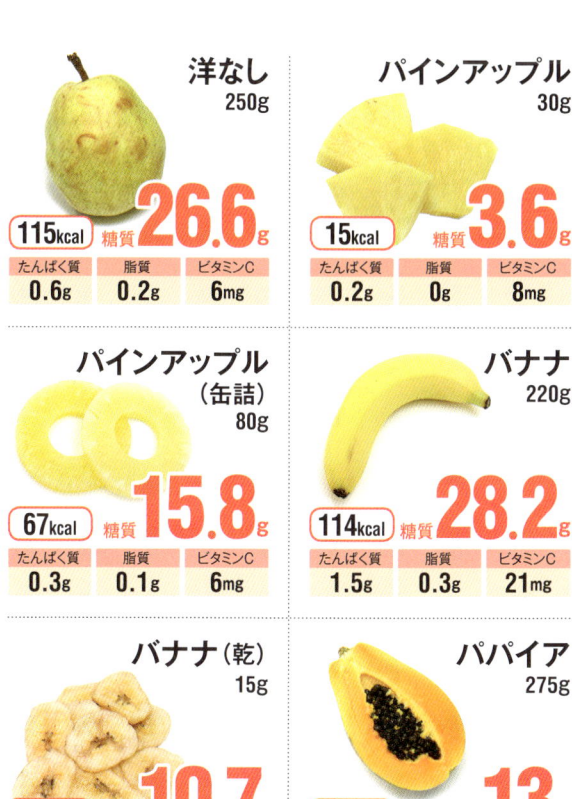

洋なし
250g

115kcal | 糖質 **26.6**g

たんぱく質	脂質	ビタミンC
0.6g	0.2g	6mg

パインアップル
30g

15kcal | 糖質 **3.6**g

たんぱく質	脂質	ビタミンC
0.2g	0g	8mg

パインアップル（缶詰）
80g

67kcal | 糖質 **15.8**g

たんぱく質	脂質	ビタミンC
0.3g	0.1g	6mg

バナナ
220g

114kcal | 糖質 **28.2**g

たんぱく質	脂質	ビタミンC
1.5g	0.3g	21mg

バナナ（乾）
15g

45kcal | 糖質 **10.7**g

たんぱく質	脂質	ビタミンC
0.6g	0.1g	Tr

パパイア
275g

68kcal | 糖質 **13**g

たんぱく質	脂質	ビタミンC
0.9g	0.4g	89mg

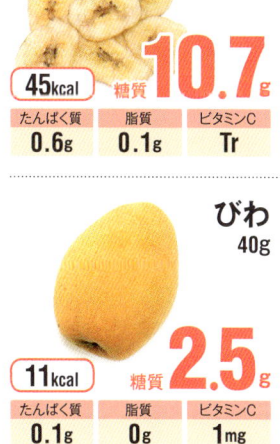

びわ
40g

11kcal | 糖質 **2.5**g

たんぱく質	脂質	ビタミンC
0.1g	0g	1mg

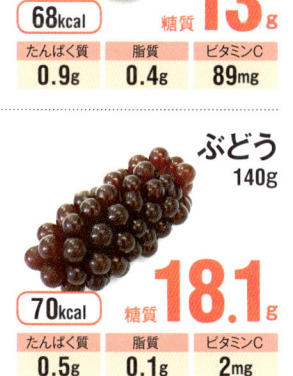

ぶどう
140g

70kcal | 糖質 **18.1**g

たんぱく質	脂質	ビタミンC
0.5g	0.1g	2mg

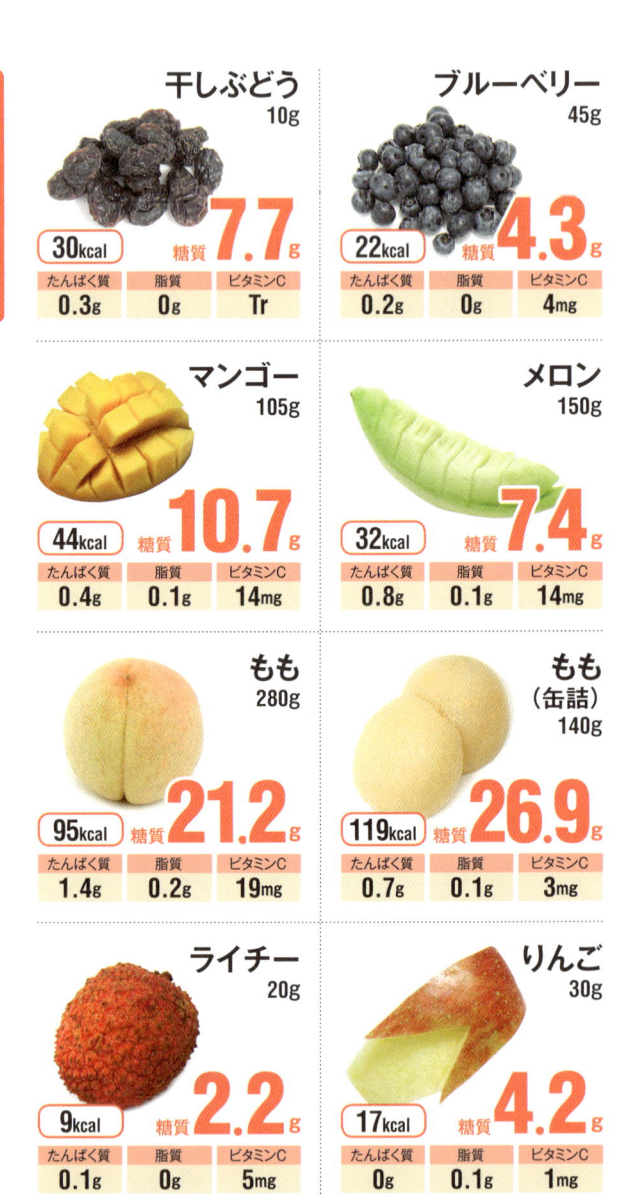

干しぶどう
10g

30kcal	糖質 **7.7**g

たんぱく質	脂質	ビタミンC
0.3g	0g	Tr

ブルーベリー
45g

22kcal	糖質 **4.3**g

たんぱく質	脂質	ビタミンC
0.2g	0g	4mg

マンゴー
105g

44kcal	糖質 **10.7**g

たんぱく質	脂質	ビタミンC
0.4g	0.1g	14mg

メロン
150g

32kcal	糖質 **7.4**g

たんぱく質	脂質	ビタミンC
0.8g	0.1g	14mg

もも
280g

95kcal	糖質 **21.2**g

たんぱく質	脂質	ビタミンC
1.4g	0.2g	19mg

もも（缶詰）
140g

119kcal	糖質 **26.9**g

たんぱく質	脂質	ビタミンC
0.7g	0.1g	3mg

ライチー
20g

9kcal	糖質 **2.2**g

たんぱく質	脂質	ビタミンC
0.1g	0g	5mg

りんご
30g

17kcal	糖質 **4.2**g

たんぱく質	脂質	ビタミンC
0g	0.1g	1mg

魚介類

あじ
まあじ90g

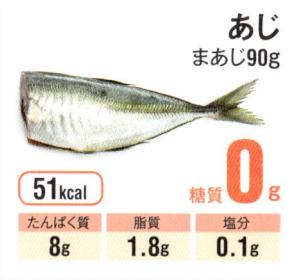

51kcal	糖質 0g

たんぱく質	脂質	塩分
8g	1.8g	0.1g

あじ（開き干し）
まあじ90g

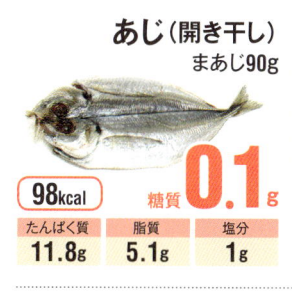

98kcal	糖質 0.1g

たんぱく質	脂質	塩分
11.8g	5.1g	1g

あゆ
90g

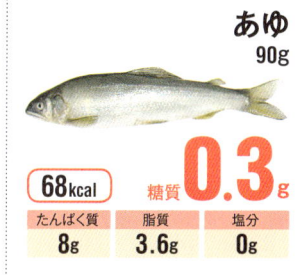

68kcal	糖質 0.3g

たんぱく質	脂質	塩分
8g	3.6g	0g

あんこう きも
10g

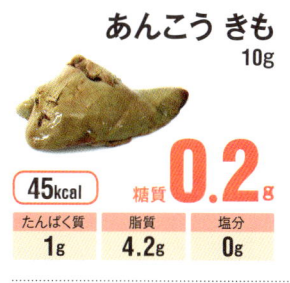

45kcal	糖質 0.2g

たんぱく質	脂質	塩分
1g	4.2g	0g

いわし
まいわし150g

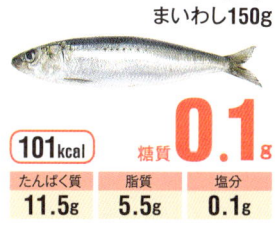

101kcal	糖質 0.1g

たんぱく質	脂質	塩分
11.5g	5.5g	0.1g

めざし
30g

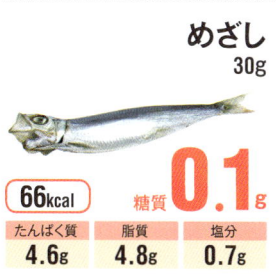

66kcal	糖質 0.1g

たんぱく質	脂質	塩分
4.6g	4.8g	0.7g

しらす干し
15g

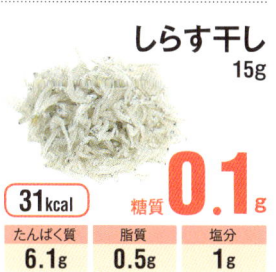

31kcal	糖質 0.1g

たんぱく質	脂質	塩分
6.1g	0.5g	1g

アンチョビ
50g

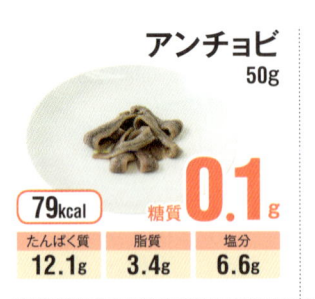

79kcal	糖質 **0.1**g	
たんぱく質	脂質	塩分
12.1g	3.4g	6.6g

うなぎ きも
10g

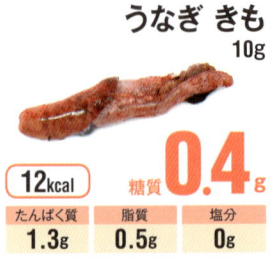

12kcal	糖質 **0.4**g	
たんぱく質	脂質	塩分
1.3g	0.5g	0g

うなぎ 白焼き
160g

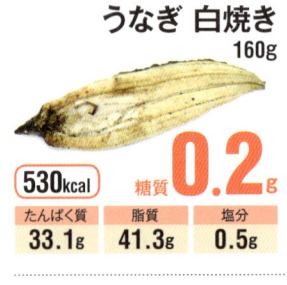

530kcal	糖質 **0.2**g	
たんぱく質	脂質	塩分
33.1g	41.3g	0.5g

うなぎ かば焼き
100g

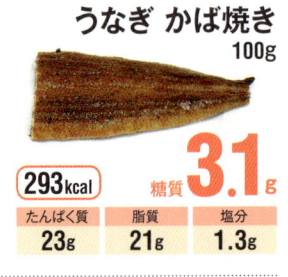

293kcal	糖質 **3.1**g	
たんぱく質	脂質	塩分
23g	21g	1.3g

かつお
360g

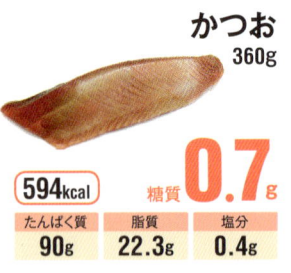

594kcal	糖質 **0.7**g	
たんぱく質	脂質	塩分
90g	22.3g	0.4g

かつお削り節
3g

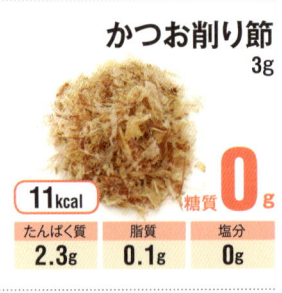

11kcal	糖質 **0**g	
たんぱく質	脂質	塩分
2.3g	0.1g	0g

かます
150g

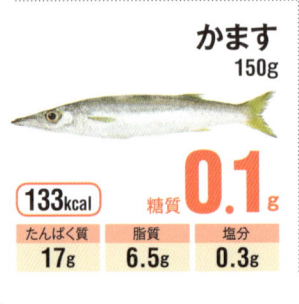

133kcal	糖質 **0.1**g	
たんぱく質	脂質	塩分
17g	6.5g	0.3g

かれい
子持ちがれい200g

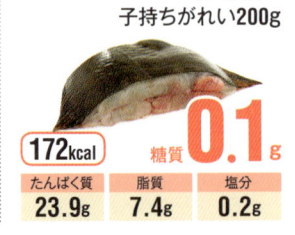

172kcal	糖質 **0.1**g	
たんぱく質	脂質	塩分
23.9g	7.4g	0.2g

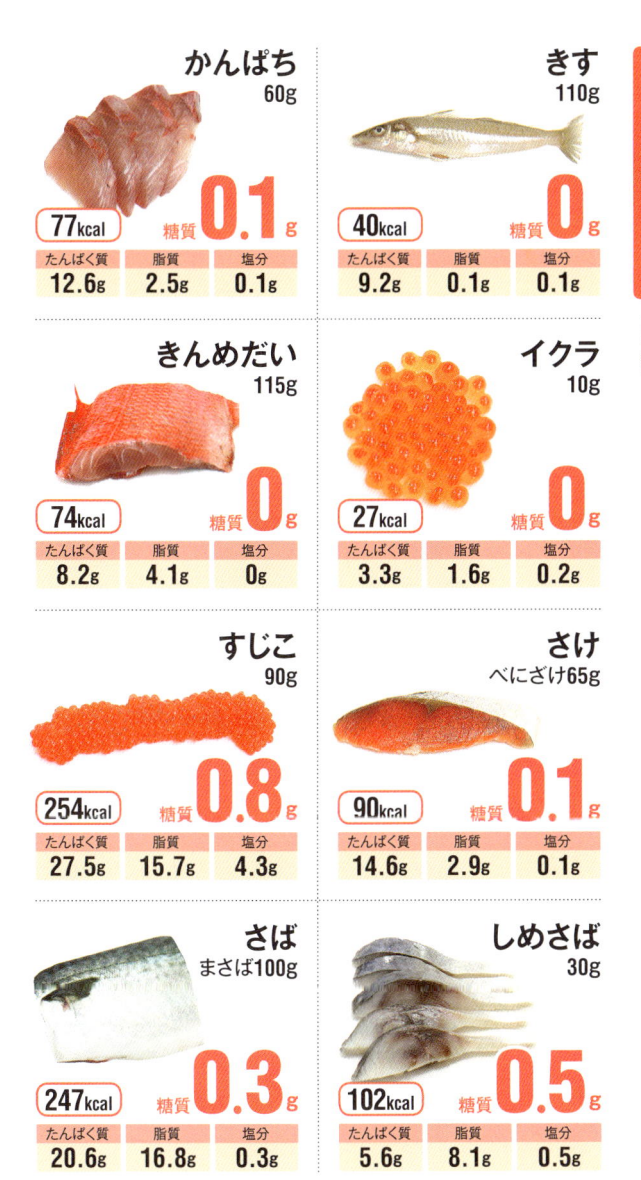

かんぱち
60g

77kcal　糖質 **0.1**g

たんぱく質	脂質	塩分
12.6g	2.5g	0.1g

きす
110g

40kcal　糖質 **0**g

たんぱく質	脂質	塩分
9.2g	0.1g	0.1g

きんめだい
115g

74kcal　糖質 **0**g

たんぱく質	脂質	塩分
8.2g	4.1g	0g

イクラ
10g

27kcal　糖質 **0**g

たんぱく質	脂質	塩分
3.3g	1.6g	0.2g

すじこ
90g

254kcal　糖質 **0.8**g

たんぱく質	脂質	塩分
27.5g	15.7g	4.3g

さけ
べにざけ65g

90kcal　糖質 **0.1**g

たんぱく質	脂質	塩分
14.6g	2.9g	0.1g

さば
まさば100g

247kcal　糖質 **0.3**g

たんぱく質	脂質	塩分
20.6g	16.8g	0.3g

しめさば
30g

102kcal　糖質 **0.5**g

たんぱく質	脂質	塩分
5.6g	8.1g	0.5g

さわら
90g

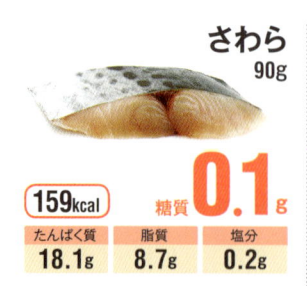

159kcal	糖質 **0.1**g

たんぱく質	脂質	塩分
18.1g	8.7g	0.2g

さんま
130g

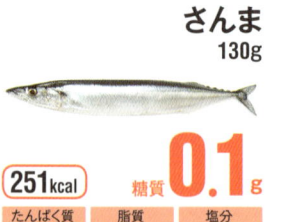

251kcal	糖質 **0.1**g

たんぱく質	脂質	塩分
14.9g	19.9g	0.3g

さんま（開き干し）
100g

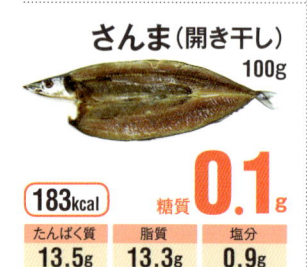

183kcal	糖質 **0.1**g

たんぱく質	脂質	塩分
13.5g	13.3g	0.9g

さんま（みりん干し）
80g

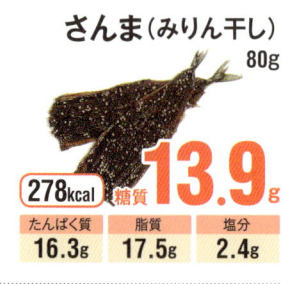

278kcal	糖質 **13.9**g

たんぱく質	脂質	塩分
16.3g	17.5g	2.4g

ししゃも（生干し）
15g

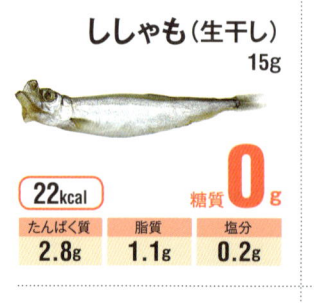

22kcal	糖質 **0**g

たんぱく質	脂質	塩分
2.8g	1.1g	0.2g

すずき
700g

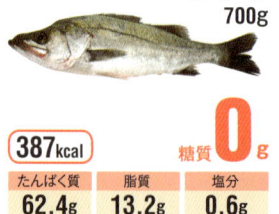

387kcal	糖質 **0**g

たんぱく質	脂質	塩分
62.4g	13.2g	0.6g

たい
まだい75g

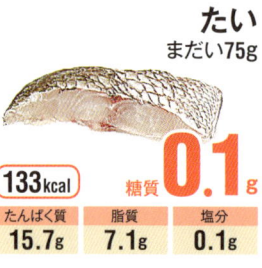

133kcal	糖質 **0.1**g

たんぱく質	脂質	塩分
15.7g	7.1g	0.1g

たちうお
80g

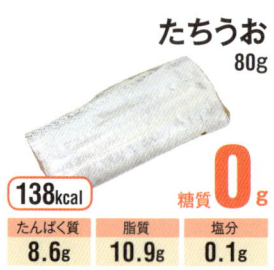

138kcal	糖質 **0**g

たんぱく質	脂質	塩分
8.6g	10.9g	0.1g

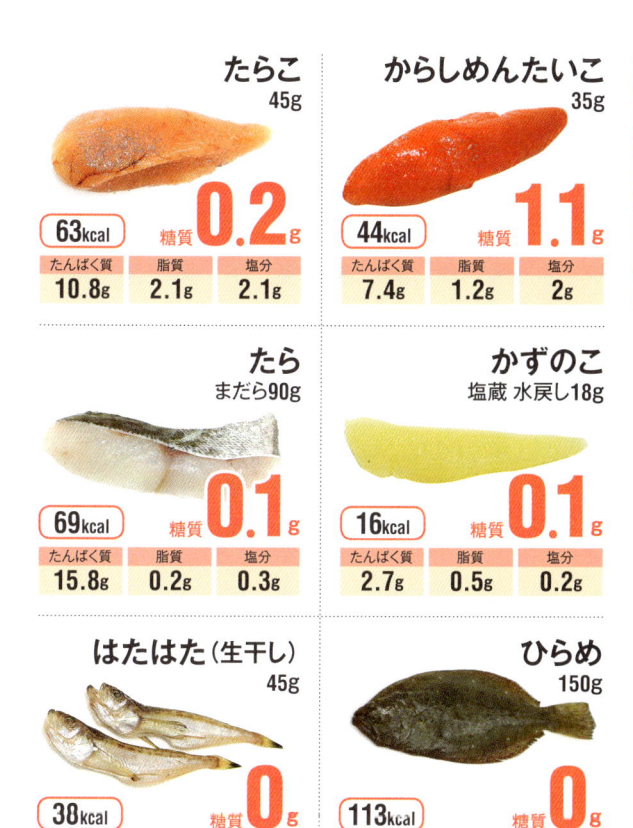

たらこ
45g

63kcal 　糖質 **0.2**g

たんぱく質	脂質	塩分
10.8g	2.1g	2.1g

からしめんたいこ
35g

44kcal 　糖質 **1.1**g

たんぱく質	脂質	塩分
7.4g	1.2g	2g

たら
まだら90g

69kcal 　糖質 **0.1**g

たんぱく質	脂質	塩分
15.8g	0.2g	0.3g

かずのこ
塩蔵 水戻し18g

16kcal 　糖質 **0.1**g

たんぱく質	脂質	塩分
2.7g	0.5g	0.2g

はたはた（生干し）
45g

38kcal 　糖質 **0**g

たんぱく質	脂質	塩分
3.8g	2.3g	0.3g

ひらめ
150g

113kcal 　糖質 **0**g

たんぱく質	脂質	塩分
19.4g	3.3g	0.1g

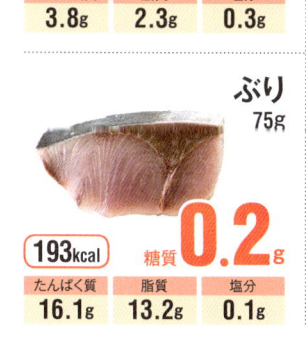

ぶり
75g

193kcal 　糖質 **0.2**g

たんぱく質	脂質	塩分
16.1g	13.2g	0.1g

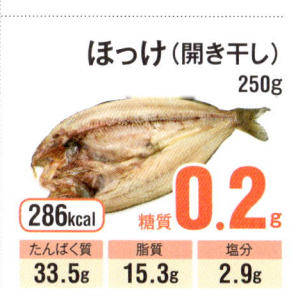

ほっけ（開き干し）
250g

286kcal 　糖質 **0.2**g

たんぱく質	脂質	塩分
33.5g	15.3g	2.9g

まぐろ
きはだ210g

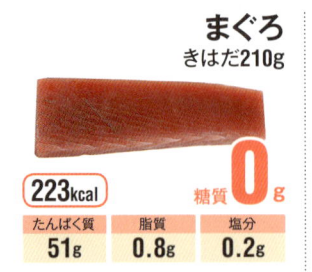

223kcal 　　糖質 **0**g

たんぱく質	脂質	塩分
51g	0.8g	0.2g

むつ
165g

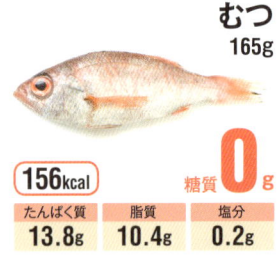

156kcal 　　糖質 **0**g

たんぱく質	脂質	塩分
13.8g	10.4g	0.2g

あかがい
25g

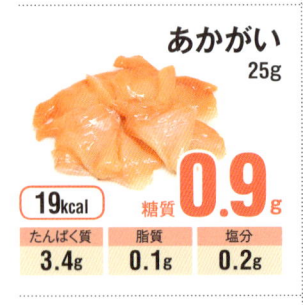

19kcal 　　糖質 **0.9**g

たんぱく質	脂質	塩分
3.4g	0.1g	0.2g

あさり
90g

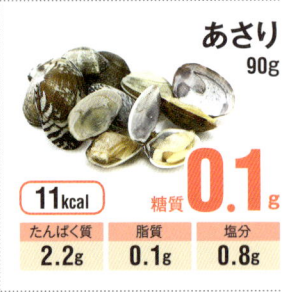

11kcal 　　糖質 **0.1**g

たんぱく質	脂質	塩分
2.2g	0.1g	0.8g

あわび
120g

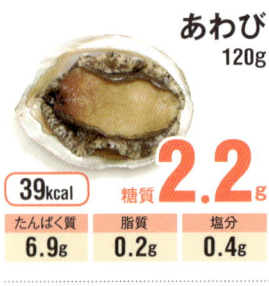

39kcal 　　糖質 **2.2**g

たんぱく質	脂質	塩分
6.9g	0.2g	0.4g

かき
20g

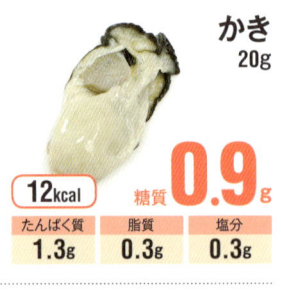

12kcal 　　糖質 **0.9**g

たんぱく質	脂質	塩分
1.3g	0.3g	0.3g

さざえ
45g

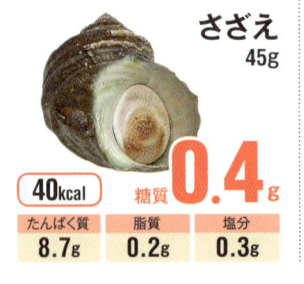

40kcal 　　糖質 **0.4**g

たんぱく質	脂質	塩分
8.7g	0.2g	0.3g

しじみ
20g

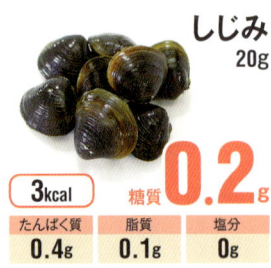

3kcal 　　糖質 **0.2**g

たんぱく質	脂質	塩分
0.4g	0.1g	0g

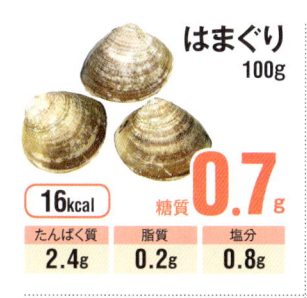

はまぐり
100g

16kcal 　糖質 **0.7**g

たんぱく質	脂質	塩分
2.4g	0.2g	0.8g

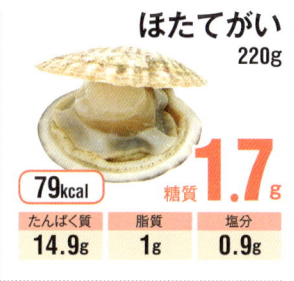

ほたてがい
220g

79kcal 　糖質 **1.7**g

たんぱく質	脂質	塩分
14.9g	1g	0.9g

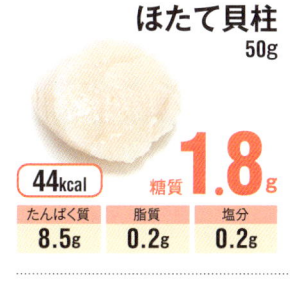

ほたて貝柱
50g

44kcal 　糖質 **1.8**g

たんぱく質	脂質	塩分
8.5g	0.2g	0.2g

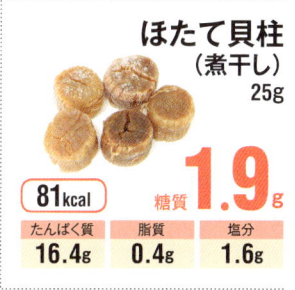

ほたて貝柱
（煮干し）
25g

81kcal 　糖質 **1.9**g

たんぱく質	脂質	塩分
16.4g	0.4g	1.6g

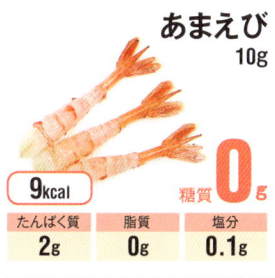

あまえび
10g

9kcal 　糖質 **0**g

たんぱく質	脂質	塩分
2g	0g	0.1g

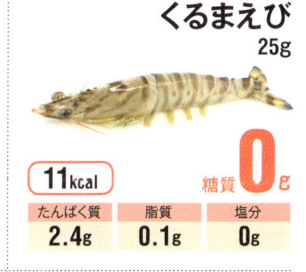

くるまえび
25g

11kcal 　糖質 **0**g

たんぱく質	脂質	塩分
2.4g	0.1g	0g

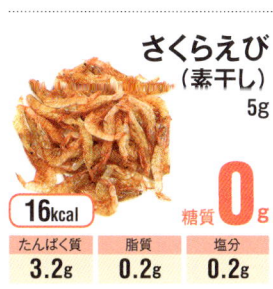

さくらえび
（素干し）
5g

16kcal 　糖質 **0**g

たんぱく質	脂質	塩分
3.2g	0.2g	0.2g

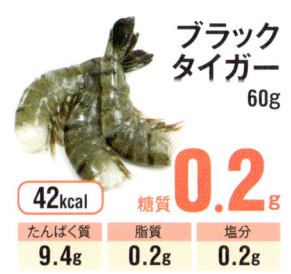

ブラック
タイガー
60g

42kcal 　糖質 **0.2**g

たんぱく質	脂質	塩分
9.4g	0.2g	0.2g

毛がに（ゆで）
315g

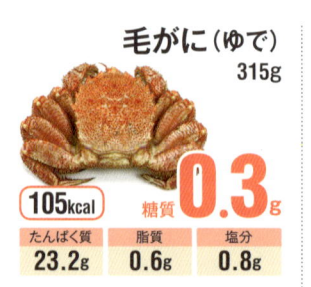

105kcal	糖質 **0.3**g

たんぱく質	脂質	塩分
23.2g	0.6g	0.8g

いか
するめいか190g

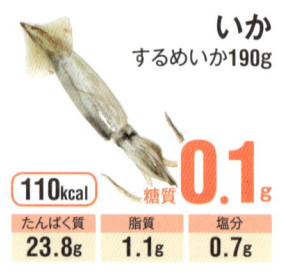

110kcal	糖質 **0.1**g

たんぱく質	脂質	塩分
23.8g	1.1g	0.7g

ほたるいか
10g

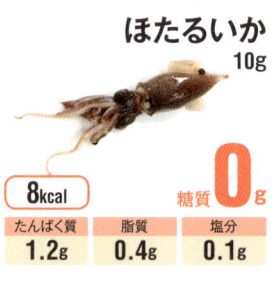

8kcal	糖質 **0**g

たんぱく質	脂質	塩分
1.2g	0.4g	0.1g

するめ
45g

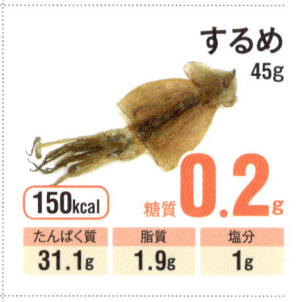

150kcal	糖質 **0.2**g

たんぱく質	脂質	塩分
31.1g	1.9g	1g

いか塩辛
15g

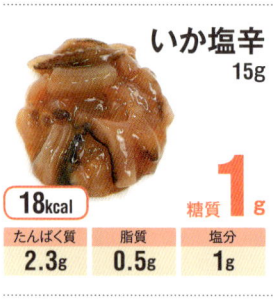

18kcal	糖質 **1**g

たんぱく質	脂質	塩分
2.3g	0.5g	1g

たこ（ゆで）
まだこ50g

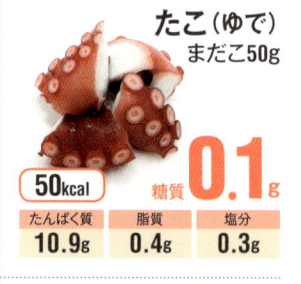

50kcal	糖質 **0.1**g

たんぱく質	脂質	塩分
10.9g	0.4g	0.3g

うに
30g

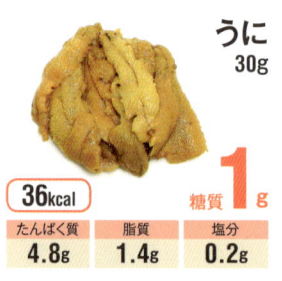

36kcal	糖質 **1**g

たんぱく質	脂質	塩分
4.8g	1.4g	0.2g

かに風味かまぼこ
10g

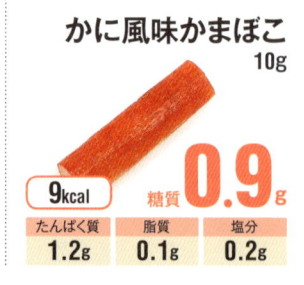

9kcal	糖質 **0.9**g

たんぱく質	脂質	塩分
1.2g	0.1g	0.2g

蒸しかまぼこ
10g

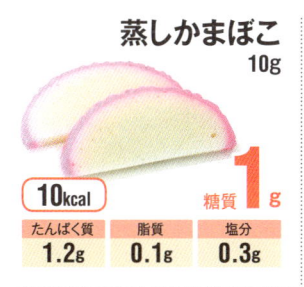

10kcal	糖質 1g

たんぱく質	脂質	塩分
1.2g	0.1g	0.3g

焼きちくわ
70g

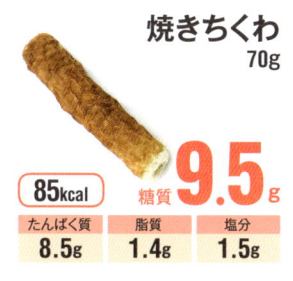

85kcal	糖質 9.5g

たんぱく質	脂質	塩分
8.5g	1.4g	1.5g

だて巻
40g

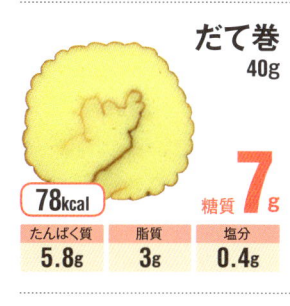

78kcal	糖質 7g

たんぱく質	脂質	塩分
5.8g	3g	0.4g

つみれ
60g

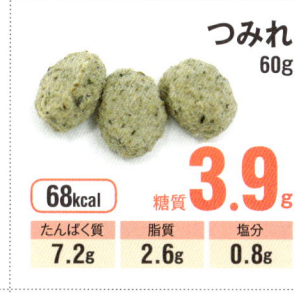

68kcal	糖質 3.9g

たんぱく質	脂質	塩分
7.2g	2.6g	0.8g

なると
5g

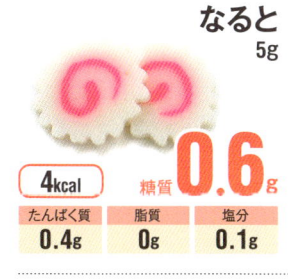

4kcal	糖質 0.6g

たんぱく質	脂質	塩分
0.4g	0g	0.1g

はんぺん
120g

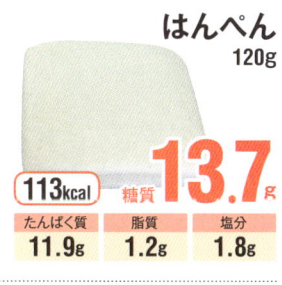

113kcal	糖質 13.7g

たんぱく質	脂質	塩分
11.9g	1.2g	1.8g

さつま揚げ
30g

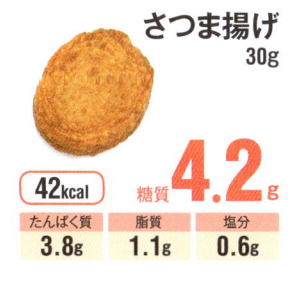

42kcal	糖質 4.2g

たんぱく質	脂質	塩分
3.8g	1.1g	0.6g

魚肉ソーセージ
95g

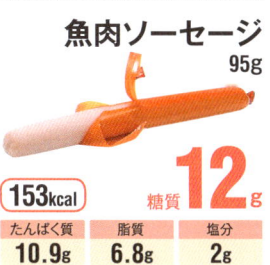

153kcal	糖質 12g

たんぱく質	脂質	塩分
10.9g	6.8g	2g

肉類

牛かた
165g

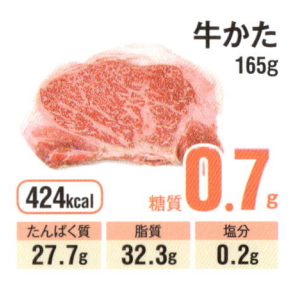

424kcal 　糖質 **0.7g**

たんぱく質	脂質	塩分
27.7g	32.3g	0.2g

牛かたロース
265g

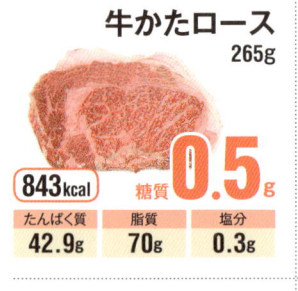

843kcal 　糖質 **0.5g**

たんぱく質	脂質	塩分
42.9g	70g	0.3g

牛リブロース
180g

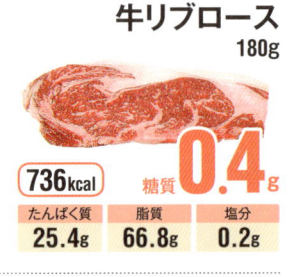

736kcal 　糖質 **0.4g**

たんぱく質	脂質	塩分
25.4g	66.8g	0.2g

牛サーロイン
175g

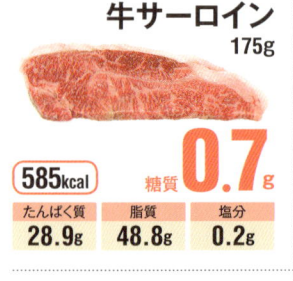

585kcal 　糖質 **0.7g**

たんぱく質	脂質	塩分
28.9g	48.8g	0.2g

牛ばら
95g

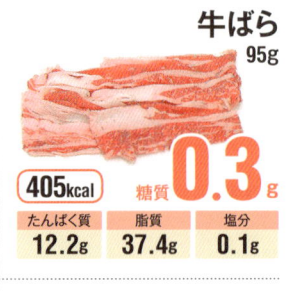

405kcal 　糖質 **0.3g**

たんぱく質	脂質	塩分
12.2g	37.4g	0.1g

牛もも
190g

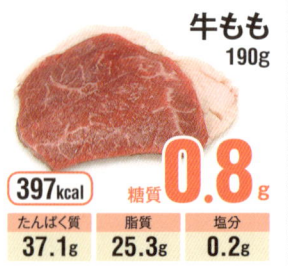

397kcal 　糖質 **0.8g**

たんぱく質	脂質	塩分
37.1g	25.3g	0.2g

牛ランプ
185g

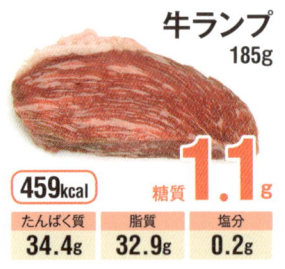

459kcal 　糖質 **1.1g**

たんぱく質	脂質	塩分
34.4g	32.9g	0.2g

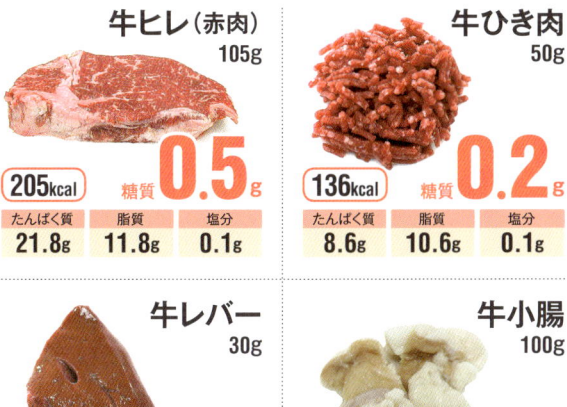

牛ヒレ（赤肉）
105g

205kcal	糖質 **0.5**g

たんぱく質	脂質	塩分
21.8g	11.8g	0.1g

牛ひき肉
50g

136kcal	糖質 **0.2**g

たんぱく質	脂質	塩分
8.6g	10.6g	0.1g

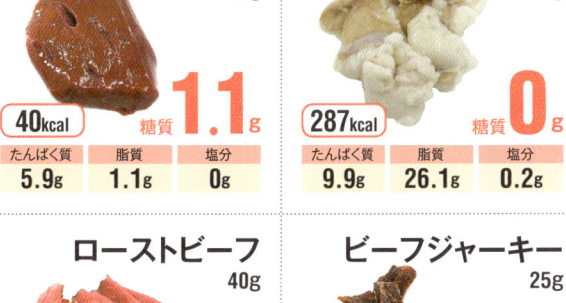

牛レバー
30g

40kcal	糖質 **1.1**g

たんぱく質	脂質	塩分
5.9g	1.1g	0g

牛小腸
100g

287kcal	糖質 **0**g

たんぱく質	脂質	塩分
9.9g	26.1g	0.2g

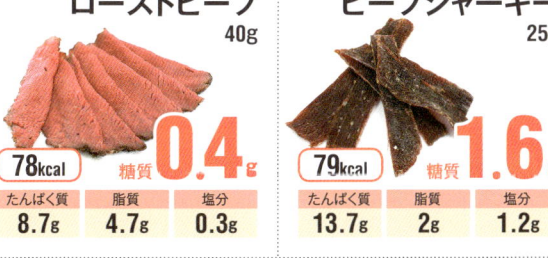

ローストビーフ
40g

78kcal	糖質 **0.4**g

たんぱく質	脂質	塩分
8.7g	4.7g	0.3g

ビーフジャーキー
25g

79kcal	糖質 **1.6**g

たんぱく質	脂質	塩分
13.7g	2g	1.2g

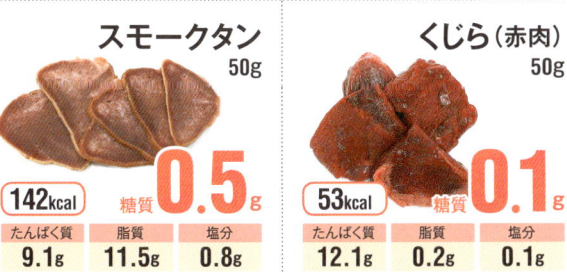

スモークタン
50g

142kcal	糖質 **0.5**g

たんぱく質	脂質	塩分
9.1g	11.5g	0.8g

くじら（赤肉）
50g

53kcal	糖質 **0.1**g

たんぱく質	脂質	塩分
12.1g	0.2g	0.1g

豚かた
110g

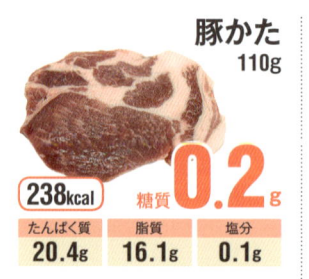

238kcal 　糖質 **0.2**g

たんぱく質	脂質	塩分
20.4g	16.1g	0.1g

豚かたロース
120g

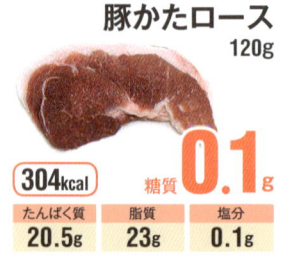

304kcal 　糖質 **0.1**g

たんぱく質	脂質	塩分
20.5g	23g	0.1g

豚ロース
25g

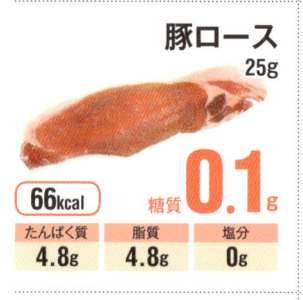

66kcal 　糖質 **0.1**g

たんぱく質	脂質	塩分
4.8g	4.8g	0g

豚ばら
100g

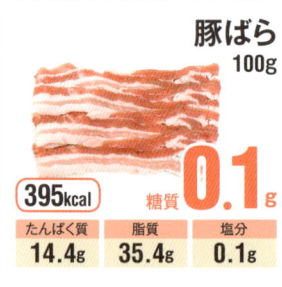

395kcal 　糖質 **0.1**g

たんぱく質	脂質	塩分
14.4g	35.4g	0.1g

豚ヒレ（赤肉）
80g

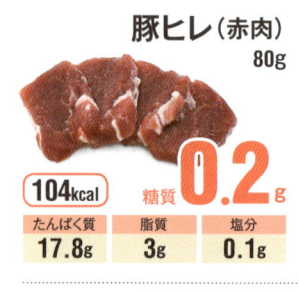

104kcal 　糖質 **0.2**g

たんぱく質	脂質	塩分
17.8g	3g	0.1g

豚ひき肉
50g

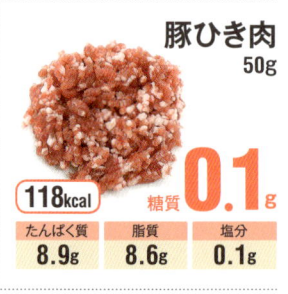

118kcal 　糖質 **0.1**g

たんぱく質	脂質	塩分
8.9g	8.6g	0.1g

豚レバー
20g

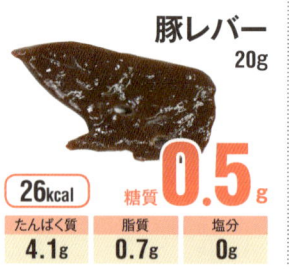

26kcal 　糖質 **0.5**g

たんぱく質	脂質	塩分
4.1g	0.7g	0g

ボンレスハム
10g

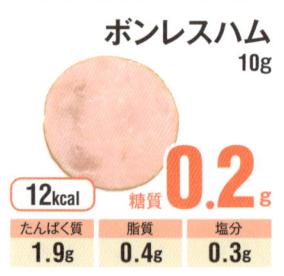

12kcal 　糖質 **0.2**g

たんぱく質	脂質	塩分
1.9g	0.4g	0.3g

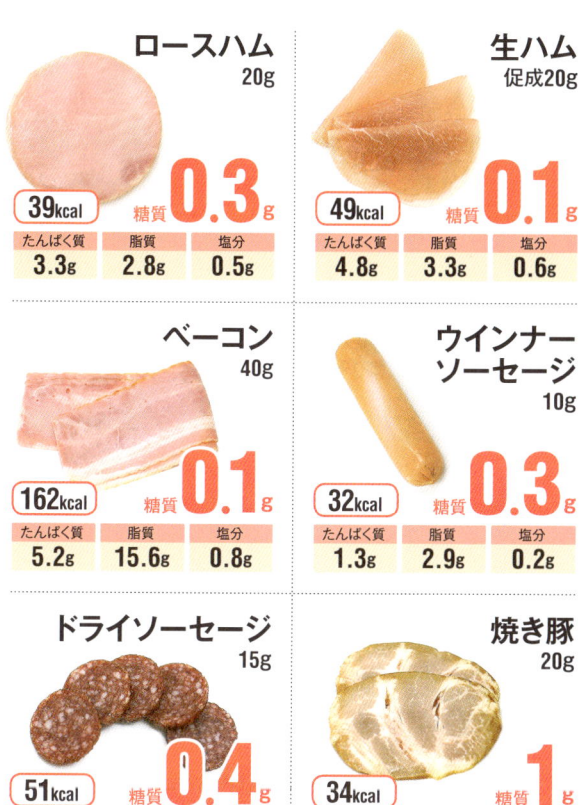

ロースハム
20g

39kcal 　糖質 **0.3**g

たんぱく質	脂質	塩分
3.3g	2.8g	0.5g

生ハム
促成20g

49kcal 　糖質 **0.1**g

たんぱく質	脂質	塩分
4.8g	3.3g	0.6g

ベーコン
40g

162kcal 　糖質 **0.1**g

たんぱく質	脂質	塩分
5.2g	15.6g	0.8g

ウインナーソーセージ
10g

32kcal 　糖質 **0.3**g

たんぱく質	脂質	塩分
1.3g	2.9g	0.2g

ドライソーセージ
15g

51kcal 　糖質 **0.4**g

たんぱく質	脂質	塩分
2.3g	4.5g	0.4g

焼き豚
20g

34kcal 　糖質 **1**g

たんぱく質	脂質	塩分
3.9g	1.6g	0.5g

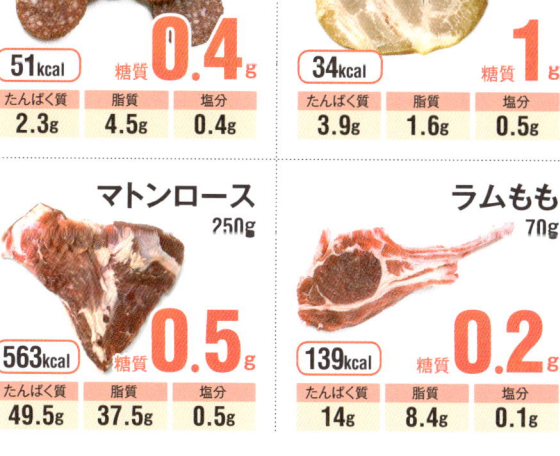

マトンロース
250g

563kcal 　糖質 **0.5**g

たんぱく質	脂質	塩分
49.5g	37.5g	0.5g

ラムもも
70g

139kcal 　糖質 **0.2**g

たんぱく質	脂質	塩分
14g	8.4g	0.1g

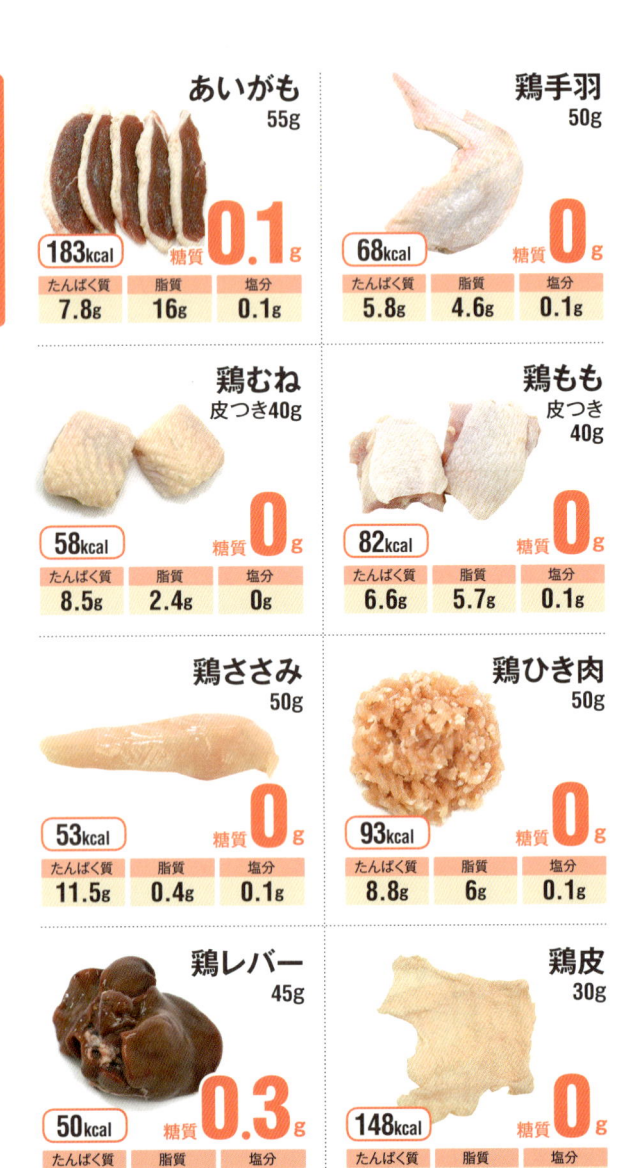

あいがも
55g

183kcal 　糖質 **0.1**g

たんぱく質	脂質	塩分
7.8g	16g	0.1g

鶏手羽
50g

68kcal 　糖質 **0**g

たんぱく質	脂質	塩分
5.8g	4.6g	0.1g

鶏むね
皮つき40g

58kcal 　糖質 **0**g

たんぱく質	脂質	塩分
8.5g	2.4g	0g

鶏もも
皮つき40g

82kcal 　糖質 **0**g

たんぱく質	脂質	塩分
6.6g	5.7g	0.1g

鶏ささみ
50g

53kcal 　糖質 **0**g

たんぱく質	脂質	塩分
11.5g	0.4g	0.1g

鶏ひき肉
50g

93kcal 　糖質 **0**g

たんぱく質	脂質	塩分
8.8g	6g	0.1g

鶏レバー
45g

50kcal 　糖質 **0.3**g

たんぱく質	脂質	塩分
8.5g	1.4g	0.1g

鶏皮
30g

148kcal 　糖質 **0**g

たんぱく質	脂質	塩分
2.8g	14.4g	0g

卵・乳類

ピータン
70g

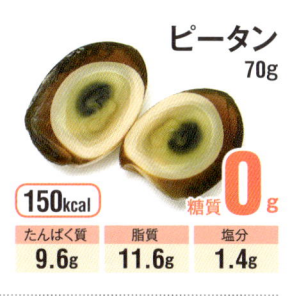

150kcal 　糖質 **0** g

たんぱく質	脂質	塩分
9.6g	11.6g	1.4g

うずら卵
10g

15kcal 　糖質 **0** g

たんぱく質	脂質	塩分
1.1g	1.1g	0g

うずら卵（水煮缶詰）
10g

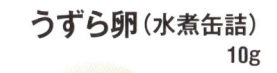

18kcal 　糖質 **0.1** g

たんぱく質	脂質	塩分
1.1g	1.4g	0.1g

鶏卵
60g

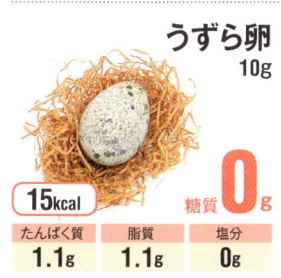

77kcal 　糖質 **0.2** g

たんぱく質	脂質	塩分
6.3g	5.3g	0.2g

鶏卵（卵黄）
15g

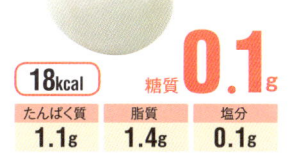

58kcal 　糖質 **0** g

たんぱく質	脂質	塩分
2.5g	5g	0g

鶏卵（卵白）
35g

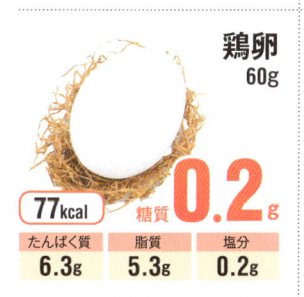

16kcal 　糖質 **0.1** g

たんぱく質	脂質	塩分
3.7g	Tr	0.2g

たまご豆腐
120g

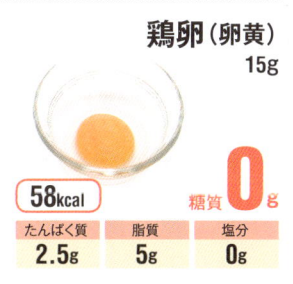

95kcal 　糖質 **2.4** g

たんぱく質	脂質	塩分
7.7g	6g	1.1g

卵・乳類

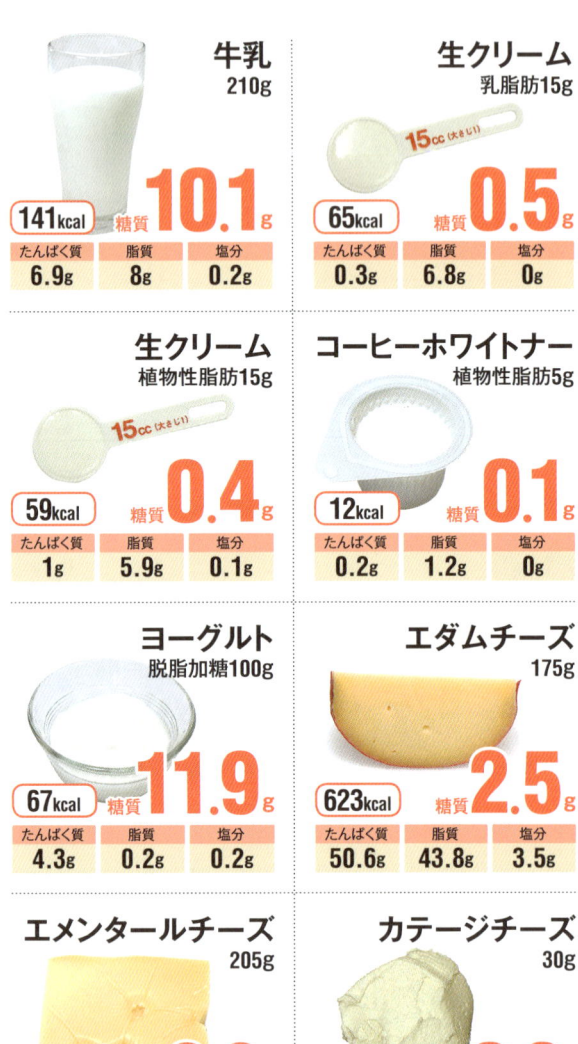

牛乳
210g

| 141kcal | 糖質 **10.1**g |
| たんぱく質 6.9g | 脂質 8g | 塩分 0.2g |

生クリーム
乳脂肪15g

| 65kcal | 糖質 **0.5**g |
| たんぱく質 0.3g | 脂質 6.8g | 塩分 0g |

生クリーム
植物性脂肪15g

| 59kcal | 糖質 **0.4**g |
| たんぱく質 1g | 脂質 5.9g | 塩分 0.1g |

コーヒーホワイトナー
植物性脂肪5g

| 12kcal | 糖質 **0.1**g |
| たんぱく質 0.2g | 脂質 1.2g | 塩分 0g |

ヨーグルト
脱脂加糖100g

| 67kcal | 糖質 **11.9**g |
| たんぱく質 4.3g | 脂質 0.2g | 塩分 0.2g |

エダムチーズ
175g

| 623kcal | 糖質 **2.5**g |
| たんぱく質 50.6g | 脂質 43.8g | 塩分 3.5g |

エメンタールチーズ
205g

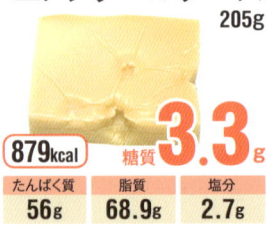

| 879kcal | 糖質 **3.3**g |
| たんぱく質 56g | 脂質 68.9g | 塩分 2.7g |

カテージチーズ
30g

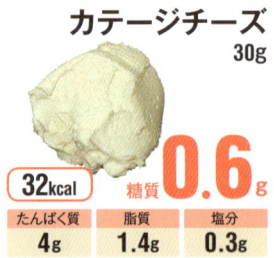

| 32kcal | 糖質 **0.6**g |
| たんぱく質 4g | 脂質 1.4g | 塩分 0.3g |

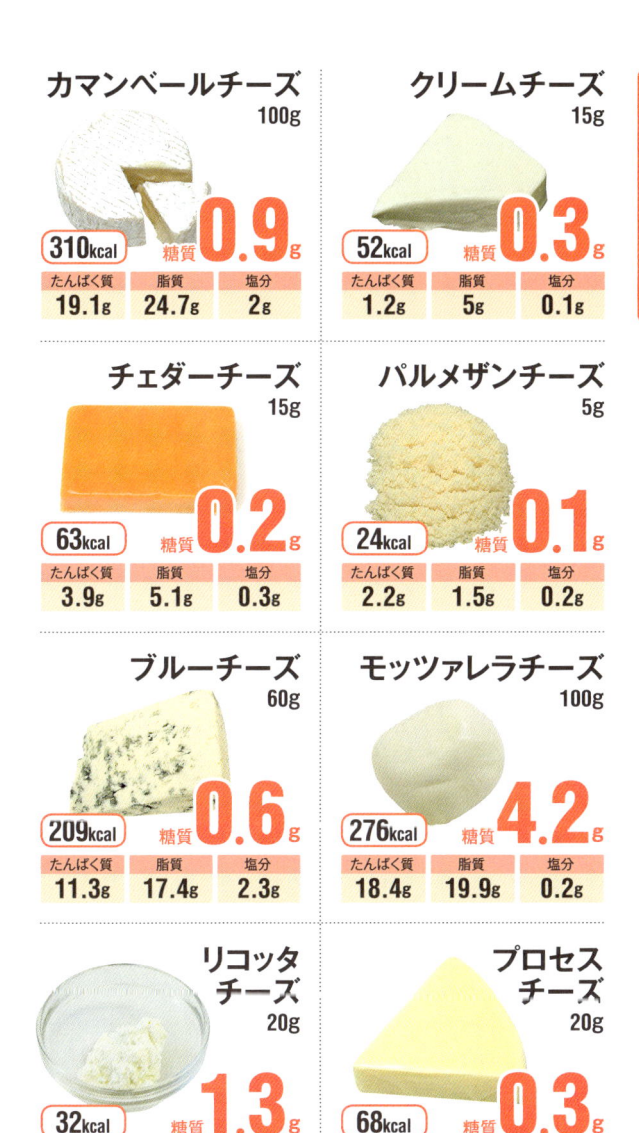

カマンベールチーズ
100g

310kcal　糖質 **0.9**g

たんぱく質	脂質	塩分
19.1g	24.7g	2g

クリームチーズ
15g

52kcal　糖質 **0.3**g

たんぱく質	脂質	塩分
1.2g	5g	0.1g

チェダーチーズ
15g

63kcal　糖質 **0.2**g

たんぱく質	脂質	塩分
3.9g	5.1g	0.3g

パルメザンチーズ
5g

24kcal　糖質 **0.1**g

たんぱく質	脂質	塩分
2.2g	1.5g	0.2g

ブルーチーズ
60g

209kcal　糖質 **0.6**g

たんぱく質	脂質	塩分
11.3g	17.4g	2.3g

モッツァレラチーズ
100g

276kcal　糖質 **4.2**g

たんぱく質	脂質	塩分
18.4g	19.9g	0.2g

リコッタチーズ
20g

32kcal　糖質 **1.3**g

たんぱく質	脂質	塩分
1.4g	2.3g	0.1g

プロセスチーズ
20g

68kcal　糖質 **0.3**g

たんぱく質	脂質	塩分
4.5g	5.2g	0.6g

油脂類・調味料・香辛料など

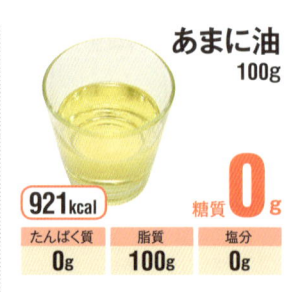

あまに油
100g

921kcal	糖質 **0**g

たんぱく質	脂質	塩分
0g	100g	0g

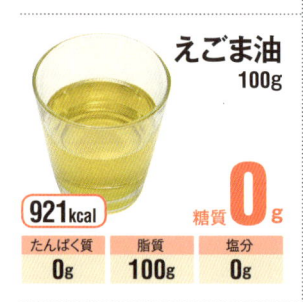

えごま油
100g

921kcal	糖質 **0**g

たんぱく質	脂質	塩分
0g	100g	0g

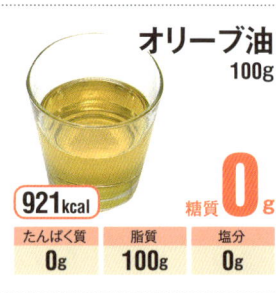

オリーブ油
100g

921kcal	糖質 **0**g

たんぱく質	脂質	塩分
0g	100g	0g

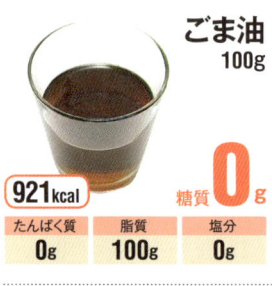

ごま油
100g

921kcal	糖質 **0**g

たんぱく質	脂質	塩分
0g	100g	0g

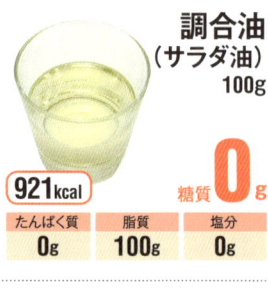

調合油
（サラダ油）
100g

921kcal	糖質 **0**g

たんぱく質	脂質	塩分
0g	100g	0g

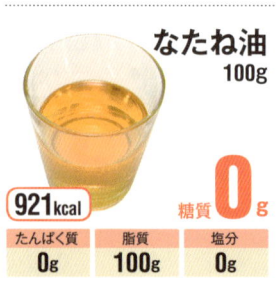

なたね油
100g

921kcal	糖質 **0**g

たんぱく質	脂質	塩分
0g	100g	0g

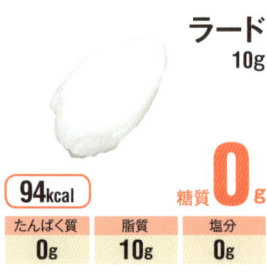

ラード
10g

94kcal	糖質 **0**g

たんぱく質	脂質	塩分
0g	10g	0g

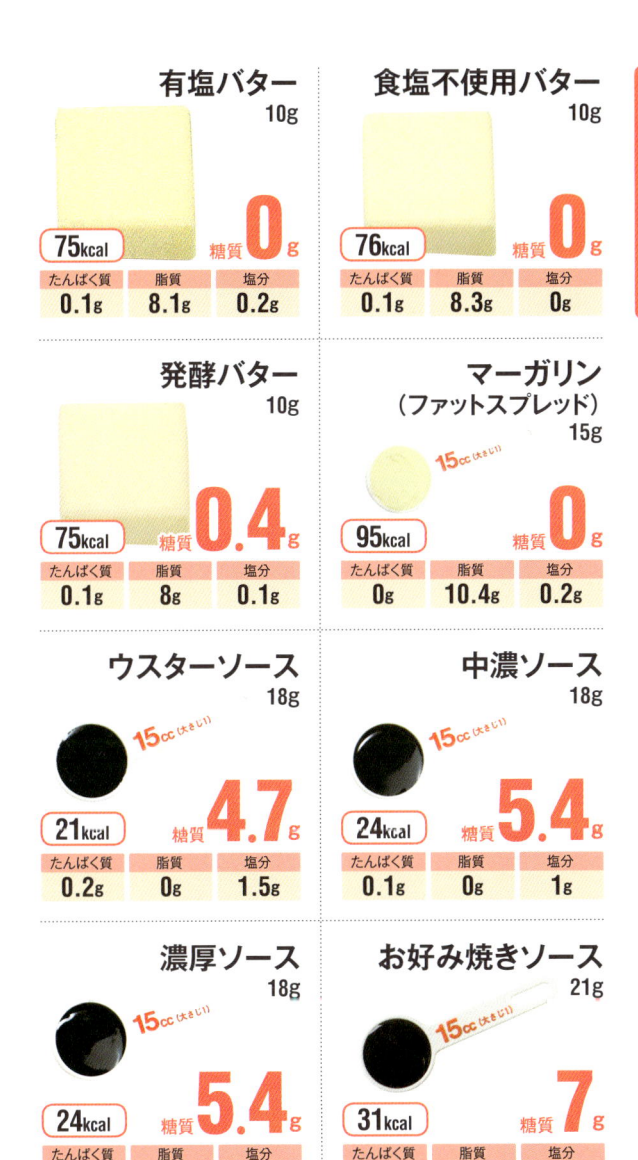

有塩バター
10g

75kcal 糖質 0g

たんぱく質	脂質	塩分
0.1g	8.1g	0.2g

食塩不使用バター
10g

76kcal 糖質 0g

たんぱく質	脂質	塩分
0.1g	8.3g	0g

発酵バター
10g

75kcal 糖質 0.4g

たんぱく質	脂質	塩分
0.1g	8g	0.1g

マーガリン
（ファットスプレッド）
15g

15cc（大さじ1）

95kcal 糖質 0g

たんぱく質	脂質	塩分
0g	10.4g	0.2g

ウスターソース
18g

15cc（大さじ1）

21kcal 糖質 4.7g

たんぱく質	脂質	塩分
0.2g	0g	1.5g

中濃ソース
18g

15cc（大さじ1）

24kcal 糖質 5.4g

たんぱく質	脂質	塩分
0.1g	0g	1g

濃厚ソース
18g

15cc（大さじ1）

24kcal 糖質 5.4g

たんぱく質	脂質	塩分
0.2g	0g	1g

お好み焼きソース
21g

15cc（大さじ1）

31kcal 糖質 7g

たんぱく質	脂質	塩分
0.3g	0g	1.1g

素材

油脂類・調味料・香辛料など

油脂類・調味料・香辛料など

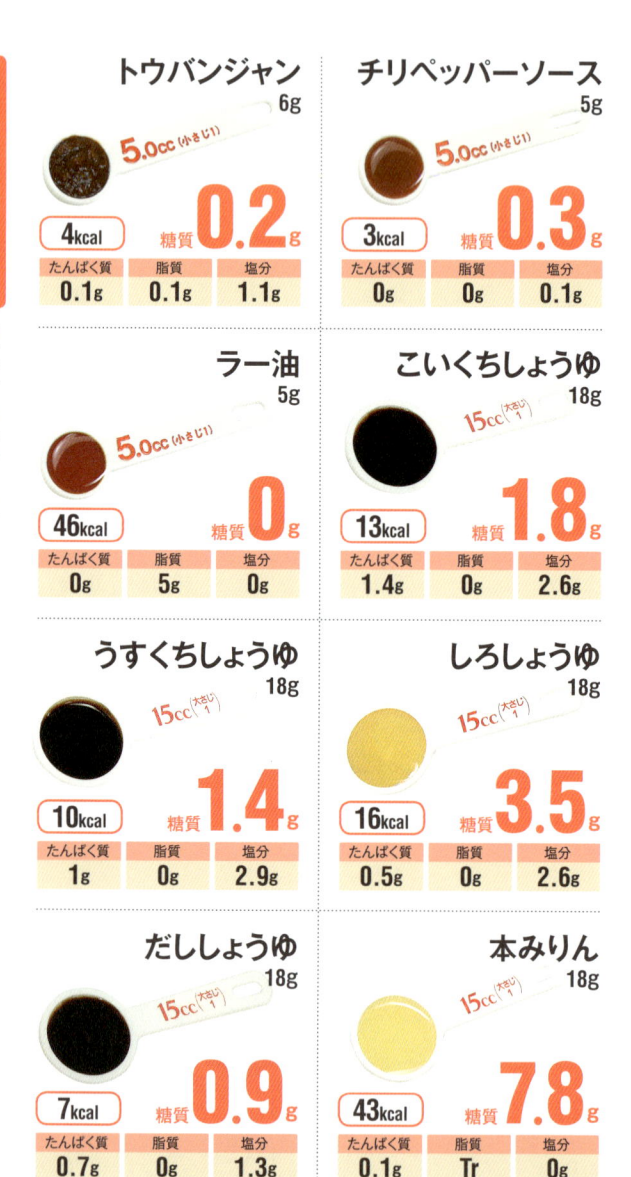

トウバンジャン
6g
5.0cc (小さじ1)
4kcal 糖質 **0.2**g
たんぱく質	脂質	塩分
0.1g	0.1g	1.1g

チリペッパーソース
5g
5.0cc (小さじ1)
3kcal 糖質 **0.3**g
たんぱく質	脂質	塩分
0g	0g	0.1g

ラー油
5g
5.0cc (小さじ1)
46kcal 糖質 **0**g
たんぱく質	脂質	塩分
0g	5g	0g

こいくちしょうゆ
18g
15cc (大さじ1)
13kcal 糖質 **1.8**g
たんぱく質	脂質	塩分
1.4g	0g	2.6g

うすくちしょうゆ
18g
15cc (大さじ1)
10kcal 糖質 **1.4**g
たんぱく質	脂質	塩分
1g	0g	2.9g

しろしょうゆ
18g
15cc (大さじ1)
16kcal 糖質 **3.5**g
たんぱく質	脂質	塩分
0.5g	0g	2.6g

だししょうゆ
18g
15cc (大さじ1)
7kcal 糖質 **0.9**g
たんぱく質	脂質	塩分
0.7g	0g	1.3g

本みりん
18g
15cc (大さじ1)
43kcal 糖質 **7.8**g
たんぱく質	脂質	塩分
0.1g	Tr	0g

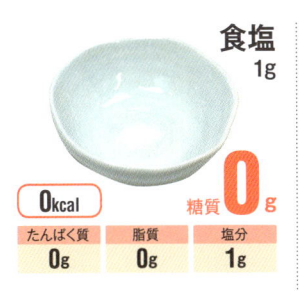

食塩
1g

0kcal	糖質 **0**g

たんぱく質	脂質	塩分
0g	0g	1g

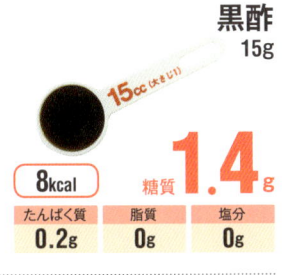

黒酢
15g

15cc（大さじ1）

8kcal	糖質 **1.4**g

たんぱく質	脂質	塩分
0.2g	0g	0g

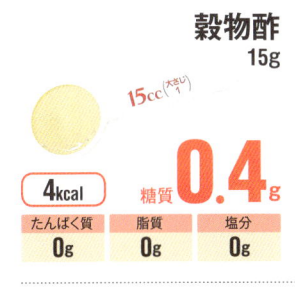

穀物酢
15g

15cc（大さじ1）

4kcal	糖質 **0.4**g

たんぱく質	脂質	塩分
0g	0g	0g

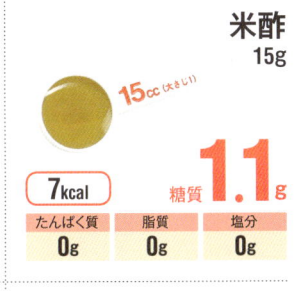

米酢
15g

15cc（大さじ1）

7kcal	糖質 **1.1**g

たんぱく質	脂質	塩分
0g	0g	0g

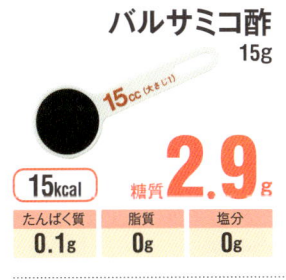

バルサミコ酢
15g

15cc（大さじ1）

15kcal	糖質 **2.9**g

たんぱく質	脂質	塩分
0.1g	0g	0g

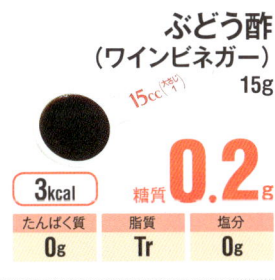

ぶどう酢
（ワインビネガー）
15g

15cc（大さじ1）

3kcal	糖質 **0.2**g

たんぱく質	脂質	塩分
0g	Tr	0g

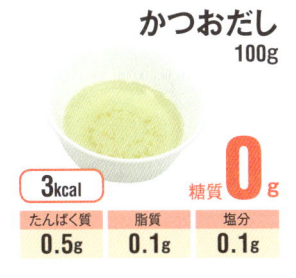

かつおだし
100g

3kcal	糖質 **0**g

たんぱく質	脂質	塩分
0.5g	0.1g	0.1g

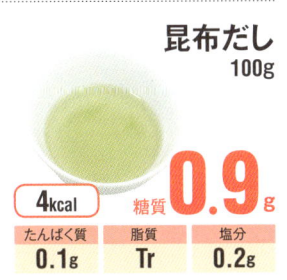

昆布だし
100g

4kcal	糖質 **0.9**g

たんぱく質	脂質	塩分
0.1g	Tr	0.2g

素材

油脂類・調味料・香辛料など

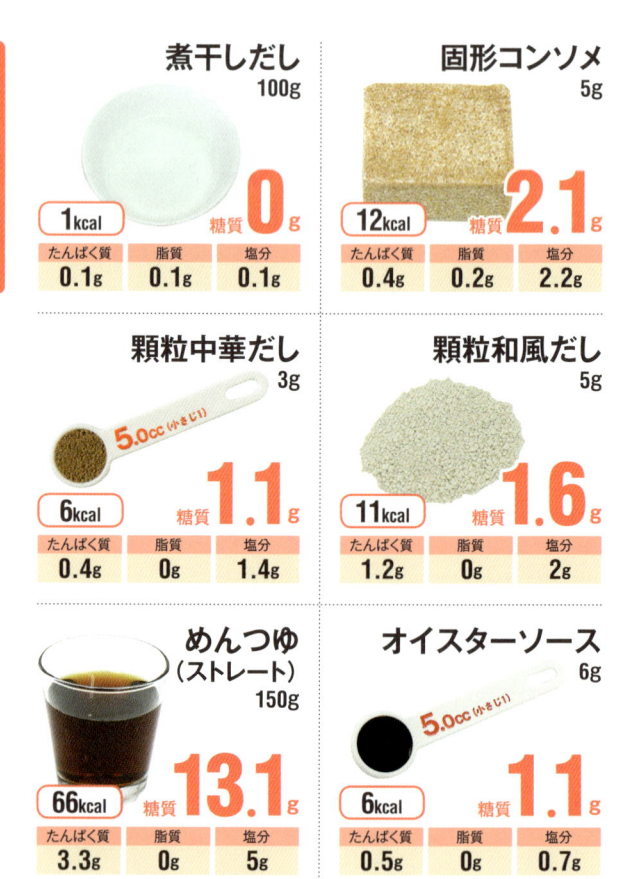

油脂類・調味料・香辛料など

煮干しだし
100g

1kcal	糖質 0g

たんぱく質	脂質	塩分
0.1g	0.1g	0.1g

固形コンソメ
5g

12kcal	糖質 2.1g

たんぱく質	脂質	塩分
0.4g	0.2g	2.2g

顆粒中華だし
3g

5.0cc (小さじ1)

6kcal	糖質 1.1g

たんぱく質	脂質	塩分
0.4g	0g	1.4g

顆粒和風だし
5g

11kcal	糖質 1.6g

たんぱく質	脂質	塩分
1.2g	0g	2g

めんつゆ（ストレート）
150g

66kcal	糖質 13.1g

たんぱく質	脂質	塩分
3.3g	0g	5g

オイスターソース
6g

5.0cc (小さじ1)

6kcal	糖質 1.1g

たんぱく質	脂質	塩分
0.5g	0g	0.7g

ごまだれ
19g

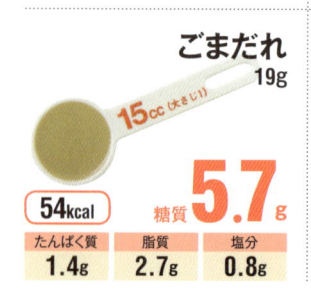

15cc (大さじ1)

54kcal	糖質 5.7g

たんぱく質	脂質	塩分
1.4g	2.7g	0.8g

すし酢
18g

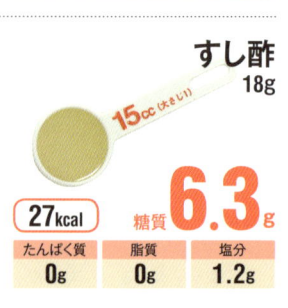

15cc (大さじ1)

27kcal	糖質 6.3g

たんぱく質	脂質	塩分
0g	0g	1.2g

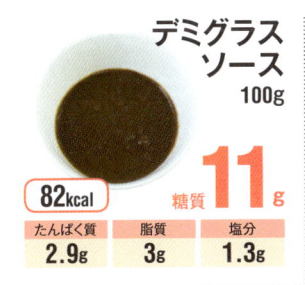

デミグラス
ソース
100g

82kcal 　糖質 **11**g

たんぱく質	脂質	塩分
2.9g	3g	1.3g

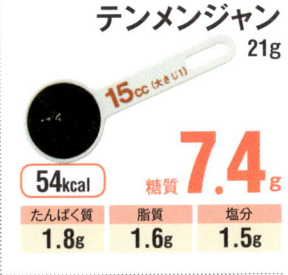

テンメンジャン
21g

54kcal 　糖質 **7.4**g

たんぱく質	脂質	塩分
1.8g	1.6g	1.5g

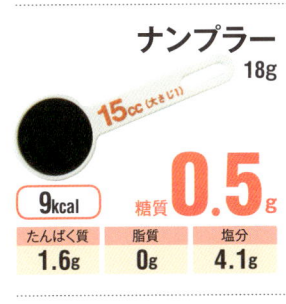

ナンプラー
18g

9kcal 　糖質 **0.5**g

たんぱく質	脂質	塩分
1.6g	0g	4.1g

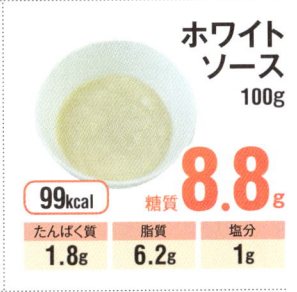

ホワイト
ソース
100g

99kcal 　糖質 **8.8**g

たんぱく質	脂質	塩分
1.8g	6.2g	1g

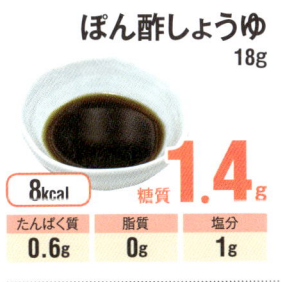

ぽん酢しょうゆ
18g

8kcal 　糖質 **1.4**g

たんぱく質	脂質	塩分
0.6g	0g	1g

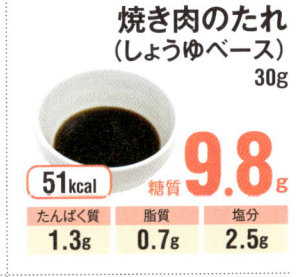

焼き肉のたれ
（しょうゆベース）
30g

51kcal 　糖質 **9.8**g

たんぱく質	脂質	塩分
1.3g	0.7g	2.5g

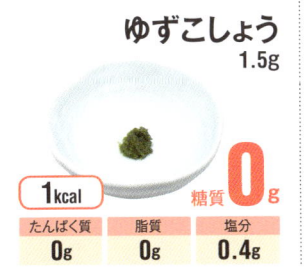

ゆずこしょう
1.5g

1kcal 　糖質 **0**g

たんぱく質	脂質	塩分
0g	0g	0.4g

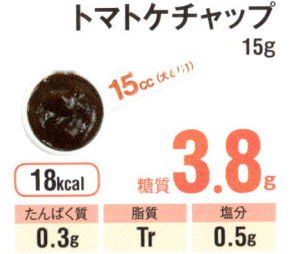

トマトケチャップ
15g

18kcal 　糖質 **3.8**g

たんぱく質	脂質	塩分
0.3g	Tr	0.5g

素材

油脂類・調味料・香辛料など

フレンチドレッシング
14g

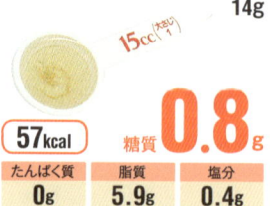

15cc（大さじ1）

57kcal	糖質 **0.8**g

たんぱく質	脂質	塩分
0g	5.9g	0.4g

和風ドレッシング
15g

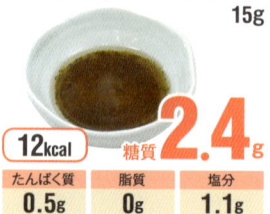

12kcal	糖質 **2.4**g

たんぱく質	脂質	塩分
0.5g	0g	1.1g

中華ドレッシング
15g

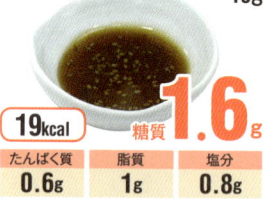

19kcal	糖質 **1.6**g

たんぱく質	脂質	塩分
0.6g	1g	0.8g

ごまドレッシング
15g

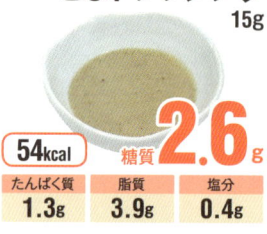

54kcal	糖質 **2.6**g

たんぱく質	脂質	塩分
1.3g	3.9g	0.4g

サウザンアイランドドレッシング
15g

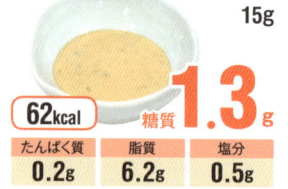

62kcal	糖質 **1.3**g

たんぱく質	脂質	塩分
0.2g	6.2g	0.5g

イタリアンドレッシング
15g

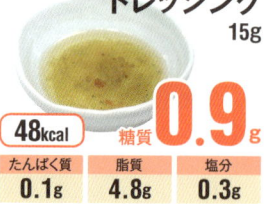

48kcal	糖質 **0.9**g

たんぱく質	脂質	塩分
0.1g	4.8g	0.3g

青じそドレッシング
15g

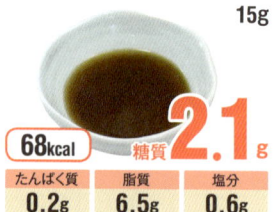

68kcal	糖質 **2.1**g

たんぱく質	脂質	塩分
0.2g	6.5g	0.6g

マヨネーズ（卵黄型）
12g

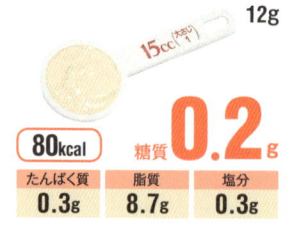

15cc（大さじ1）

80kcal	糖質 **0.2**g

たんぱく質	脂質	塩分
0.3g	8.7g	0.3g

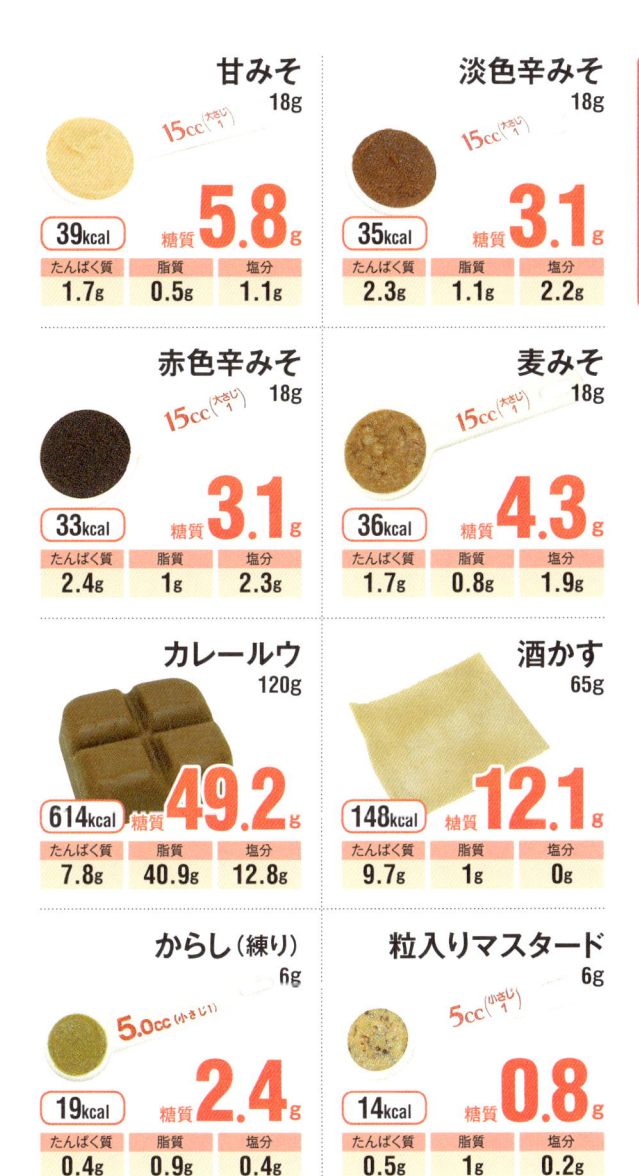

甘みそ
18g

15cc（大さじ1）

| 39kcal | 糖質 **5.8**g |

たんぱく質	脂質	塩分
1.7g	0.5g	1.1g

淡色辛みそ
18g

15cc（大さじ1）

| 35kcal | 糖質 **3.1**g |

たんぱく質	脂質	塩分
2.3g	1.1g	2.2g

赤色辛みそ
18g

15cc（大さじ1）

| 33kcal | 糖質 **3.1**g |

たんぱく質	脂質	塩分
2.4g	1g	2.3g

麦みそ
18g

15cc（大さじ1）

| 36kcal | 糖質 **4.3**g |

たんぱく質	脂質	塩分
1.7g	0.8g	1.9g

カレールウ
120g

| 614kcal | 糖質 **49.2**g |

たんぱく質	脂質	塩分
7.8g	40.9g	12.8g

酒かす
65g

| 148kcal | 糖質 **12.1**g |

たんぱく質	脂質	塩分
9.7g	1g	0g

からし（練り）
6g

5.0cc（小さじ1）

| 19kcal | 糖質 **2.4**g |

たんぱく質	脂質	塩分
0.4g	0.9g	0.4g

粒入りマスタード
6g

5cc（小さじ1）

| 14kcal | 糖質 **0.8**g |

たんぱく質	脂質	塩分
0.5g	1g	0.2g

油脂類・調味料・香辛料など

カレー粉
2g

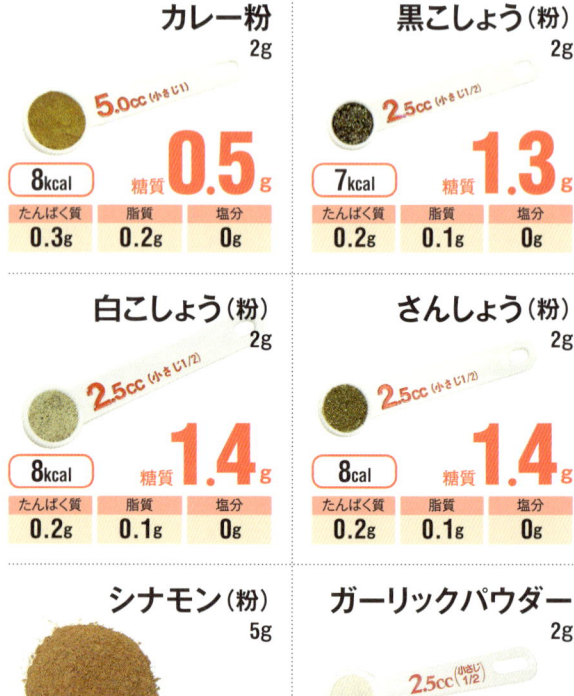

5.0cc(小さじ1)

糖質 0.5g

8kcal

たんぱく質	脂質	塩分
0.3g	0.2g	0g

黒こしょう(粉)
2g

2.5cc(小さじ1/2)

糖質 1.3g

7kcal

たんぱく質	脂質	塩分
0.2g	0.1g	0g

白こしょう(粉)
2g

2.5cc(小さじ1/2)

糖質 1.4g

8kcal

たんぱく質	脂質	塩分
0.2g	0.1g	0g

さんしょう(粉)
2g

2.5cc(小さじ1/2)

糖質 1.4g

8cal

たんぱく質	脂質	塩分
0.2g	0.1g	0g

シナモン(粉)
5g

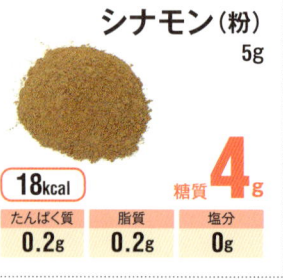

糖質 4g

18kcal

たんぱく質	脂質	塩分
0.2g	0.2g	0g

ガーリックパウダー
2g

2.5cc(小さじ1/2)

糖質 1.5g

8kcal

たんぱく質	脂質	塩分
0.4g	0g	0g

わさび(練り)
3g

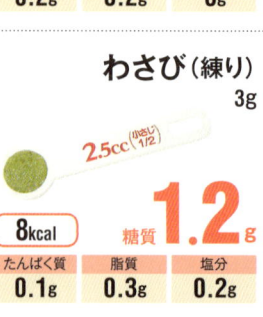

2.5cc(小さじ1/2)

糖質 1.2g

8kcal

たんぱく質	脂質	塩分
0.1g	0.3g	0.2g

ココナッツミルク
30g

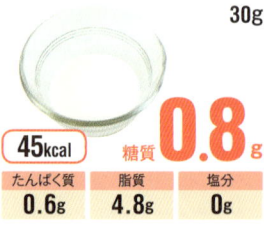

糖質 0.8g

45kcal

たんぱく質	脂質	塩分
0.6g	4.8g	0g

砂糖・ジャムなど

黒砂糖
50g

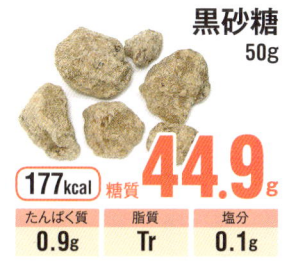

177kcal	糖質 **44.9**g

たんぱく質	脂質	塩分
0.9g	Tr	0.1g

上白糖
15g

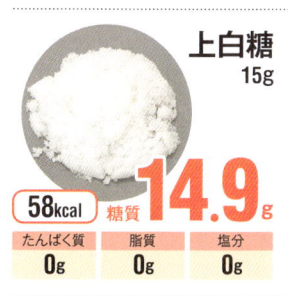

58kcal	糖質 **14.9**g

たんぱく質	脂質	塩分
0g	0g	0g

三温糖
9g

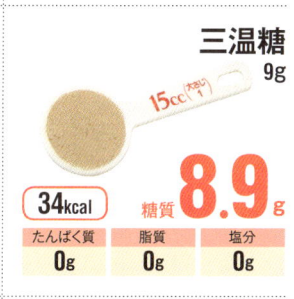

34kcal	糖質 **8.9**g

たんぱく質	脂質	塩分
0g	0g	0g

角砂糖
3g

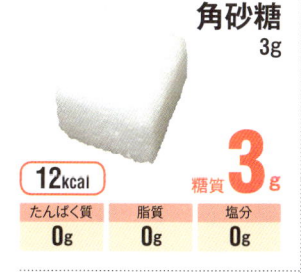

12kcal	糖質 **3**g

たんぱく質	脂質	塩分
0g	0g	0g

粉糖
6g

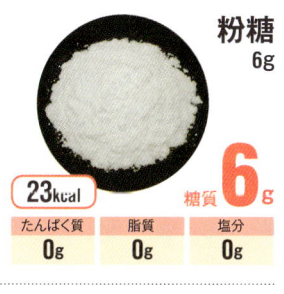

23kcal	糖質 **6**g

たんぱく質	脂質	塩分
0g	0g	0g

水あめ
21g

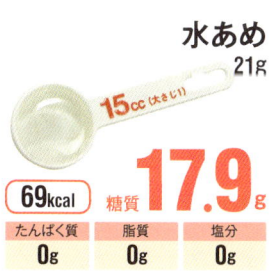

69kcal	糖質 **17.9**g

たんぱく質	脂質	塩分
0g	0g	0g

ガムシロップ
13g

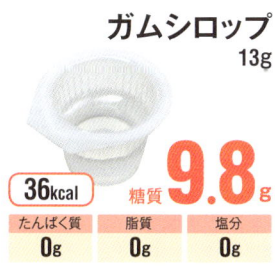

36kcal	糖質 **9.8**g

たんぱく質	脂質	塩分
0g	0g	0g

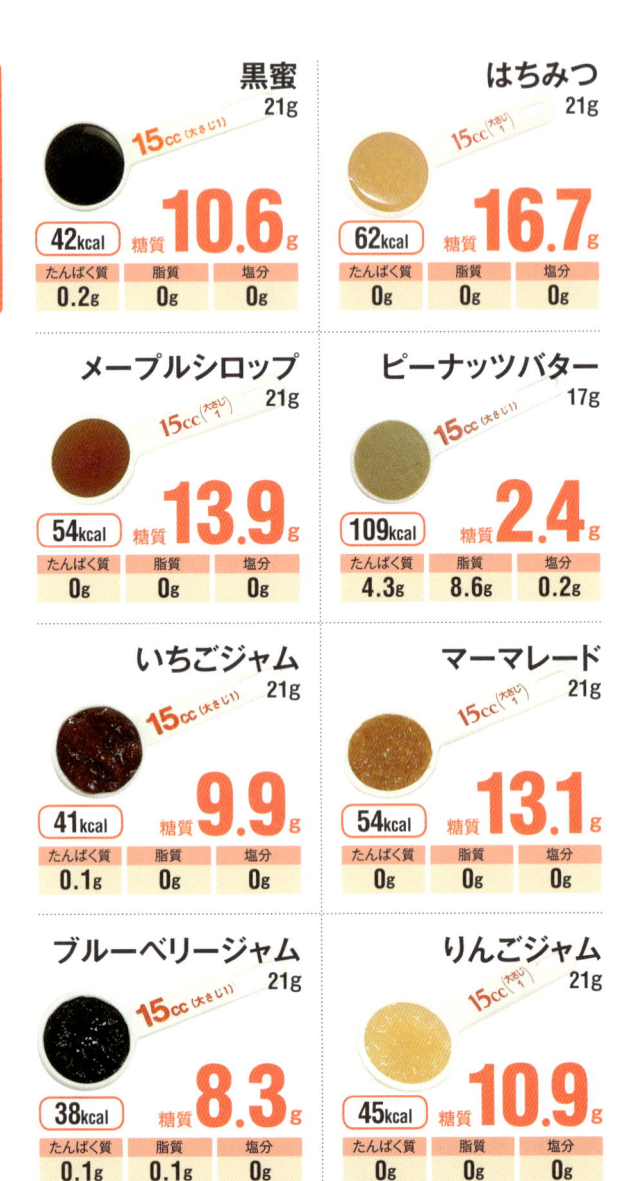

黒蜜
21g

15cc (大さじ1)

42kcal | 糖質 **10.6**g

たんぱく質	脂質	塩分
0.2g	0g	0g

はちみつ
21g

15cc (大さじ1)

62kcal | 糖質 **16.7**g

たんぱく質	脂質	塩分
0g	0g	0g

メープルシロップ
21g

15cc (大さじ1)

54kcal | 糖質 **13.9**g

たんぱく質	脂質	塩分
0g	0g	0g

ピーナッツバター
17g

15cc (大さじ1)

109kcal | 糖質 **2.4**g

たんぱく質	脂質	塩分
4.3g	8.6g	0.2g

いちごジャム
21g

15cc (大さじ1)

41kcal | 糖質 **9.9**g

たんぱく質	脂質	塩分
0.1g	0g	0g

マーマレード
21g

15cc (大さじ1)

54kcal | 糖質 **13.1**g

たんぱく質	脂質	塩分
0g	0g	0g

ブルーベリージャム
21g

15cc (大さじ1)

38kcal | 糖質 **8.3**g

たんぱく質	脂質	塩分
0.1g	0.1g	0g

りんごジャム
21g

15cc (大さじ1)

45kcal | 糖質 **10.9**g

たんぱく質	脂質	塩分
0g	0g	0g

Part 2

市販食品

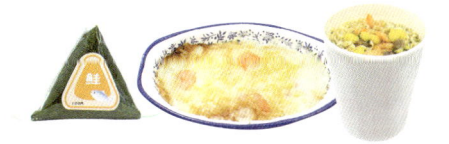

市販食品はココを見る!

市販食品のラベルには栄養成分表示がついています。ラベル表示の見方を知り、食品選びの際にぜひ参考にしてください。

栄養成分表		1食分(40g)	+牛乳200g
エネルギー kcal		151	285
たんぱく質 g		3.1	9.7
脂 質 g		2.9	10.5
炭水化物	糖 質 g	25.1	34.7
	食物繊維 g	6.6	6.6
ナトリウム mg		95	177
ビタミンE mg		2.4	2.6
鉄 mg		1.9	1.9
ビタミンB1 mg		0.25	0.33
ビタミンB2 mg		0.28	0.58
ナイアシン mg		2.8	4.2
ビタミンB6 mg		0.25	0.31
葉酸 μg		60	70

炭水化物量=最大の糖質量

栄養成分表示には炭水化物量が必ず明記されている。「糖質量=炭水化物量−食物繊維量」なので、食物繊維量が載っている場合はこの計算をすれば糖質量がわかる。食物繊維量や糖質量が載っていなくても、糖質量が炭水化物量を上まわることはないので、炭水化物量をその食品に含まれる糖質量の最大値として目安にできる。

原材料もチェック!

原材料名の表示を読み、砂糖が使われていないかなど確認しよう。原材料名の順番は、量が多い順に記されている傾向が多い。ただし順番はあくまでも傾向なので目安程度に。

原材料名
シリアル(コーングリッツ・砂糖・麦芽エキス・食塩・ぶどう糖果糖液糖)、オーツ麦,シリアルパフ(小麦外皮・デーツ・小麦粉・米粉・オーツ麦外皮)、ドライフルーツ(レーズン・メロン・イチゴ・パパイヤ・パイナップル)、水溶性食物繊維,砂糖,小麦外皮,ココナッツパウダー,オーツ麦粉,植物油脂,蜂蜜,水あめ,デキストリン,でん粉,食塩,グリセリン,香料,ピロリン酸鉄,酸味料,トコフェロール酢酸エステル,ビタミンC,乳化剤,ナイアシン,酸化防止剤(ビタミンE・亜硫酸塩),ビタミンB2,鉄,ビタミンB6,ビタミンB1,ビタミンA,ビタミンD,ビタミンB12,葉酸,(原材料の一部に大豆を含む)

おつまみ

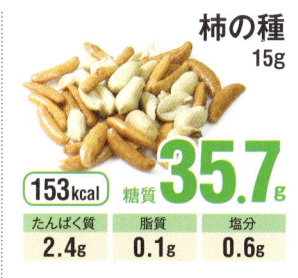

柿の種
15g

153kcal	糖質 **35.7**g

たんぱく質	脂質	塩分
2.4g	0.1g	0.6g

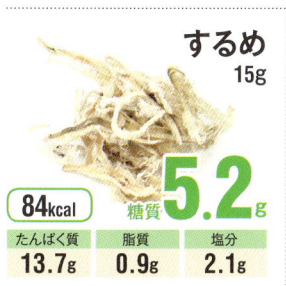

するめ
15g

84kcal	糖質 **5.2**g

たんぱく質	脂質	塩分
13.7g	0.9g	2.1g

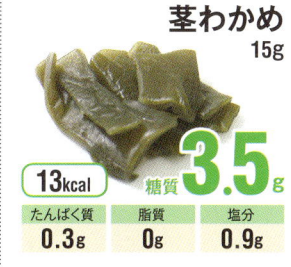

茎わかめ
15g

13kcal	糖質 **3.5**g

たんぱく質	脂質	塩分
0.3g	0g	0.9g

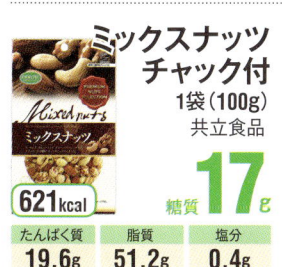

ミックスナッツ チャック付
1袋（100g）
共立食品

621kcal	糖質 **17**g

たんぱく質	脂質	塩分
19.6g	51.2g	0.4g

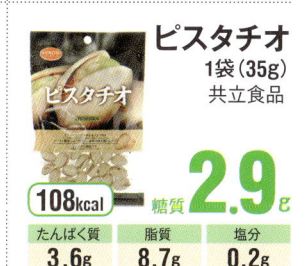

ピスタチオ
1袋（35g）
共立食品

108kcal	糖質 **2.9**g

たんぱく質	脂質	塩分
3.6g	8.7g	0.2g

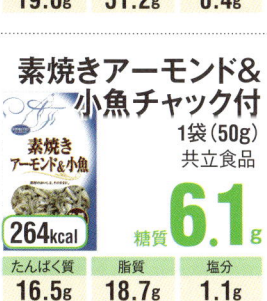

素焼きアーモンド&小魚チャック付
1袋（50g）
共立食品

264kcal	糖質 **6.1**g

たんぱく質	脂質	塩分
16.5g	18.7g	1.1g

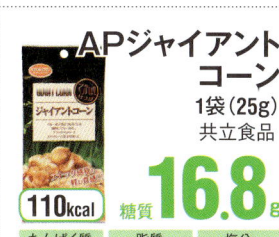

APジャイアント コーン
1袋（25g）
共立食品

110kcal	糖質 **16.8**g

たんぱく質	脂質	塩分
1.4g	3.6g	0.4g

乳製品

6Pチーズ
108g（6個入り）
雪印メグミルク
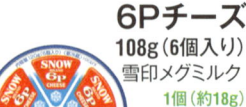

1個（約18g）あたり

59kcal 糖質 **0.2**g

たんぱく質	脂質	塩分
3.7g	4.7g	0.5g

アーモンド入りベビーチーズ
48g（4個入り）
雪印メグミルク
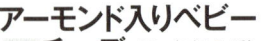

1個（約12g）あたり

40kcal 糖質 **0.2**g

たんぱく質	脂質	塩分
2.2g	3.4g	0.3g

くちどけスモークチーズ
1袋（100g）
雪印メグミルク
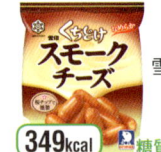

349kcal 糖質 **2.3**g

たんぱく質	脂質	塩分
19.8g	28.9g	3g

雪印北海道100さけるチーズプレーン
50g（2本入り）
雪印メグミルク
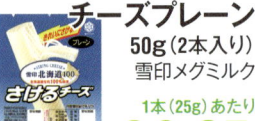

1本（25g）あたり

80kcal 糖質 **0.2~0.7**g

たんぱく質	脂質	塩分
6.8g	5.7g	0.5g

雪印北海道100さけるチーズとうがらし味
50g（2本入り）
雪印メグミルク

1本（25g）あたり

80kcal 糖質 **0.2~0.7**g

たんぱく質	脂質	塩分
6.8g	5.7g	0.5g

スライスチーズ
126g（7枚入り） 雪印メグミルク
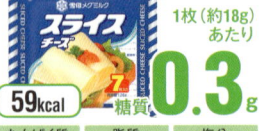

1枚（約18g）あたり

59kcal 糖質 **0.3**g

たんぱく質	脂質	塩分
3.8g	4.8g	0.5g

とろけるナチュラルチーズ
1袋（320g）
雪印メグミルク

100gあたり

368kcal 糖質 **0.3**g

たんぱく質	脂質	塩分
26.7g	28.9g	1.7g

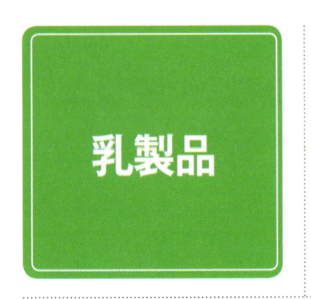

クリームチーズ

1箱（200g）雪印メグミルク

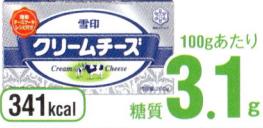

100gあたり

341kcal　糖質 **3.1g**

たんぱく質	脂質	塩分
9.2g	32.5g	0.8g

北海道コンデンスミルク

1本（130g）

雪印メグミルク

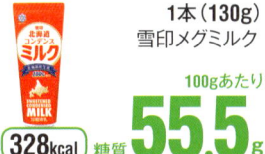

100gあたり

328kcal　糖質 **55.5g**

たんぱく質	脂質	塩分
7.9g	8.3g	0.2g

雪印北海道100
カッテージチーズ

1カップ（200g）雪印メグミルク

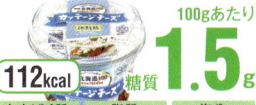

100gあたり

112kcal　糖質 **1.5g**

たんぱく質	脂質	塩分
17.6g	4g	1g

雪印北海道100
粉チーズ芳醇

1個（80g）雪印メグミルク

1食5gあたり

25kcal　糖質 **0.2g**

たんぱく質	脂質	塩分
1.9g	1.9g	0.3g

恵megumiガセリ菌
SP株ヨーグルト

1個（100g）

雪印メグミルク

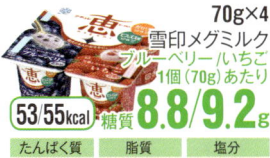

35kcal　糖質 **4.8g**

たんぱく質	脂質	塩分
3.7g	0g	0.1g

ナチュレ恵

1個（400g）

雪印メグミルク

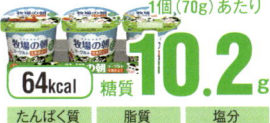

100gあたり

63kcal　糖質 **5.2g**

たんぱく質	脂質	塩分
3.6g	3.1g	0.1g

ナチュレ恵megumi
ブルーベリー＋いちご

70g×4

雪印メグミルク

ブルーベリー／いちご

1個（70g）あたり

53/55kcal　糖質 **8.8/9.2g**

たんぱく質	脂質	塩分
2.6/2.7g	0.8/0.8g	0.1/0.1g

牧場の朝ヨーグルト
生乳仕立て

70g×3 雪印メグミルク

1個（70g）あたり

64kcal　糖質 **10.2g**

たんぱく質	脂質	塩分
2.5g	1.5g	0.1g

缶詰など

いわし缶詰（味つけ）
1缶（100g）

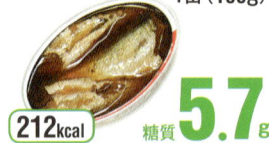

212kcal　糖質 **5.7**g

たんぱく質	脂質	塩分
20.4g	11.9g	1.4g

いわし缶詰（油漬け）
1缶（70g）

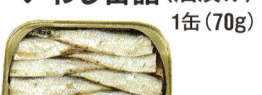

251kcal　糖質 **0.2**g

たんぱく質	脂質	塩分
14.2g	21.5g	0.6g

いわし缶詰（かば焼き）
1缶（100g）

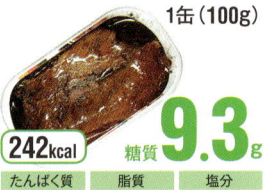

242kcal　糖質 **9.3**g

たんぱく質	脂質	塩分
16.2g	15.6g	1.5g

かつお缶詰
（油漬けフレーク）
1缶（80g）

234kcal　糖質 **0.1**g

たんぱく質	脂質	塩分
15g	19.4g	0.7g

さけ缶詰（水煮）
1缶（180g）

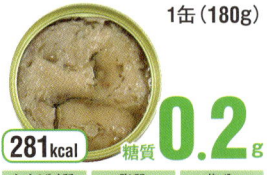

281kcal　糖質 **0.2**g

たんぱく質	脂質	塩分
37.3g	13g	1.6g

さば缶詰（水煮）
1缶（160g）

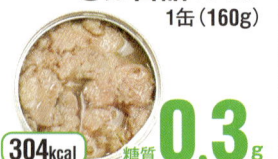

304kcal　糖質 **0.3**g

たんぱく質	脂質	塩分
33.4g	17.1g	1.4g

さば缶詰（みそ煮）
1缶（190g）

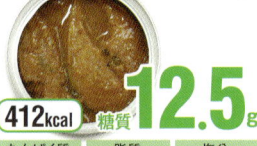

412kcal　糖質 **12.5**g

たんぱく質	脂質	塩分
31g	26.4g	2.1g

さんま缶詰（味つけ）
1缶（160g）

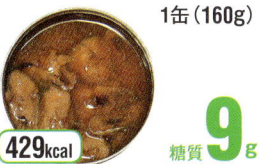

429kcal 糖質 **9**g

たんぱく質	脂質	塩分
30.2g	30.2g	2.2g

さんま缶詰（かば焼き）
1缶（100g）

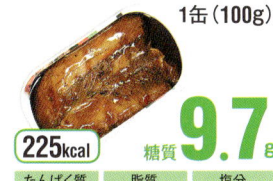

225kcal 糖質 **9.7**g

たんぱく質	脂質	塩分
17.4g	13g	1.5g

まぐろ缶詰
（油漬けフレークライト）
1缶（80g）

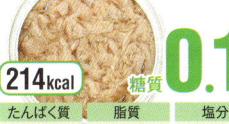

214kcal 糖質 **0.1**g

たんぱく質	脂質	塩分
14.2g	17.4g	0.7g

あさり缶詰
（水煮）
1缶（100g）

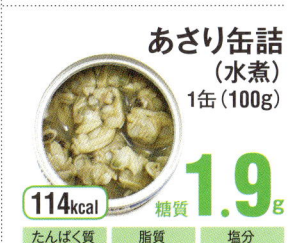

114kcal 糖質 **1.9**g

たんぱく質	脂質	塩分
20.3g	2.2g	1g

ずわいがに缶詰
（水煮）
1缶（55g）

40kcal 糖質 **0.1**g

たんぱく質	脂質	塩分
9g	0.2g	0.9g

いか缶詰（味つけ）
1缶（155g）

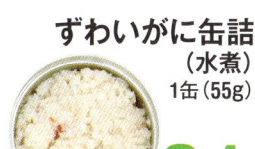

206kcal 糖質 **11.9**g

たんぱく質	脂質	塩分
33.2g	2.8g	2.8g

コンビーフ缶詰
1缶（100g）

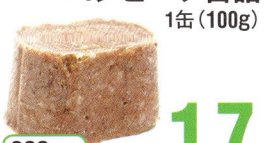

203kcal 糖質 **1.7**g

たんぱく質	脂質	塩分
19.8g	13g	1.8g

焼き鳥缶詰
1缶（85g）

150kcal 糖質 **7**g

たんぱく質	脂質	塩分
15.6g	6.6g	1.9g

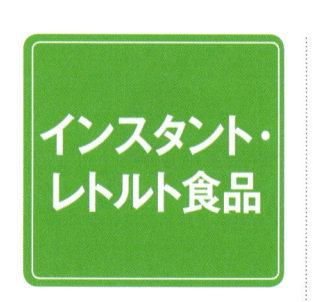

インスタント・
レトルト食品

カップラーメン
1杯（めん65g）

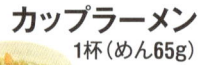

358kcal	糖質 **43.7g**		
たんぱく質	脂質	塩分
8.6g	15.8g	5.5g

カップ焼きそば
1杯（めん100g）

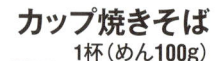

562kcal	糖質 **71.9g**		
たんぱく質	脂質	塩分
10.8g	24.4g	4.9g

カップうどん
1杯（めん75g）

433kcal	糖質 **52.5g**		
たんぱく質	脂質	塩分
10.5g	19.3g	6.6g

カップスパゲッティ
1杯（めん170g）

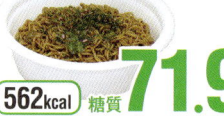

475kcal	糖質 **59.4g**		
たんぱく質	脂質	塩分
17.4g	11.6g	3.5g

カップそば
1杯（めん75g）

451kcal	糖質 **54.7g**		
たんぱく質	脂質	塩分
10.9g	20.1g	6.9g

レトルトカレー
ごはん230g
レトルトカレー
200g

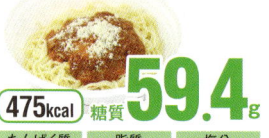

636kcal	糖質 **107.2g**		
たんぱく質	脂質	塩分
12.6g	15.3g	3.1g

朝のたべるスープ
かぼちゃのチャウダー
1袋（200g）
フジッコ

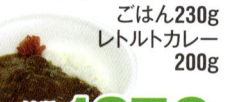

176kcal	糖質 **21.4g**		
たんぱく質	脂質	塩分
4.4g	7g	1.8g

朝のたべるスープ
ミネストローネ

1袋（200g）
フジッコ

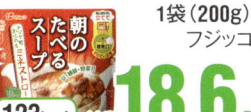

123kcal 　糖質 18.6g

たんぱく質	脂質	塩分
4.4g	2g	1.7g

朝のたべるスープ
コーンチャウダー

1袋（200g）
フジッコ

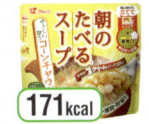

171kcal 　糖質 20g

たんぱく質	脂質	塩分
5.4g	6.6g	1.8g

朝のたべるスープ
3種のきのこチャウダー

1袋（180g）
フジッコ

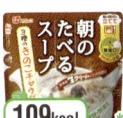

109kcal 　糖質 13.7g

たんぱく質	脂質	塩分
4.1g	3.6g	1.4g

朝のたべるスープ
じゃがいものチャウダー

1袋（200g）
フジッコ

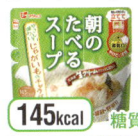

145kcal 　糖質 15.8g

たんぱく質	脂質	塩分
6g	5.2g	1.4g

野菜たっぷり麺
塩焼そば

1袋（257g）
グリコ

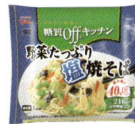

216kcal 　糖質 22.1g

たんぱく質	脂質	塩分
13.4g	5.4g	3.2g

野菜たっぷり麺
醤油味

1袋（280g）
グリコ

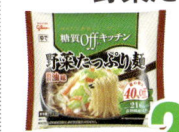

216kcal 　糖質 26.5g

たんぱく質	脂質	塩分
15g	3.1g	4.8g

野菜たっぷり麺
とんこつ醤油味

1袋（280g）
グリコ

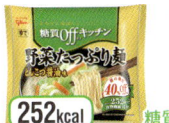

252kcal 　糖質 23g

たんぱく質	脂質	塩分
15.4g	8.4g	6.8g

野菜たっぷり麺
旨辛ごま味

1袋（280g）
グリコ

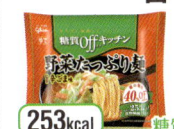

253kcal 　糖質 24g

たんぱく質	脂質	塩分
16.4g	7.5g	7.4g

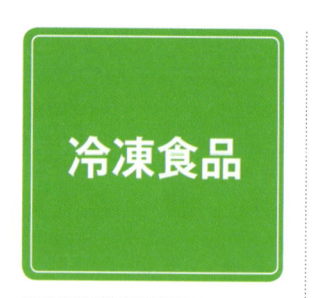

冷凍食品

冷凍ぎょうざ
2個（50g）

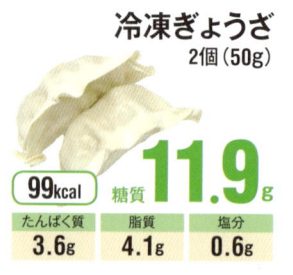

99kcal 糖質 **11.9**g

たんぱく質	脂質	塩分
3.6g	4.1g	0.6g

冷凍えびグラタン
1皿（170g）

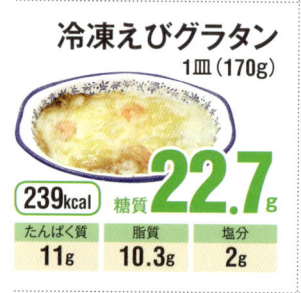

239kcal 糖質 **22.7**g

たんぱく質	脂質	塩分
11g	10.3g	2g

冷凍クリームコロッケ
2個（45g）

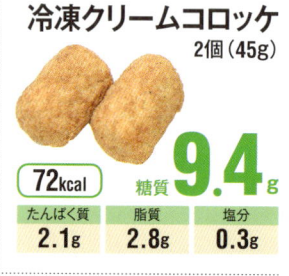

72kcal 糖質 **9.4**g

たんぱく質	脂質	塩分
2.1g	2.8g	0.3g

冷凍ポテトコロッケ
1個（65g）

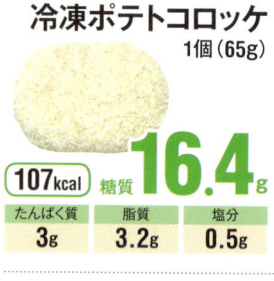

107kcal 糖質 **16.4**g

たんぱく質	脂質	塩分
3g	3.2g	0.5g

冷凍いかフライ
2個（50g）

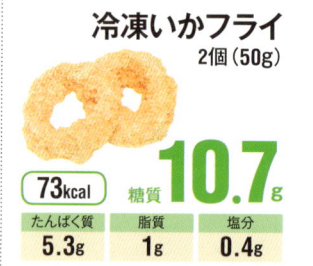

73kcal 糖質 **10.7**g

たんぱく質	脂質	塩分
5.3g	1g	0.4g

冷凍えびフライ
2尾（60g）

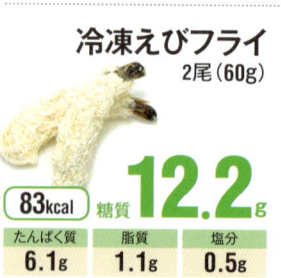

83kcal 糖質 **12.2**g

たんぱく質	脂質	塩分
6.1g	1.1g	0.5g

冷凍白身フライ
1個（50g）

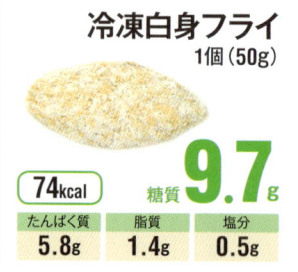

74kcal 糖質 **9.7**g

たんぱく質	脂質	塩分
5.8g	1.4g	0.5g

冷凍しゅうまい
2個（30g）

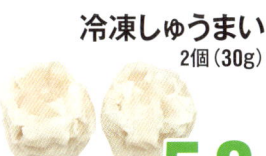

65kcal	糖質 **5.8**g

たんぱく質	脂質	塩分
2.8g	3.4g	0.4g

冷凍ハンバーグ
2個（55g）

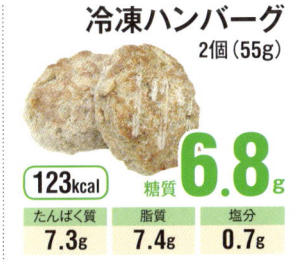

123kcal	糖質 **6.8**g

たんぱく質	脂質	塩分
7.3g	7.4g	0.7g

冷凍えびピラフ
1皿（230g）

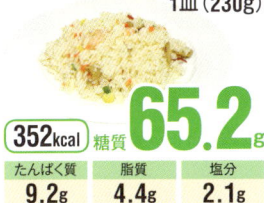

352kcal	糖質 **65.2**g

たんぱく質	脂質	塩分
9.2g	4.4g	2.1g

冷凍ミートボール
5個（60g）

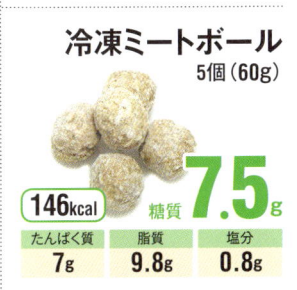

146kcal	糖質 **7.5**g

たんぱく質	脂質	塩分
7g	9.8g	0.8g

冷凍メンチカツ
1個（100g）

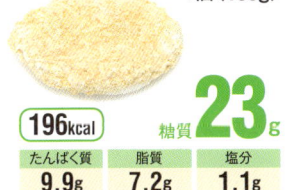

196kcal	糖質 **23**g

たんぱく質	脂質	塩分
9.9g	7.2g	1.1g

冷凍焼きおにぎり
2個（ごはん100g）

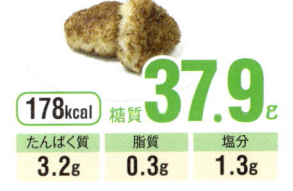

178kcal	糖質 **37.9**g

たんぱく質	脂質	塩分
3.2g	0.3g	1.3g

冷凍五目チャーハン
1皿（250g）

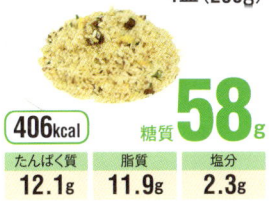

406kcal	糖質 **58**g

たんぱく質	脂質	塩分
12.1g	11.9g	2.3g

冷凍えびドリア
1皿（200g）

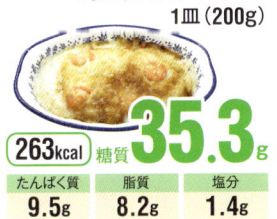

263kcal	糖質 **35.3**g

たんぱく質	脂質	塩分
9.5g	8.2g	1.4g

調理パン・おにぎり

あんまん
1個（110g）

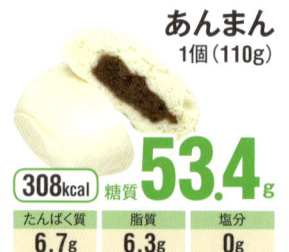

308kcal 糖質 **53.4**g

たんぱく質	脂質	塩分
6.7g	6.3g	0g

肉まん
1個（110g）

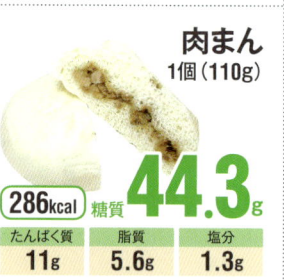

286kcal 糖質 **44.3**g

たんぱく質	脂質	塩分
11g	5.6g	1.3g

揚げパン
1個（100g）

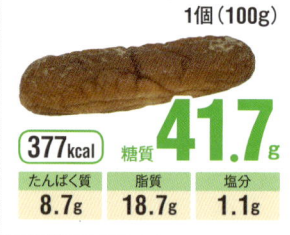

377kcal 糖質 **41.7**g

たんぱく質	脂質	塩分
8.7g	18.7g	1.1g

あんパン
1個（100g）

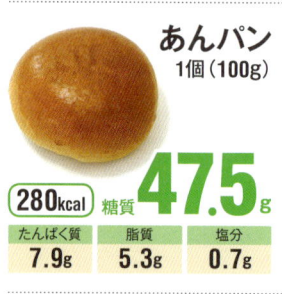

280kcal 糖質 **47.5**g

たんぱく質	脂質	塩分
7.9g	5.3g	0.7g

カレーパン
1個（100g）

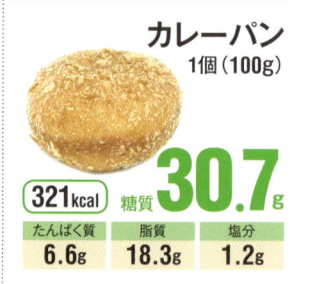

321kcal 糖質 **30.7**g

たんぱく質	脂質	塩分
6.6g	18.3g	1.2g

クリームパン
1個（100g）

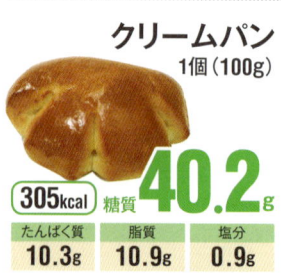

305kcal 糖質 **40.2**g

たんぱく質	脂質	塩分
10.3g	10.9g	0.9g

ジャムパン
1個（80g）

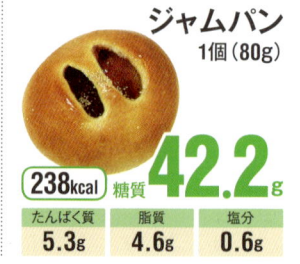

238kcal 糖質 **42.2**g

たんぱく質	脂質	塩分
5.3g	4.6g	0.6g

チョコパン
1個（85g）

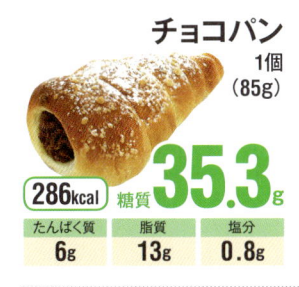

286kcal | 糖質 **35.3**g

たんぱく質	脂質	塩分
6g	13g	0.8g

メロンパン
1個（100g）

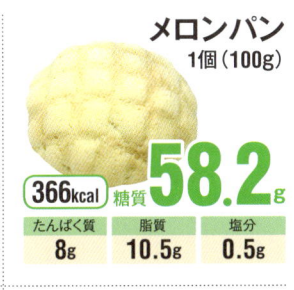

366kcal | 糖質 **58.2**g

たんぱく質	脂質	塩分
8g	10.5g	0.5g

コロッケパン
1個（120g）

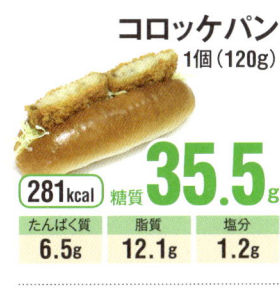

281kcal | 糖質 **35.5**g

たんぱく質	脂質	塩分
6.5g	12.1g	1.2g

焼きそばパン
パン40g
めん40g

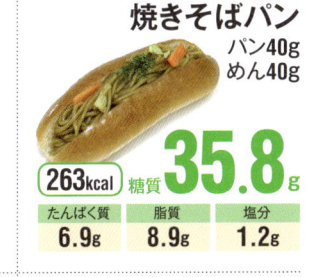

263kcal | 糖質 **35.8**g

たんぱく質	脂質	塩分
6.9g	8.9g	1.2g

サンドイッチ（ハム）
2カット（パン40g）

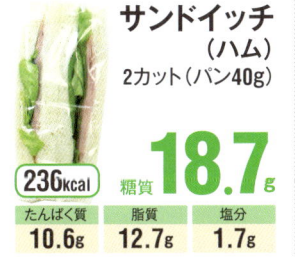

236kcal | 糖質 **18.7**g

たんぱく質	脂質	塩分
10.6g	12.7g	1.7g

サンドイッチ（卵）
2カット（パン40g）

270kcal | 糖質 **18.1**g

たんぱく質	脂質	塩分
10.5g	16.4g	1.2g

サンドイッチ（ツナ）
2カット（パン40g）

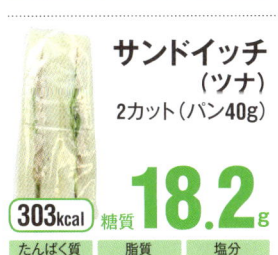

303kcal | 糖質 **18.2**g

たんぱく質	脂質	塩分
11.2g	20.1g	1.4g

サンドイッチ（チーズ）
2カット（パン40g）

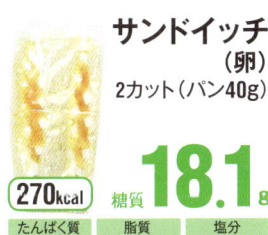

248kcal | 糖質 **18.6**g

たんぱく質	脂質	塩分
10.5g	13.9g	1.6g

おにぎり（さけ）
1個（ごはん100g）

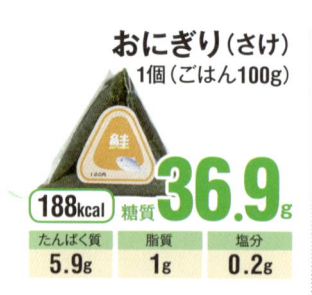

188kcal　糖質 **36.9**g

たんぱく質	脂質	塩分
5.9g	1g	0.2g

おにぎり（こんぶ）
1個（ごはん100g）

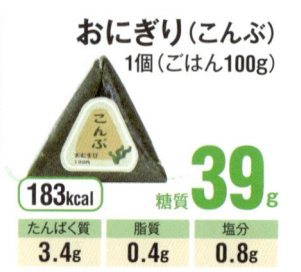

183kcal　糖質 **39**g

たんぱく質	脂質	塩分
3.4g	0.4g	0.8g

おにぎり（ツナマヨネーズ）
1個（ごはん100g）

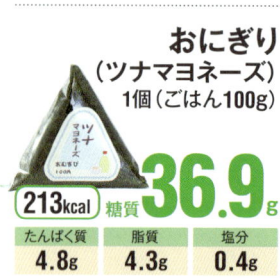

213kcal　糖質 **36.9**g

たんぱく質	脂質	塩分
4.8g	4.3g	0.4g

おにぎり（梅干し）
1個（ごはん100g）

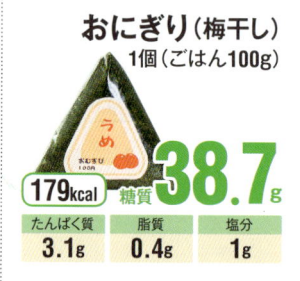

179kcal　糖質 **38.7**g

たんぱく質	脂質	塩分
3.1g	0.4g	1g

おにぎり（明太子）
1個（ごはん100g）

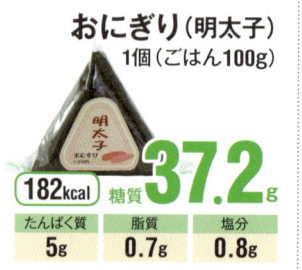

182kcal　糖質 **37.2**g

たんぱく質	脂質	塩分
5g	0.7g	0.8g

おにぎり（おかか）
1個（ごはん100g）

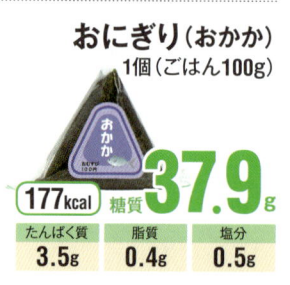

177kcal　糖質 **37.9**g

たんぱく質	脂質	塩分
3.5g	0.4g	0.5g

おにぎり（高菜）
1個（ごはん100g）

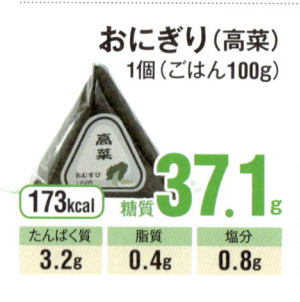

173kcal　糖質 **37.1**g

たんぱく質	脂質	塩分
3.2g	0.4g	0.8g

おにぎり（鶏五目）
1個（ごはん100g）

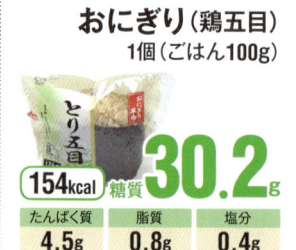

154kcal　糖質 **30.2**g

たんぱく質	脂質	塩分
4.5g	0.8g	0.4g

栄養補助食品

カロリーメイトブロック チーズ味

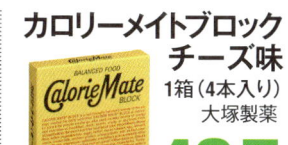

1箱（4本入り）
大塚製薬

400kcal 糖質 **40.7**g

たんぱく質	脂質	塩分
8.4g	22.2g	0.9g

カロリーメイトブロック チョコレート味

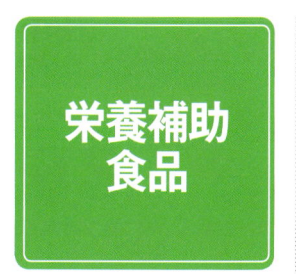

1箱（4本入り）
大塚製薬

400kcal 糖質 **40**g

たんぱく質	脂質	塩分
8.7g	22.4g	0.8g

カロリーメイトブロック メープル味

1箱（4本入り）
大塚製薬

400kcal 糖質 **40.3**g

たんぱく質	脂質	塩分
8.1g	22.6g	0.8g

カロリーメイトゼリー アップル味

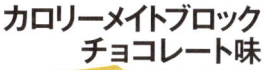

1袋（215g）
大塚製薬

200kcal 糖質 **31.2**g

たんぱく質	脂質	塩分
8.2g	4.4g	0.1g

SOYJOY 3種のレーズン

1本（30g） 大塚製薬

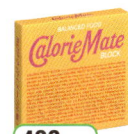

133kcal 糖質 **10.8**g

たんぱく質	脂質	塩分
4.6g	7.3g	0.1~0.2g

SOYJOY ピーナッツ

1本（30g） 大塚製薬

144kcal 糖質 **6.7**g

たんぱく質	脂質	塩分
6.5g	9.5g	0.1~0.2g

SOYJOY ストロベリー

1本（30g） 大塚製薬

133kcal 糖質 **10.7**g

たんぱく質	脂質	塩分
4.3g	7.3g	0.1~0.2g

※大塚製薬ウェブサイトお客様相談室では、塩分を「食塩相当量（計算値）」として掲載しています。また本書では、大塚製薬公開のデータに基づき、小数点第2位を四捨五入した数値を掲載しています。

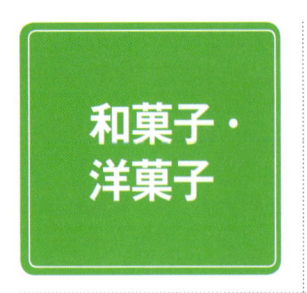

和菓子・洋菓子

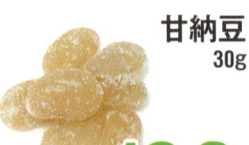

甘納豆
30g

91kcal 糖質 **18.6**g

たんぱく質	脂質	塩分
1.7g	0.3g	0.1g

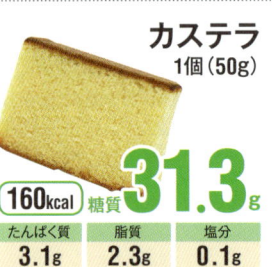

カステラ
1個（50g）

160kcal 糖質 **31.3**g

たんぱく質	脂質	塩分
3.1g	2.3g	0.1g

草もち
1個（130g）

298kcal 糖質 **65.1**g

たんぱく質	脂質	塩分
5.5g	0.5g	0g

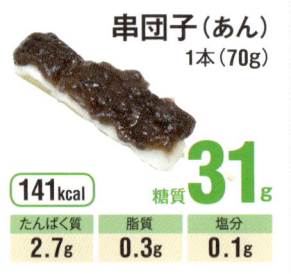

串団子（あん）
1本（70g）

141kcal 糖質 **31**g

たんぱく質	脂質	塩分
2.7g	0.3g	0.1g

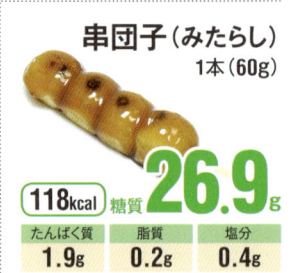

串団子（みたらし）
1本（60g）

118kcal 糖質 **26.9**g

たんぱく質	脂質	塩分
1.9g	0.2g	0.4g

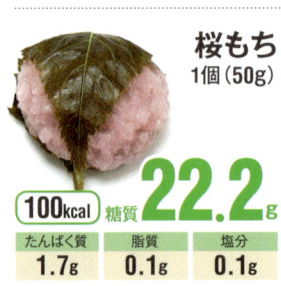

桜もち
1個（50g）

100kcal 糖質 **22.2**g

たんぱく質	脂質	塩分
1.7g	0.1g	0.1g

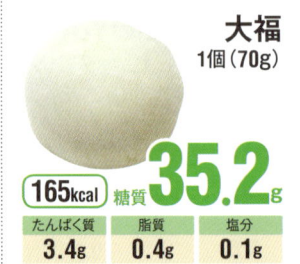

大福
1個（70g）

165kcal 糖質 **35.2**g

たんぱく質	脂質	塩分
3.4g	0.4g	0.1g

どら焼き
1個（60g）

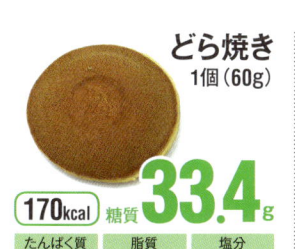

170kcal　糖質 **33.4**g

たんぱく質	脂質	塩分
4g	1.5g	0.2g

生八つ橋
（あん入り）　2個（50g）

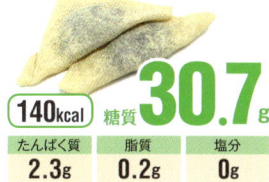

140kcal　糖質 **30.7**g

たんぱく質	脂質	塩分
2.3g	0.2g	0g

まんじゅう
1個（35g）

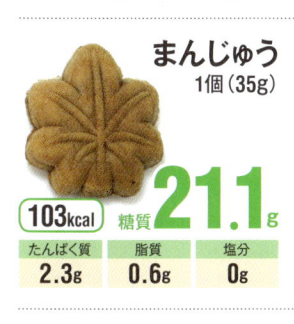

103kcal　糖質 **21.1**g

たんぱく質	脂質	塩分
2.3g	0.6g	0g

もなか
1個（40g）

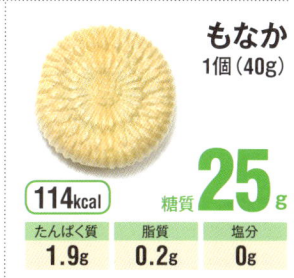

114kcal　糖質 **25**g

たんぱく質	脂質	塩分
1.9g	0.2g	0g

ようかん
1切れ（50g）

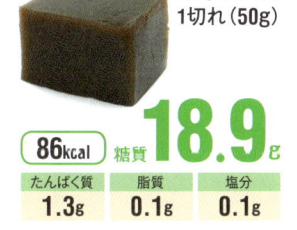

86kcal　糖質 **18.9**g

たんぱく質	脂質	塩分
1.3g	0.1g	0.1g

ぜんざい
1皿（200g）

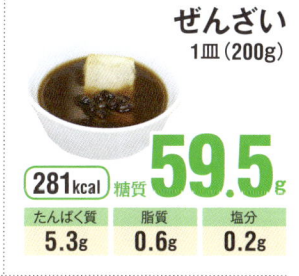

281kcal　糖質 **59.5**g

たんぱく質	脂質	塩分
5.3g	0.6g	0.2g

たい焼き
1個（85g）

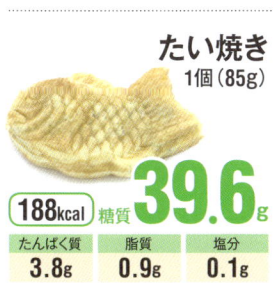

188kcal　糖質 **39.6**g

たんぱく質	脂質	塩分
3.8g	0.9g	0.1g

わらびもち
150g

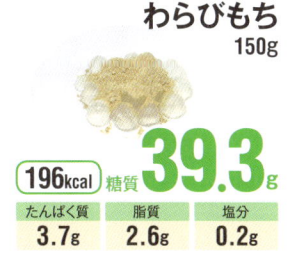

196kcal　糖質 **39.3**g

たんぱく質	脂質	塩分
3.7g	2.6g	0.2g

フルーツみつ豆
1皿（200gシロップ込）

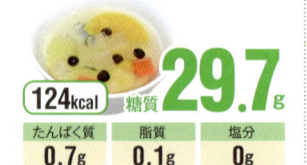

124kcal 糖質 **29.7**g

たんぱく質	脂質	塩分
0.7g	0.1g	0g

杏仁豆腐
1皿（200gシロップ込）

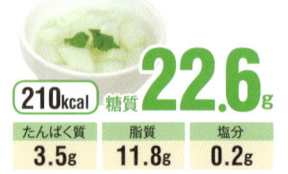

210kcal 糖質 **22.6**g

たんぱく質	脂質	塩分
3.5g	11.8g	0.2g

干しいも
30g

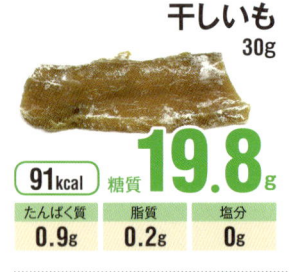

91kcal 糖質 **19.8**g

たんぱく質	脂質	塩分
0.9g	0.2g	0g

スイートポテト
1個（45g）

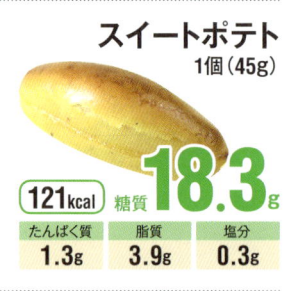

121kcal 糖質 **18.3**g

たんぱく質	脂質	塩分
1.3g	3.9g	0.3g

シュークリーム
1個（100g）

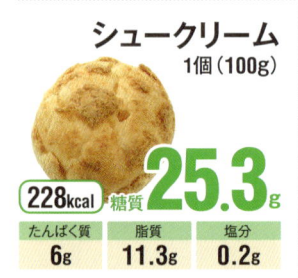

228kcal 糖質 **25.3**g

たんぱく質	脂質	塩分
6g	11.3g	0.2g

ショートケーキ
1個（110g）

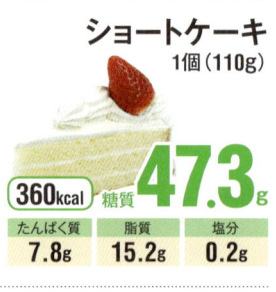

360kcal 糖質 **47.3**g

たんぱく質	脂質	塩分
7.8g	15.2g	0.2g

フルーツタルト
1個（200g）

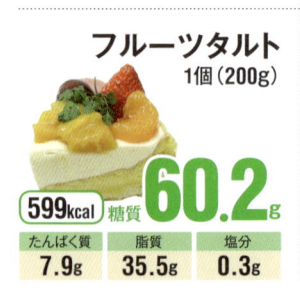

599kcal 糖質 **60.2**g

たんぱく質	脂質	塩分
7.9g	35.5g	0.3g

チーズケーキ
1個（100g）

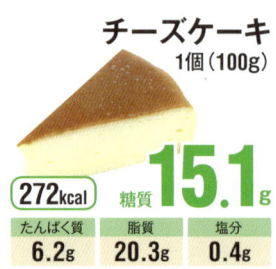

272kcal 糖質 **15.1**g

たんぱく質	脂質	塩分
6.2g	20.3g	0.4g

レアチーズケーキ
1個（60g）

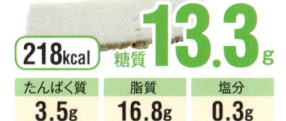

218kcal 糖質 **13.3**g

たんぱく質	脂質	塩分
3.5g	16.8g	0.3g

ドーナツ
1個（50g）

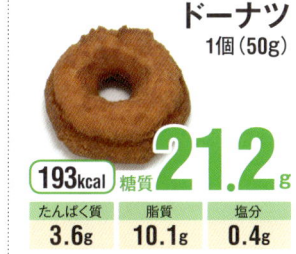

193kcal 糖質 **21.2**g

たんぱく質	脂質	塩分
3.6g	10.1g	0.4g

アップルパイ
1個（80g）

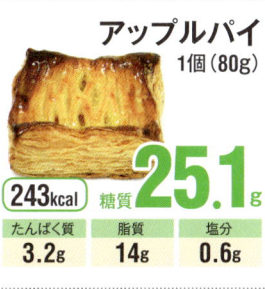

243kcal 糖質 **25.1**g

たんぱく質	脂質	塩分
3.2g	14g	0.6g

ワッフル
1個（40g）

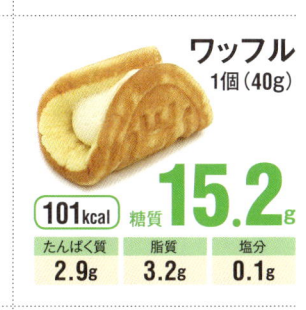

101kcal 糖質 **15.2**g

たんぱく質	脂質	塩分
2.9g	3.2g	0.1g

バウムクーヘン
1個（70g）

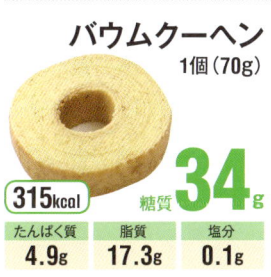

315kcal 糖質 **34**g

たんぱく質	脂質	塩分
4.9g	17.3g	0.1g

ロールケーキ
1個（68g）

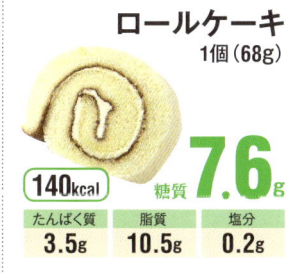

140kcal 糖質 **7.6**g

たんぱく質	脂質	塩分
3.5g	10.5g	0.2g

モンブラン
1個（70g）

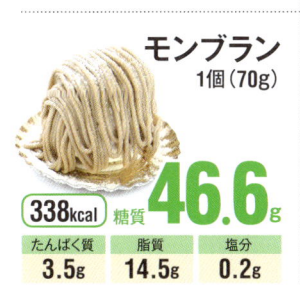

338kcal 糖質 **46.6**g

たんぱく質	脂質	塩分
3.5g	14.5g	0.2g

チョコケーキ
1個（110g）

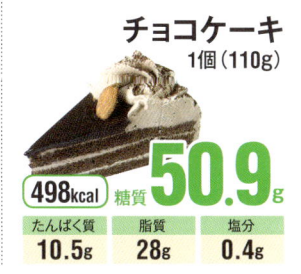

498kcal 糖質 **50.9**g

たんぱく質	脂質	塩分
10.5g	28g	0.4g

アイスクリーム・ゼリー・スナック類他

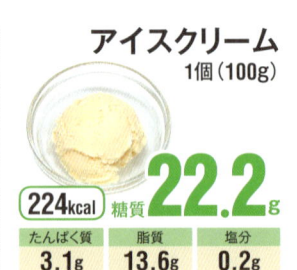

アイスクリーム
1個（100g）

224kcal 糖質 **22.2**g

たんぱく質	脂質	塩分
3.1g	13.6g	0.2g

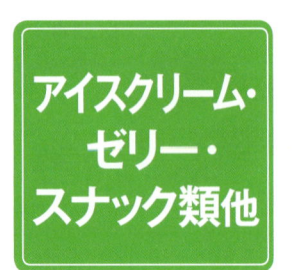

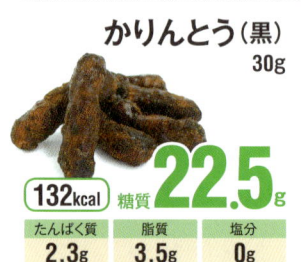

ソフトクリーム
1個（120g）

175kcal 糖質 **24.1**g

たんぱく質	脂質	塩分
4.6g	6.7g	0.2g

ティラミス
1個（90g）

208kcal 糖質 **15.2**g

たんぱく質	脂質	塩分
5.4g	14.2g	0.2g

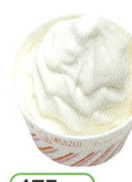

かりんとう（黒）
30g

132kcal 糖質 **22.5**g

たんぱく質	脂質	塩分
2.3g	3.5g	0g

せんべい
2枚（15g）

56kcal 糖質 **12.3**g

たんぱく質	脂質	塩分
1.2g	0.2g	0.3g

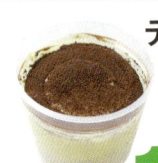

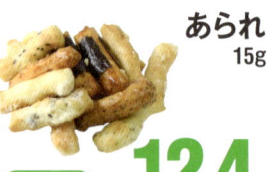

あられ
15g

57kcal 糖質 **12.4**g

たんぱく質	脂質	塩分
1.2g	0.2g	0.3g

プリン
1個（110g）

139kcal 糖質 **16.2**g

たんぱく質	脂質	塩分
6.1g	5.5g	0.2g

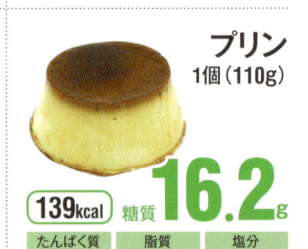

ゼリー
1個（80g）

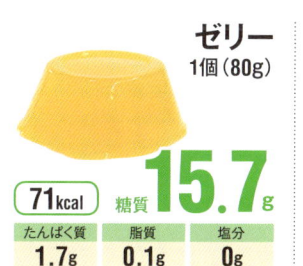

71kcal 　糖質 **15.7**g

たんぱく質	脂質	塩分
1.7g	0.1g	0g

コーヒーゼリー
1個（85g）

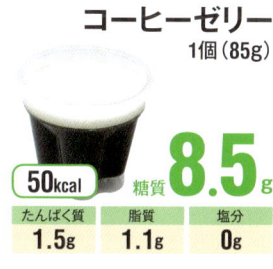

50kcal 　糖質 **8.5**g

たんぱく質	脂質	塩分
1.5g	1.1g	0g

チョコレート パフェ
1皿（200g）

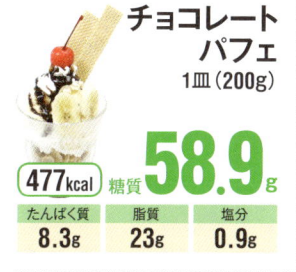

477kcal 　糖質 **58.9**g

たんぱく質	脂質	塩分
8.3g	23g	0.9g

プレーンクラッカー
4枚（15g）

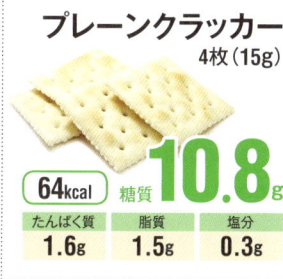

64kcal 　糖質 **10.8**g

たんぱく質	脂質	塩分
1.6g	1.5g	0.3g

ビスケット
3枚（20g）

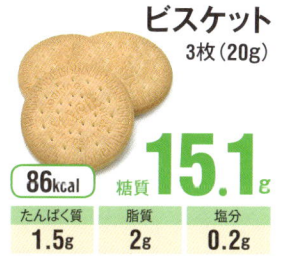

86kcal 　糖質 **15.1**g

たんぱく質	脂質	塩分
1.5g	2g	0.2g

クッキー
3枚（30g）

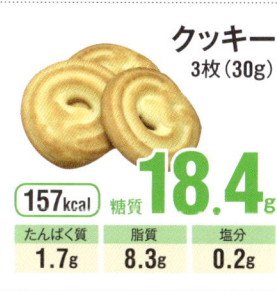

157kcal 　糖質 **18.4**g

たんぱく質	脂質	塩分
1.7g	8.3g	0.2g

チョコクッキー
3枚（35g）

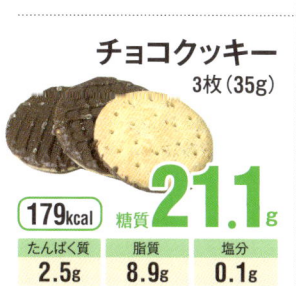

179kcal 　糖質 **21.1**g

たんぱく質	脂質	塩分
2.5g	8.9g	0.1g

チョコプレッツェル
20本（50g）

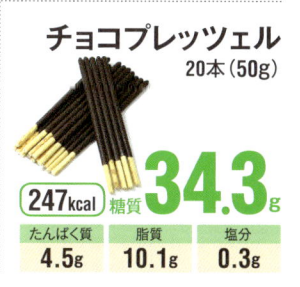

247kcal 　糖質 **34.3**g

たんぱく質	脂質	塩分
4.5g	10.1g	0.3g

コーンスナック
20g

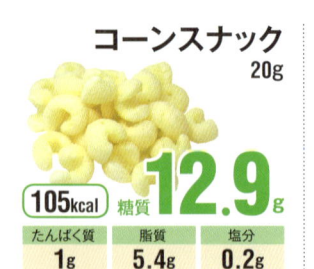

| 105kcal | 糖質 **12.9**g |

たんぱく質	脂質	塩分
1g	5.4g	0.2g

ポテトチップス
15g

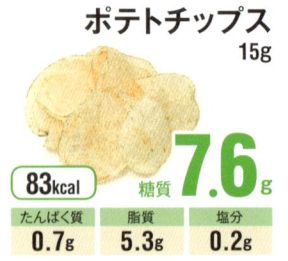

| 83kcal | 糖質 **7.6**g |

たんぱく質	脂質	塩分
0.7g	5.3g	0.2g

キャラメル
1個（5g）

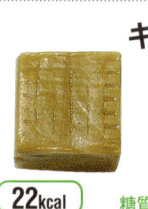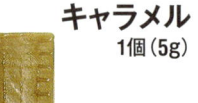

| 22kcal | 糖質 **3.9**g |

たんぱく質	脂質	塩分
0.2g	0.6g	0g

ゼリービーンズ
10個（30g）

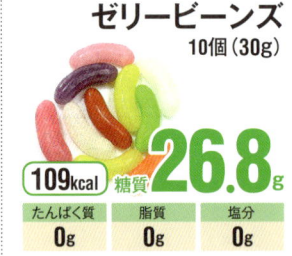

| 109kcal | 糖質 **26.8**g |

たんぱく質	脂質	塩分
0g	0g	0g

ドロップ
3個（10g）

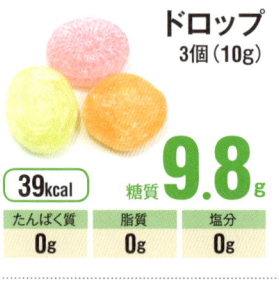

| 39kcal | 糖質 **9.8**g |

たんぱく質	脂質	塩分
0g	0g	0g

チョコレート
1切れ（20g）

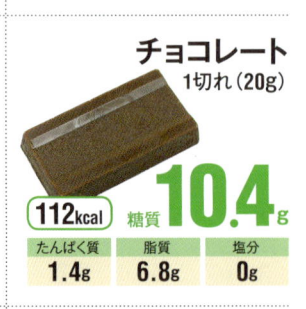

| 112kcal | 糖質 **10.4**g |

たんぱく質	脂質	塩分
1.4g	6.8g	0g

チューインガム
1枚（3g）

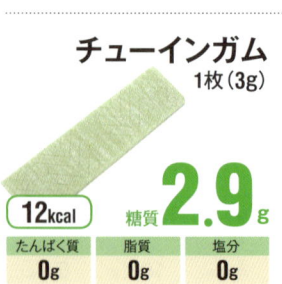

| 12kcal | 糖質 **2.9**g |

たんぱく質	脂質	塩分
0g	0g	0g

チューインガム
（糖衣）
3個（4g）

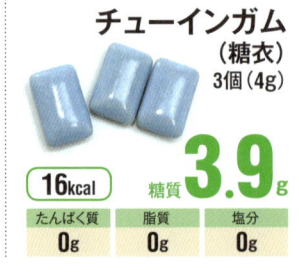

| 16kcal | 糖質 **3.9**g |

たんぱく質	脂質	塩分
0g	0g	0g

Part 3

定番料理

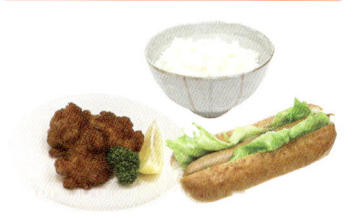

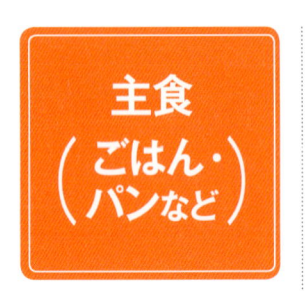

主食
（ごはん・パンなど）

ごはん（白米）
茶碗1杯（150g）

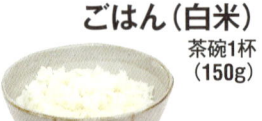

| 252kcal | 糖質 | **55.2**g |

たんぱく質	脂質	塩分
3.8g	0.5g	0g

五穀米
茶碗1杯（160g）

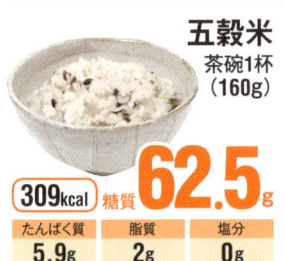

| 309kcal | 糖質 | **62.5**g |

たんぱく質	脂質	塩分
5.9g	2g	0g

玄米
茶碗1杯（150g）

| 248kcal | 糖質 | **51.3**g |

たんぱく質	脂質	塩分
4.2g	1.5g	0g

炊き込みごはん
茶碗1杯（150g）

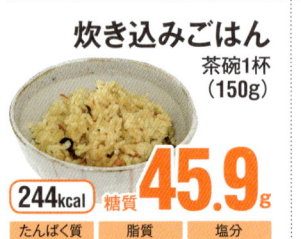

| 244kcal | 糖質 | **45.9**g |

たんぱく質	脂質	塩分
5.9g	2.5g	0.6g

赤飯
茶碗1杯（150g）

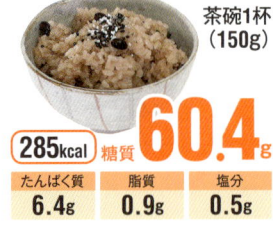

| 285kcal | 糖質 | **60.4**g |

たんぱく質	脂質	塩分
6.4g	0.9g	0.5g

山菜おこわ
茶碗1杯（150g）

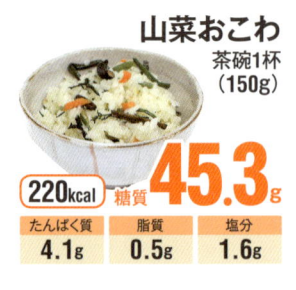

| 220kcal | 糖質 | **45.3**g |

たんぱく質	脂質	塩分
4.1g	0.5g	1.6g

白がゆ
茶碗1杯（かゆ150g）

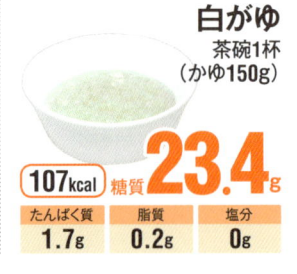

| 107kcal | 糖質 | **23.4**g |

たんぱく質	脂質	塩分
1.7g	0.2g	0g

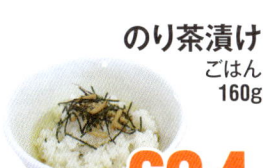

のり茶漬け
ごはん 160g

286kcal **糖質** **62.4**g

たんぱく質	脂質	塩分
4.4g	0.7g	2.3g

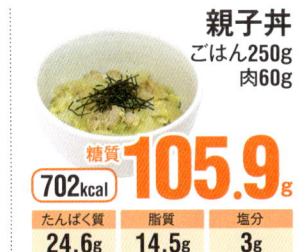

親子丼
ごはん250g
肉60g

702kcal **糖質** **105.9**g

たんぱく質	脂質	塩分
24.6g	14.5g	3g

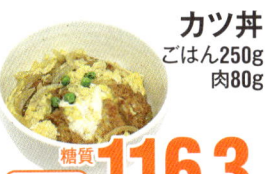

カツ丼
ごはん250g
肉80g

988kcal **糖質** **116.3**g

たんぱく質	脂質	塩分
32.5g	36g	3.6g

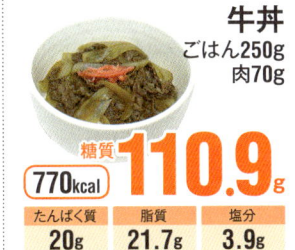

牛丼
ごはん250g
肉70g

770kcal **糖質** **110.9**g

たんぱく質	脂質	塩分
20g	21.7g	3.9g

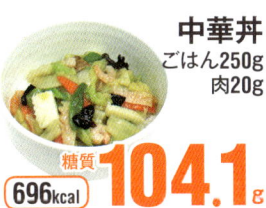

中華丼
ごはん250g
肉20g

696kcal **糖質** **104.1**g

たんぱく質	脂質	塩分
17.6g	19.2g	1.4g

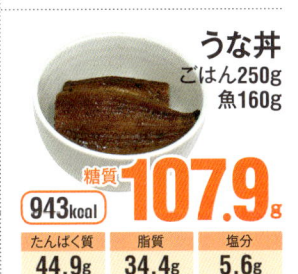

うな丼
ごはん250g
魚160g

943kcal **糖質** **107.9**g

たんぱく質	脂質	塩分
44.9g	34.4g	5.6g

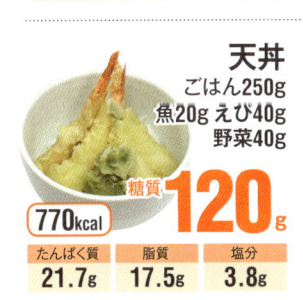

天丼
ごはん250g
魚20g えび40g
野菜40g

770kcal **糖質** **120**g

たんぱく質	脂質	塩分
21.7g	17.5g	3.8g

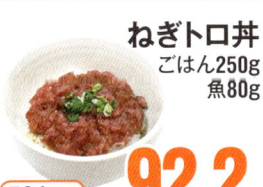

ねぎトロ丼
ごはん250g
魚80g

521kcal **糖質** **92.2**g

たんぱく質	脂質	塩分
27.4g	1.9g	0.1g

海鮮丼
ごはん250g 魚40g
いか30g
えび15g

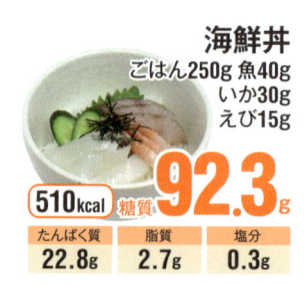

510kcal 糖質 **92.3** g

たんぱく質	脂質	塩分
22.8g	2.7g	0.3g

チャーハン
ごはん200g
肉30g
卵30g

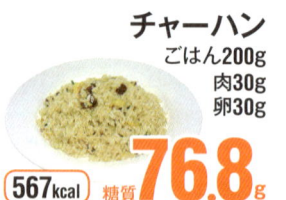

567kcal 糖質 **76.8** g

たんぱく質	脂質	塩分
15.9g	19.2g	3.1g

ちらしずし
ごはん160g
魚20g
えび10g

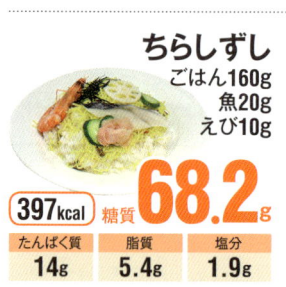

397kcal 糖質 **68.2** g

たんぱく質	脂質	塩分
14g	5.4g	1.9g

いなりずし
2個
（ごはん60g）

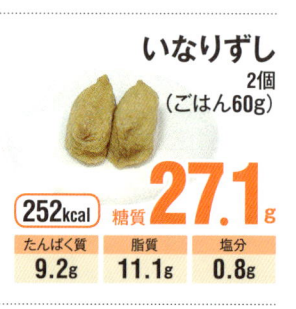

252kcal 糖質 **27.1** g

たんぱく質	脂質	塩分
9.2g	11.1g	0.8g

巻きずし
ごはん330g
野菜70g
卵40g

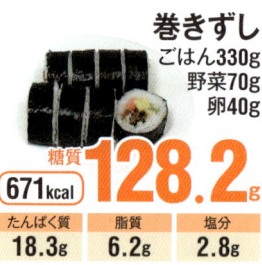

糖質 **128.2** g 671kcal

たんぱく質	脂質	塩分
18.3g	6.2g	2.8g

さば寿司
ごはん200g
魚60g

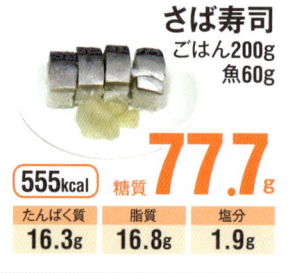

555kcal 糖質 **77.7** g

たんぱく質	脂質	塩分
16.3g	16.8g	1.9g

焼きもち
1個
（もち50g）

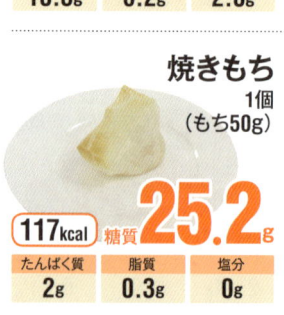

117kcal 糖質 **25.2** g

たんぱく質	脂質	塩分
2g	0.3g	0g

雑煮
もち50g
野菜50g
肉30g

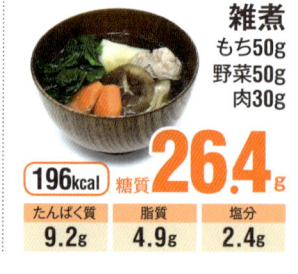

196kcal 糖質 **26.4** g

たんぱく質	脂質	塩分
9.2g	4.9g	2.4g

カレーライス
ごはん230g
肉60g

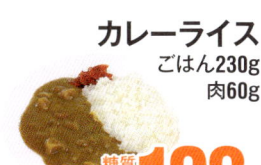

783kcal 　糖質 **108**g

たんぱく質	脂質	塩分
18.5g	26.7g	2.8g

野菜カレー
ごはん230g
野菜150g

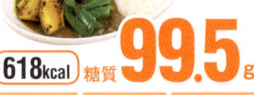

618kcal 　糖質 **99.5**g

たんぱく質	脂質	塩分
8.6g	17.2g	2.2g

シーフードカレー
ごはん230g
魚介70g

630kcal 　糖質 **105.6**g

たんぱく質	脂質	塩分
20.8g	10.6g	2.5g

チキンカレー
ごはん230g
肉110g

718kcal 　糖質 **104.9**g

たんぱく質	脂質	塩分
21.1g	19.9g	2.3g

ハヤシライス
ごはん230g
肉60g

714kcal 　糖質 **98.1**g

たんぱく質	脂質	塩分
17.6g	24.5g	2.3g

オムライス
ごはん200g
卵75g

696kcal 　糖質 **87**g

たんぱく質	脂質	塩分
20.6g	25.6g	3.2g

チキンドリア
ごはん200g
肉50g

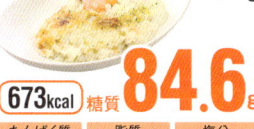

673kcal 　糖質 **84.6**g

たんぱく質	脂質	塩分
26.3g	22.6g	2g

石焼きビビンバ
ごはん250g
野菜155g

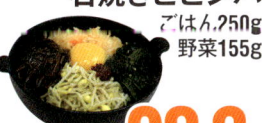

572kcal 　糖質 **98.3**g

たんぱく質	脂質	塩分
13.3g	9.5g	2.4g

定番料理

主食（ごはん・パンなど）

主食（ごはん・パンなど）

カルビクッパ
ごはん100g

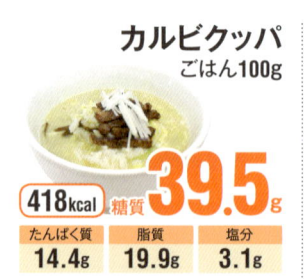

418kcal | 糖質 **39.5**g

たんぱく質	脂質	塩分
14.4g	19.9g	3.1g

トースト
パン60g
バター 8g

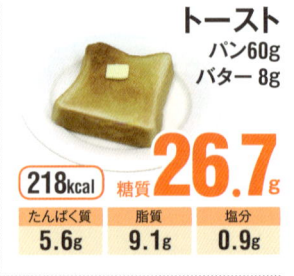

218kcal | 糖質 **26.7**g

たんぱく質	脂質	塩分
5.6g	9.1g	0.9g

ピザトースト
パン60g
チーズ18g

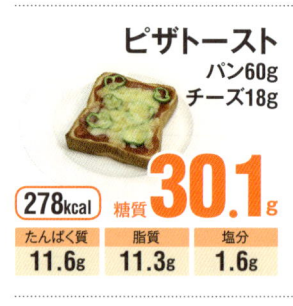

278kcal | 糖質 **30.1**g

たんぱく質	脂質	塩分
11.6g	11.3g	1.6g

フレンチトースト
1枚（6枚切り60g）

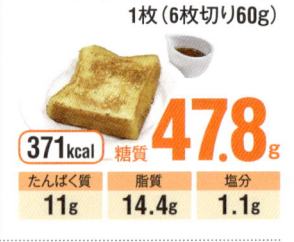

371kcal | 糖質 **47.8**g

たんぱく質	脂質	塩分
11g	14.4g	1.1g

サンドイッチ（卵+ハム）
パン60g 卵25g

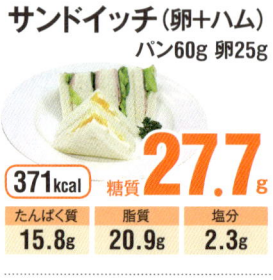

371kcal | 糖質 **27.7**g

たんぱく質	脂質	塩分
15.8g	20.9g	2.3g

カツサンド
パン40g 肉25g

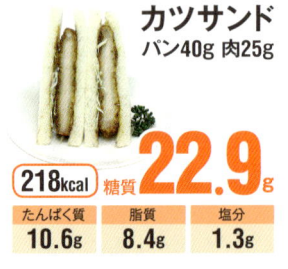

218kcal | 糖質 **22.9**g

たんぱく質	脂質	塩分
10.6g	8.4g	1.3g

ホットドッグ
パン60g ウインナー 30g

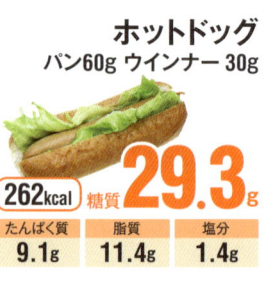

262kcal | 糖質 **29.3**g

たんぱく質	脂質	塩分
9.1g	11.4g	1.4g

ホットケーキ
120g

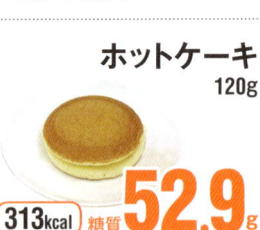

313kcal | 糖質 **52.9**g

たんぱく質	脂質	塩分
9.2g	6.5g	0.8g

主食（めん類・その他）

かけうどん
めん250g

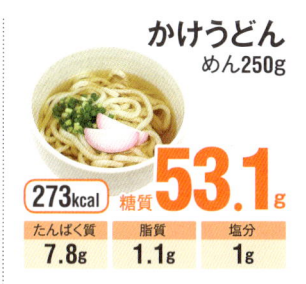

273kcal **糖質** 53.1g

たんぱく質	脂質	塩分
7.8g	1.1g	1g

きつねうどん
めん250g
油揚げ20g

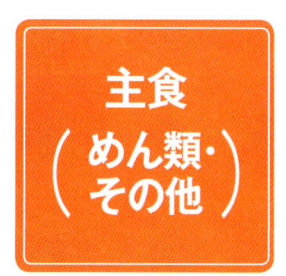

373kcal **糖質** 57.2g

たんぱく質	脂質	塩分
12.8g	8g	1.4g

月見うどん
めん250g
卵50g

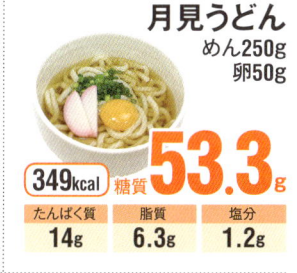

349kcal **糖質** 53.3g

たんぱく質	脂質	塩分
14g	6.3g	1.2g

カレーうどん
めん250g
じゃがいも
30g

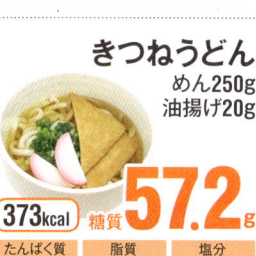

429kcal **糖質** 81.8g

たんぱく質	脂質	塩分
10.8g	1.4g	5.2g

冷やしうどん
めん250g

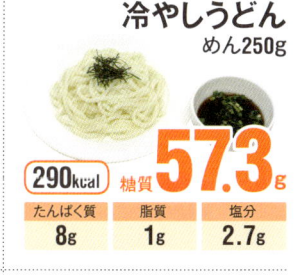

290kcal **糖質** 57.3g

たんぱく質	脂質	塩分
8g	1g	2.7g

煮込みうどん
めん250g
肉30g

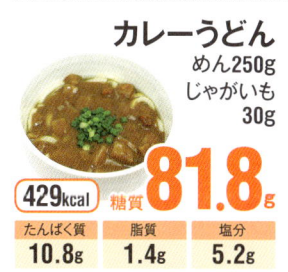

341kcal **糖質** 55.6g

たんぱく質	脂質	塩分
16g	3.6g	1.2g

焼きうどん
めん250g
肉30g

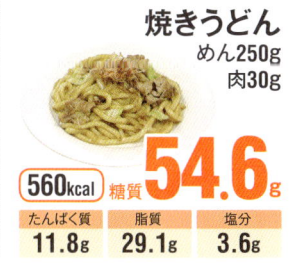

560kcal **糖質** 54.6g

たんぱく質	脂質	塩分
11.8g	29.1g	3.6g

皿うどん
めん115g

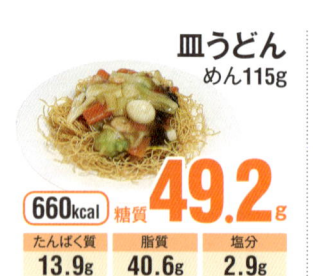

| 660kcal | 糖質 | **49.2**g |

たんぱく質	脂質	塩分
13.9g	40.6g	2.9g

かけそば
めん170g

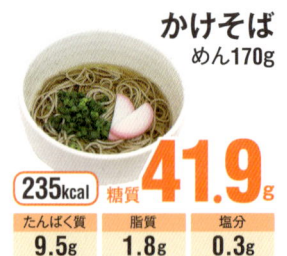

| 235kcal | 糖質 | **41.9**g |

たんぱく質	脂質	塩分
9.5g	1.8g	0.3g

天ぷらそば
めん170g
えび20g

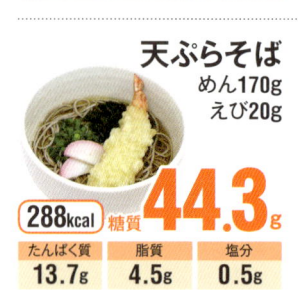

| 288kcal | 糖質 | **44.3**g |

たんぱく質	脂質	塩分
13.7g	4.5g	0.5g

山菜そば
めん170g
わらび20g

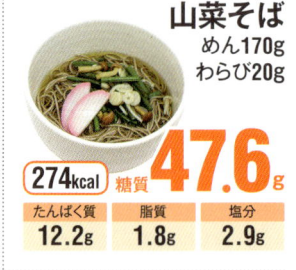

| 274kcal | 糖質 | **47.6**g |

たんぱく質	脂質	塩分
12.2g	1.8g	2.9g

かも南蛮そば
めん170g
肉50g

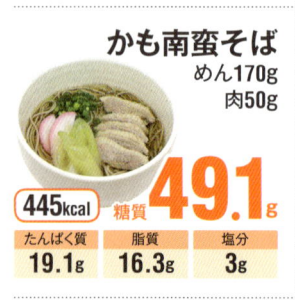

| 445kcal | 糖質 | **49.1**g |

たんぱく質	脂質	塩分
19.1g	16.3g	3g

冷やしそば
めん170g

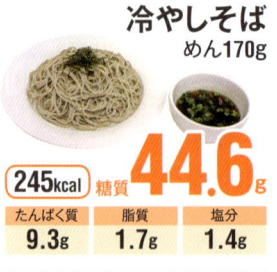

| 245kcal | 糖質 | **44.6**g |

たんぱく質	脂質	塩分
9.3g	1.7g	1.4g

しょうゆラーメン
めん230g
チャーシュー
20g

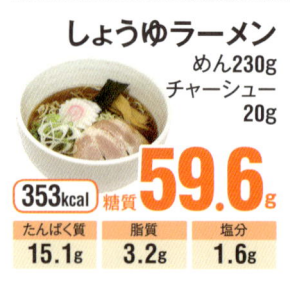

| 353kcal | 糖質 | **59.6**g |

たんぱく質	脂質	塩分
15.1g	3.2g	1.6g

塩ラーメン
めん230g
チャーシュー
30g

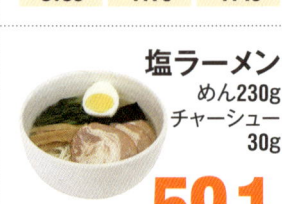

| 417kcal | 糖質 | **59.1**g |

たんぱく質	脂質	塩分
23.1g	6.6g	5.5g

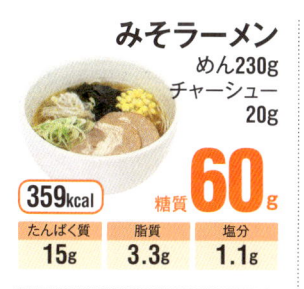

みそラーメン
めん230g
チャーシュー
20g

359kcal 糖質 **60**g

たんぱく質	脂質	塩分
15g	3.3g	1.1g

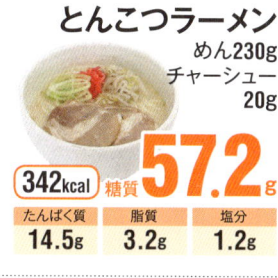

とんこつラーメン
めん230g
チャーシュー
20g

342kcal 糖質 **57.2**g

たんぱく質	脂質	塩分
14.5g	3.2g	1.2g

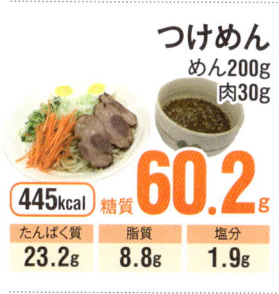

つけめん
めん200g
肉30g

445kcal 糖質 **60.2**g

たんぱく質	脂質	塩分
23.2g	8.8g	1.9g

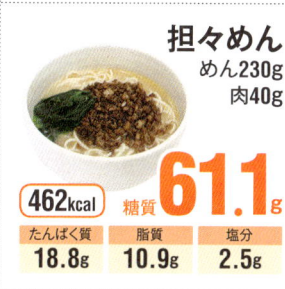

担々めん
めん230g
肉40g

462kcal 糖質 **61.1**g

たんぱく質	脂質	塩分
18.8g	10.9g	2.5g

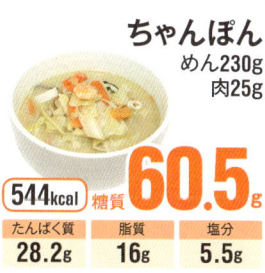

ちゃんぽん
めん230g
肉25g

544kcal 糖質 **60.5**g

たんぱく質	脂質	塩分
28.2g	16g	5.5g

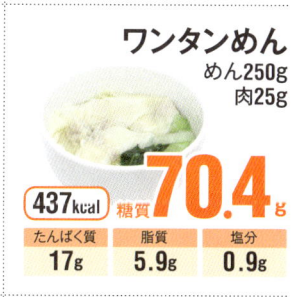

ワンタンめん
めん250g
肉25g

437kcal 糖質 **70.4**g

たんぱく質	脂質	塩分
17g	5.9g	0.9g

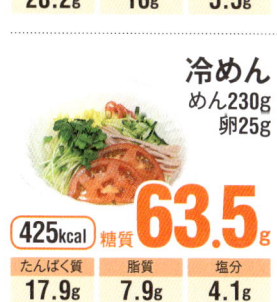

冷めん
めん230g
卵25g

425kcal 糖質 **63.5**g

たんぱく質	脂質	塩分
17.9g	7.9g	4.1g

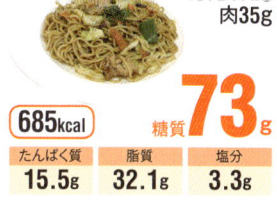

焼きそば
めん170g
肉35g

685kcal 糖質 **73**g

たんぱく質	脂質	塩分
15.5g	32.1g	3.3g

海鮮あんかけ焼きそば
めん170g 野菜60g 海鮮50g

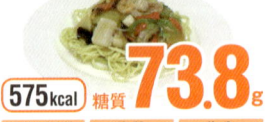

575kcal 糖質 **73.8**g

たんぱく質	脂質	塩分
18.6g	18.6g	2.1g

トマトソースパスタ
めん250g ホールトマト100g

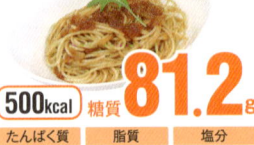

500kcal 糖質 **81.2**g

たんぱく質	脂質	塩分
14.8g	8.5g	4g

ミートスパゲッティ
めん250g ひき肉50g

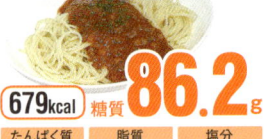

679kcal 糖質 **86.2**g

たんぱく質	脂質	塩分
24.5g	16g	5g

ナポリタン
めん250g ウインナー30g

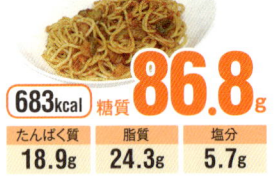

683kcal 糖質 **86.8**g

たんぱく質	脂質	塩分
18.9g	24.3g	5.7g

和風きのこパスタ
めん250g きのこ90g

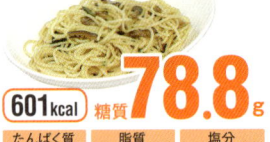

601kcal 糖質 **78.8**g

たんぱく質	脂質	塩分
16.6g	20.3g	4.9g

カルボナーラ
めん250g ベーコン30g

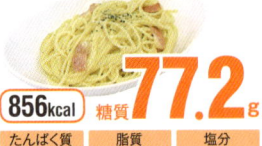

856kcal 糖質 **77.2**g

たんぱく質	脂質	塩分
27.5g	44g	5g

ペペロンチーノ
めん250g

509kcal 糖質 **76.3**g

たんぱく質	脂質	塩分
13.7g	12.3g	4g

焼きビーフン
ビーフン120g
肉50g

504kcal 糖質 **33.2**g

たんぱく質	脂質	塩分
12.4g	32.6g	2.2g

お好み焼き（ミックス）
1枚（340g）

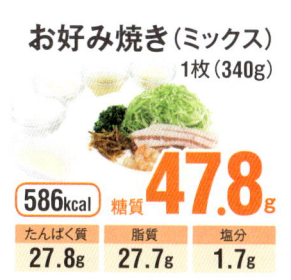

586kcal 糖質 **47.8**g

たんぱく質	脂質	塩分
27.8g	27.7g	1.7g

広島風お好み焼き
1枚（370g）

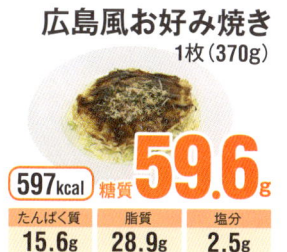

597kcal 糖質 **59.6**g

たんぱく質	脂質	塩分
15.6g	28.9g	2.5g

もんじゃ焼き（ミックス）
1枚（450g）

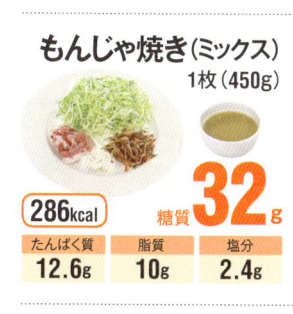

286kcal 糖質 **32**g

たんぱく質	脂質	塩分
12.6g	10g	2.4g

たこ焼き
10個（370g）

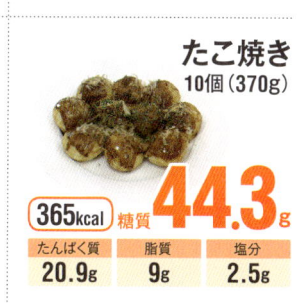

365kcal 糖質 **44.3**g

たんぱく質	脂質	塩分
20.9g	9g	2.5g

チヂミ
1皿（175g）

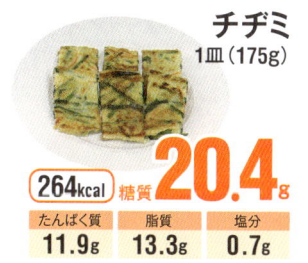

264kcal 糖質 **20.4**g

たんぱく質	脂質	塩分
11.9g	13.3g	0.7g

マカロニグラタン
マカロニ70g　えび20g

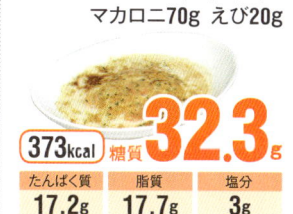

373kcal 糖質 **32.3**g

たんぱく質	脂質	塩分
17.2g	17.7g	3g

ラザニア
マカロニ100g
肉50g

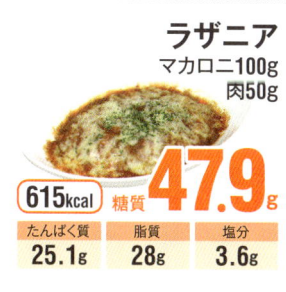

615kcal 糖質 **47.9**g

たんぱく質	脂質	塩分
25.1g	28g	3.6g

シリアル
フレーク30g
牛乳200g

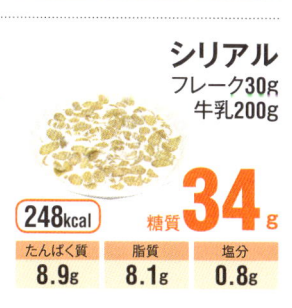

248kcal 糖質 **34**g

たんぱく質	脂質	塩分
8.9g	8.1g	0.8g

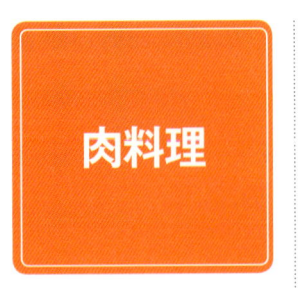

肉料理

鶏の唐揚げ
3個（肉90g）

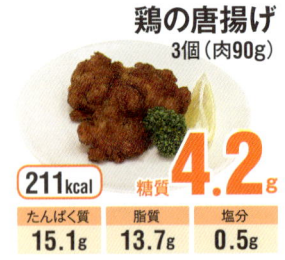

211kcal	糖質	**4.2**g

たんぱく質	脂質	塩分
15.1g	13.7g	0.5g

手羽先の唐揚げ
肉46g

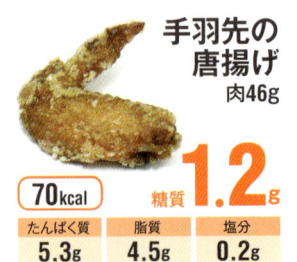

70kcal	糖質	**1.2**g

たんぱく質	脂質	塩分
5.3g	4.5g	0.2g

フライドチキン
肉96g

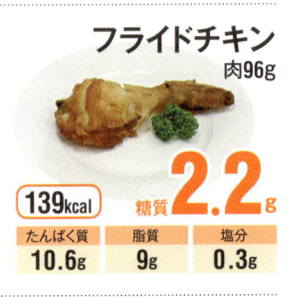

139kcal	糖質	**2.2**g

たんぱく質	脂質	塩分
10.6g	9g	0.3g

鶏の照り焼き
肉80g

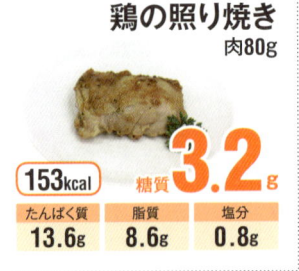

153kcal	糖質	**3.2**g

たんぱく質	脂質	塩分
13.6g	8.6g	0.8g

タンドリーチキン
肉80g

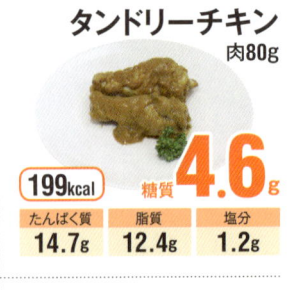

199kcal	糖質	**4.6**g

たんぱく質	脂質	塩分
14.7g	12.4g	1.2g

鶏肉の甘酢あん
肉70g

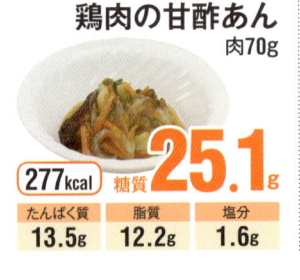

277kcal	糖質	**25.1**g

たんぱく質	脂質	塩分
13.5g	12.2g	1.6g

鶏肉の治部煮
肉60g

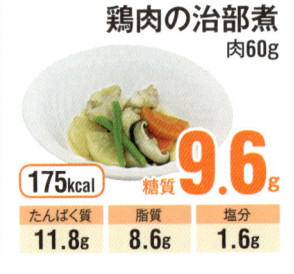

175kcal	糖質	**9.6**g

たんぱく質	脂質	塩分
11.8g	8.6g	1.6g

ささみのロールカツ
肉60g

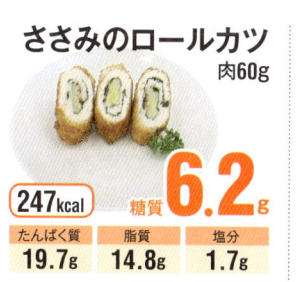

247kcal 　糖質 **6.2**g

たんぱく質	脂質	塩分
19.7g	14.8g	1.7g

ささみの梅肉はさみ揚げ
肉40g

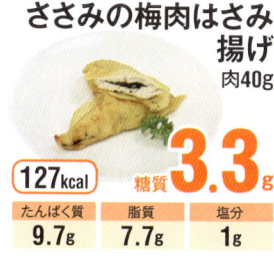

127kcal 　糖質 **3.3**g

たんぱく質	脂質	塩分
9.7g	7.7g	1g

チキンソテー（きのこソース）
肉50g

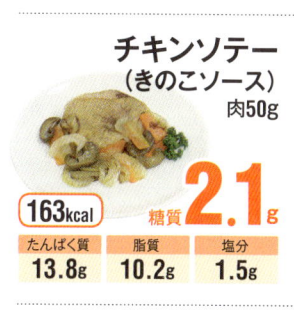

163kcal 　糖質 **2.1**g

たんぱく質	脂質	塩分
13.8g	10.2g	1.5g

チキン南蛮
肉80g

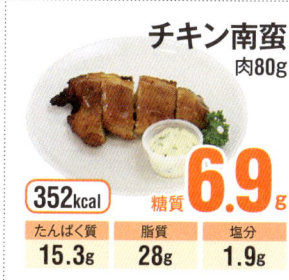

352kcal 　糖質 **6.9**g

たんぱく質	脂質	塩分
15.3g	28g	1.9g

なんこつの唐揚げ
肉85g

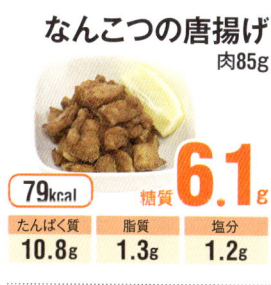

79kcal 　糖質 **6.1**g

たんぱく質	脂質	塩分
10.8g	1.3g	1.2g

とんかつ
肉100g

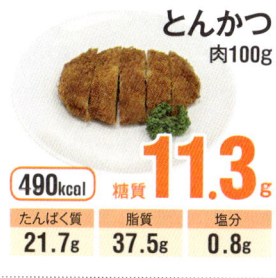

490kcal 　糖質 **11.3**g

たんぱく質	脂質	塩分
21.7g	37.5g	0.8g

しょうが焼き
肉90g

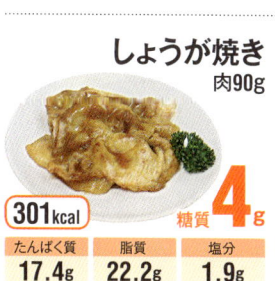

301kcal 　糖質 **4**g

たんぱく質	脂質	塩分
17.4g	22.2g	1.9g

ポークピカタ
肉90g

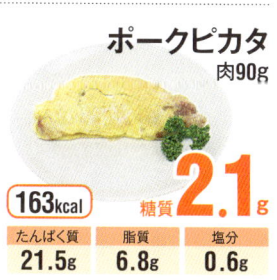

163kcal 　糖質 **2.1**g

たんぱく質	脂質	塩分
21.5g	6.8g	0.6g

豚の角煮
肉100g

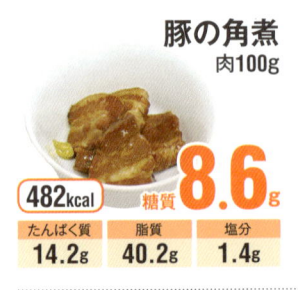

482kcal | 糖質 **8.6**g

たんぱく質	脂質	塩分
14.2g	40.2g	1.4g

豚キムチ炒め
肉50g

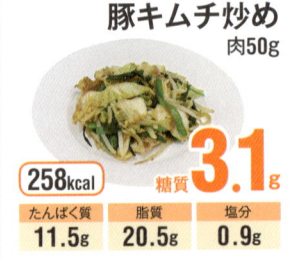

258kcal | 糖質 **3.1**g

たんぱく質	脂質	塩分
11.5g	20.5g	0.9g

酢豚
肉65g

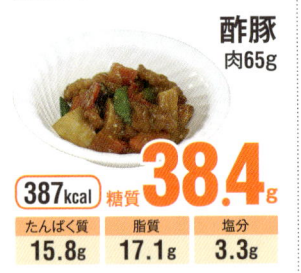

387kcal | 糖質 **38.4**g

たんぱく質	脂質	塩分
15.8g	17.1g	3.3g

豚肉の竜田揚げ
肉80g

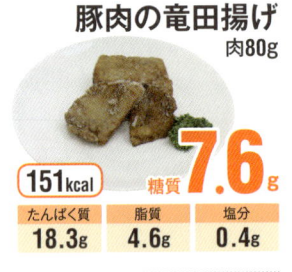

151kcal | 糖質 **7.6**g

たんぱく質	脂質	塩分
18.3g	4.6g	0.4g

スペアリブ煮
肉100g

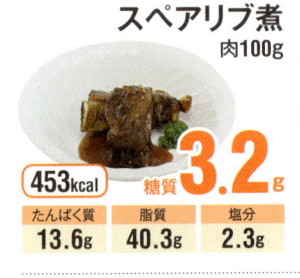

453kcal | 糖質 **3.2**g

たんぱく質	脂質	塩分
13.6g	40.3g	2.3g

牛肉の野菜巻き
肉40g

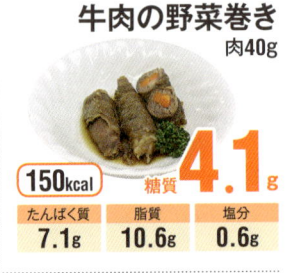

150kcal | 糖質 **4.1**g

たんぱく質	脂質	塩分
7.1g	10.6g	0.6g

牛肉の柳川風
肉60g

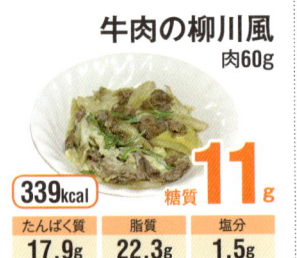

339kcal | 糖質 **11**g

たんぱく質	脂質	塩分
17.9g	22.3g	1.5g

牛肉の赤ワイン煮込み
肉80g

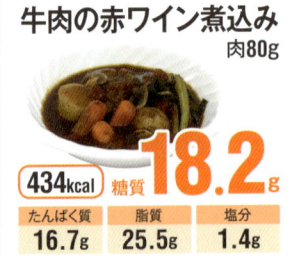

434kcal | 糖質 **18.2**g

たんぱく質	脂質	塩分
16.7g	25.5g	1.4g

牛すじの煮込み
肉60g

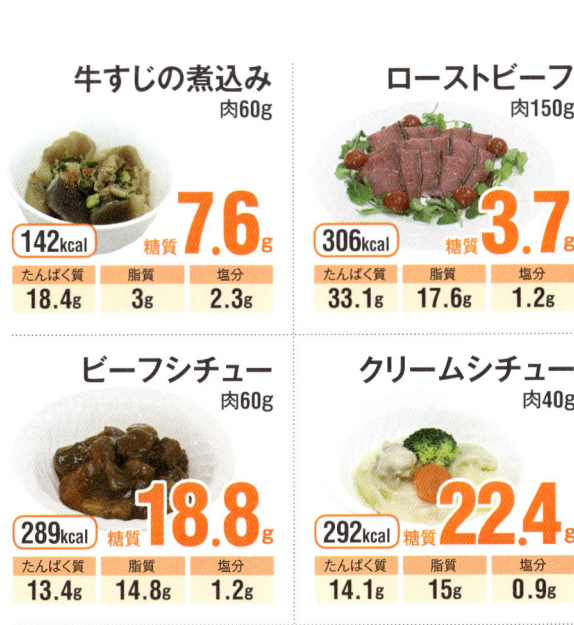

142kcal 糖質 **7.6**g

たんぱく質	脂質	塩分
18.4g	3g	2.3g

ローストビーフ
肉150g

306kcal 糖質 **3.7**g

たんぱく質	脂質	塩分
33.1g	17.6g	1.2g

ビーフシチュー
肉60g

289kcal 糖質 **18.8**g

たんぱく質	脂質	塩分
13.4g	14.8g	1.2g

クリームシチュー
肉40g

292kcal 糖質 **22.4**g

たんぱく質	脂質	塩分
14.1g	15g	0.9g

メンチカツ
肉60g

306kcal 糖質 **8**g

たんぱく質	脂質	塩分
13.7g	23g	0.8g

ハンバーグ
肉100g

448kcal 糖質 **15**g

たんぱく質	脂質	塩分
20.9g	31.7g	2.7g

ミートローフ
肉100g

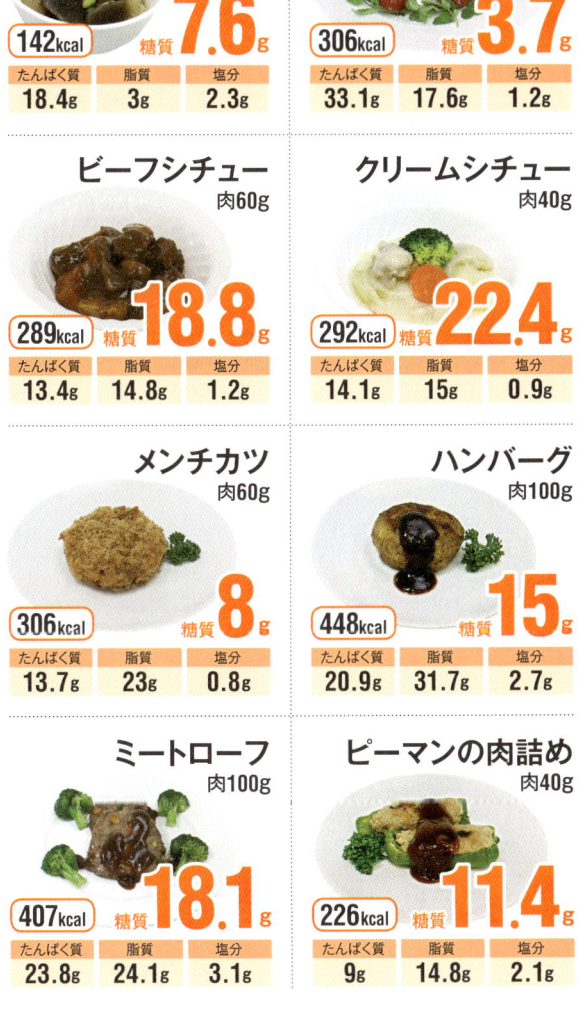
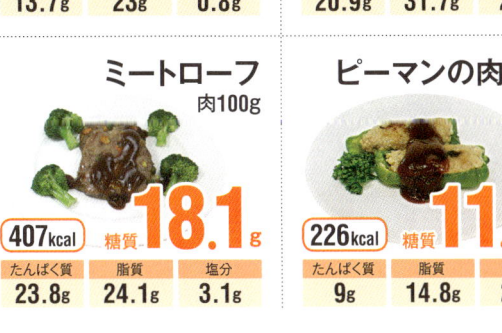

407kcal 糖質 **18.1**g

たんぱく質	脂質	塩分
23.8g	24.1g	3.1g

ピーマンの肉詰め
肉40g

226kcal 糖質 **11.4**g

たんぱく質	脂質	塩分
9g	14.8g	2.1g

ロールキャベツ
3個(肉100g)

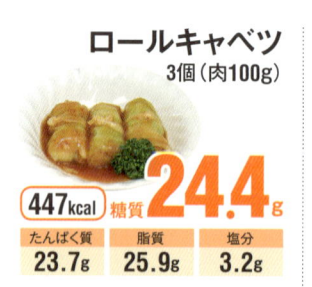

447kcal	糖質 **24.4**g

たんぱく質	脂質	塩分
23.7g	25.9g	3.2g

肉じゃが
肉50g

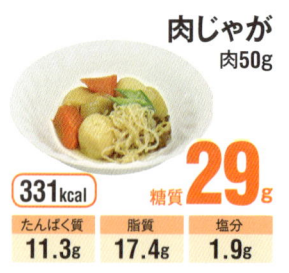

331kcal	糖質 **29**g

たんぱく質	脂質	塩分
11.3g	17.4g	1.9g

もつ煮込み
肉50g

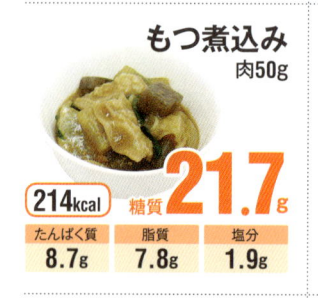

214kcal	糖質 **21.7**g

たんぱく質	脂質	塩分
8.7g	7.8g	1.9g

肉団子とはるさめの中華煮
肉70g

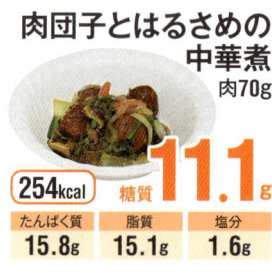

254kcal	糖質 **11.1**g

たんぱく質	脂質	塩分
15.8g	15.1g	1.6g

肉野菜炒め
肉50g

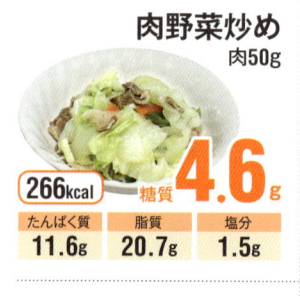

266kcal	糖質 **4.6**g

たんぱく質	脂質	塩分
11.6g	20.7g	1.5g

レバにら炒め
肉60g

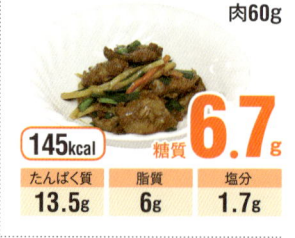

145kcal	糖質 **6.7**g

たんぱく質	脂質	塩分
13.5g	6g	1.7g

鶏とカシューナッツの炒めもの
肉60g

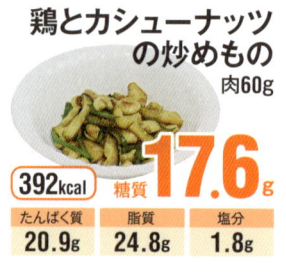

392kcal	糖質 **17.6**g

たんぱく質	脂質	塩分
20.9g	24.8g	1.8g

チンジャオロース
肉60g

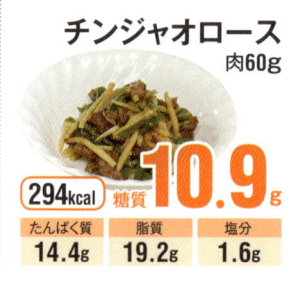

294kcal	糖質 **10.9**g

たんぱく質	脂質	塩分
14.4g	19.2g	1.6g

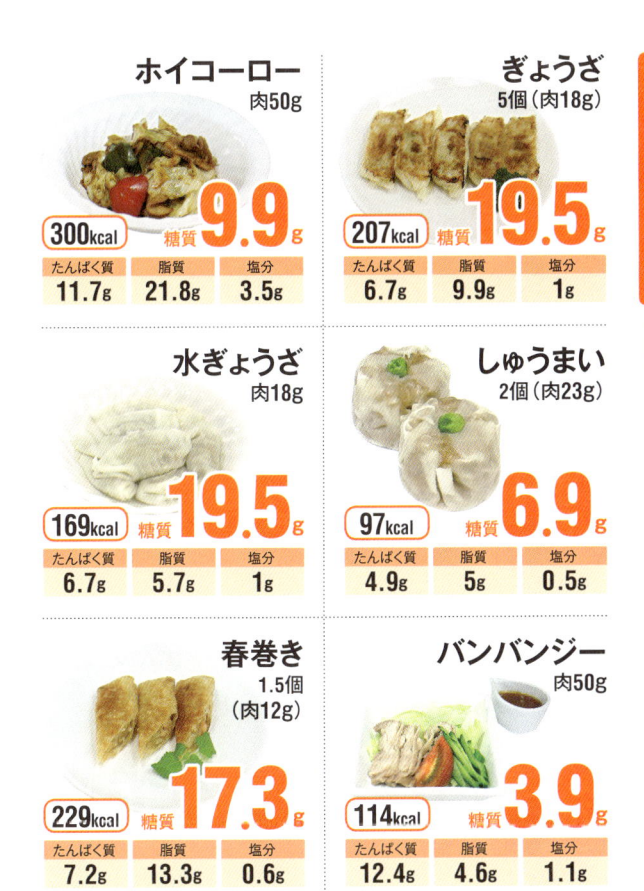

ホイコーロー
肉50g

300kcal	糖質 **9.9**g

たんぱく質	脂質	塩分
11.7g	21.8g	3.5g

ぎょうざ
5個（肉18g）

207kcal	糖質 **19.5**g

たんぱく質	脂質	塩分
6.7g	9.9g	1g

水ぎょうざ
肉18g

169kcal	糖質 **19.5**g

たんぱく質	脂質	塩分
6.7g	5.7g	1g

しゅうまい
2個（肉23g）

97kcal	糖質 **6.9**g

たんぱく質	脂質	塩分
4.9g	5g	0.5g

春巻き
1.5個
（肉12g）

229kcal	糖質 **17.3**g

たんぱく質	脂質	塩分
7.2g	13.3g	0.6g

バンバンジー
肉50g

114kcal	糖質 **3.9**g

たんぱく質	脂質	塩分
12.4g	4.6g	1.1g

ジンギスカン
肉100g

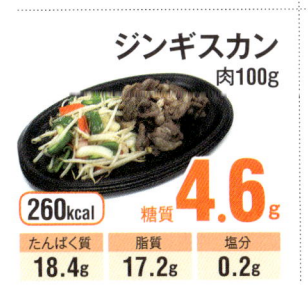

260kcal	糖質 **4.6**g

たんぱく質	脂質	塩分
18.4g	17.2g	0.2g

馬刺し
肉30g

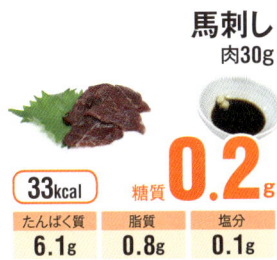

33kcal	糖質 **0.2**g

たんぱく質	脂質	塩分
6.1g	0.8g	0.1g

魚介料理

まぐろ刺身
4切れ（40g）

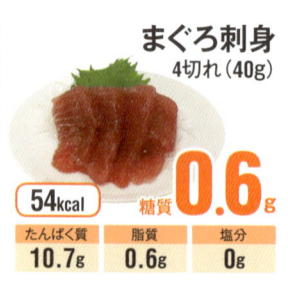

54kcal	糖質 **0.6**g

たんぱく質	脂質	塩分
10.7g	0.6g	0g

サーモン刺身
4切れ（40g）

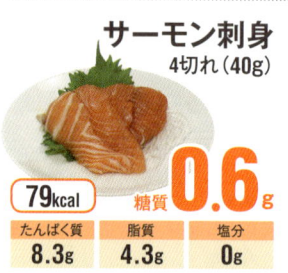

79kcal	糖質 **0.6**g

たんぱく質	脂質	塩分
8.3g	4.3g	0g

あじ刺身
4切れ（45g）

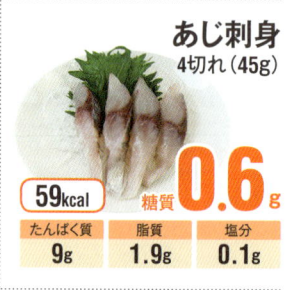

59kcal	糖質 **0.6**g

たんぱく質	脂質	塩分
9g	1.9g	0.1g

さんま刺身
4切れ（20g）

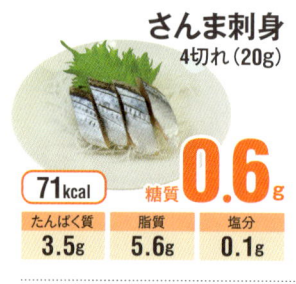

71kcal	糖質 **0.6**g

たんぱく質	脂質	塩分
3.5g	5.6g	0.1g

まだい刺身
4切れ（30g）

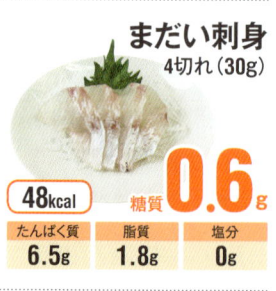

48kcal	糖質 **0.6**g

たんぱく質	脂質	塩分
6.5g	1.8g	0g

ひらめ刺身
4切れ（30g）

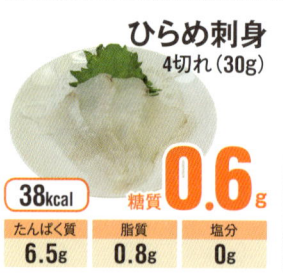

38kcal	糖質 **0.6**g

たんぱく質	脂質	塩分
6.5g	0.8g	0g

ぶり刺身
4切れ（60g）

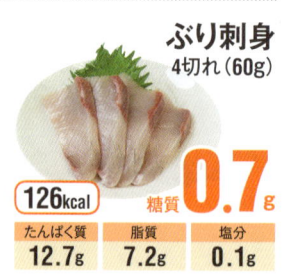

126kcal	糖質 **0.7**g

たんぱく質	脂質	塩分
12.7g	7.2g	0.1g

いか刺身
4切れ（45g）

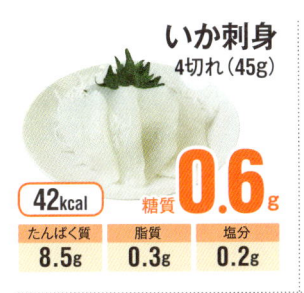

42kcal	糖質 **0.6**g	
たんぱく質	脂質	塩分
8.5g	0.3g	0.2g

いかそうめん
いか20g

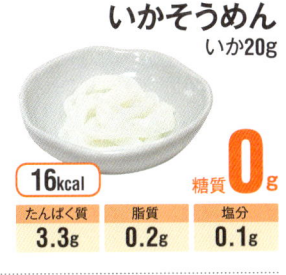

16kcal	糖質 **0**g	
たんぱく質	脂質	塩分
3.3g	0.2g	0.1g

かつおのたたき
4切れ（80g）

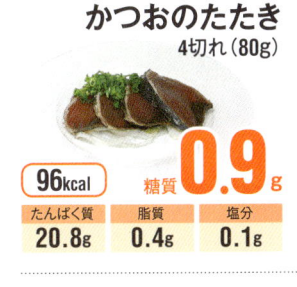

96kcal	糖質 **0.9**g	
たんぱく質	脂質	塩分
20.8g	0.4g	0.1g

生がき
かき120g

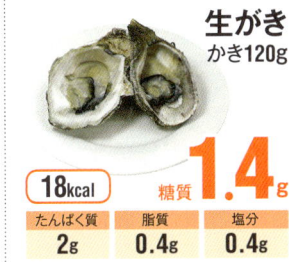

18kcal	糖質 **1.4**g	
たんぱく質	脂質	塩分
2g	0.4g	0.4g

たいのカルパッチョ
魚60g

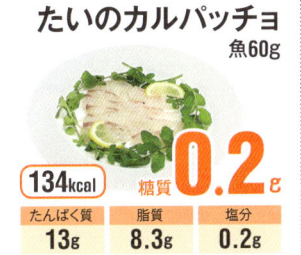

134kcal	糖質 **0.2**g	
たんぱく質	脂質	塩分
13g	8.3g	0.2g

サーモンマリネ
魚55g

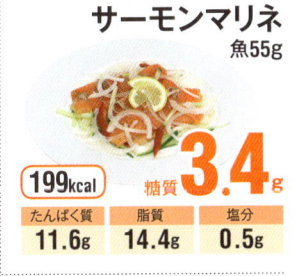

199kcal	糖質 **3.4**g	
たんぱく質	脂質	塩分
11.6g	14.4g	0.5g

まぐろの山かけ
魚60g

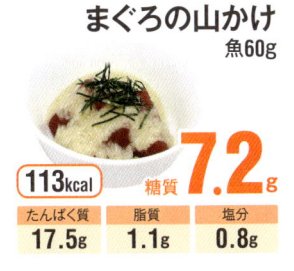

113kcal	糖質 **7.2**g	
たんぱく質	脂質	塩分
17.5g	1.1g	0.8g

さんまの塩焼き
魚50g

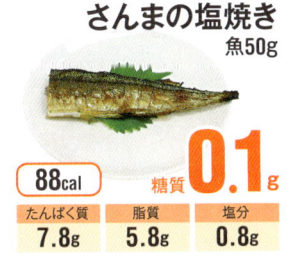

88cal	糖質 **0.1**g	
たんぱく質	脂質	塩分
7.8g	5.8g	0.8g

さけの塩焼き
魚45g

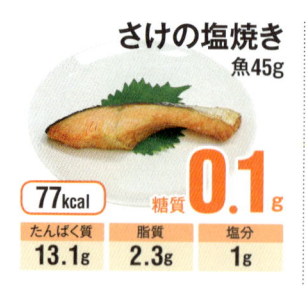

77kcal	糖質 **0.1**g

たんぱく質	脂質	塩分
13.1g	2.3g	1g

ほっけの塩焼き
魚250g

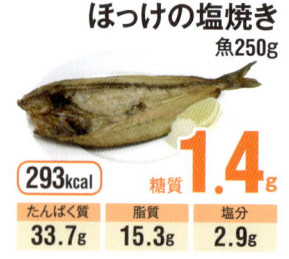

293kcal	糖質 **1.4**g

たんぱく質	脂質	塩分
33.7g	15.3g	2.9g

あじの開き
魚71g

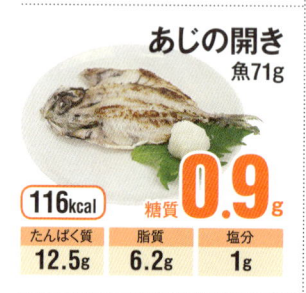

116kcal	糖質 **0.9**g

たんぱく質	脂質	塩分
12.5g	6.2g	1g

焼きさば
魚60g

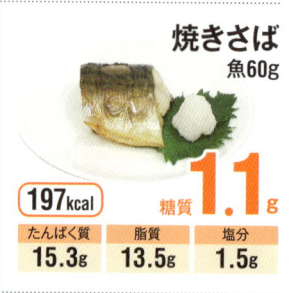

197kcal	糖質 **1.1**g

たんぱく質	脂質	塩分
15.3g	13.5g	1.5g

ぶりの照り焼き
魚70g

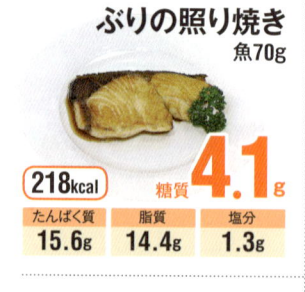

218kcal	糖質 **4.1**g

たんぱく質	脂質	塩分
15.6g	14.4g	1.3g

たらのホイル焼き
魚70g

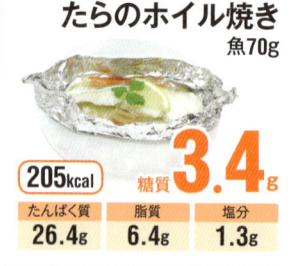

205kcal	糖質 **3.4**g

たんぱく質	脂質	塩分
26.4g	6.4g	1.3g

さけのちゃんちゃん焼き
魚50g

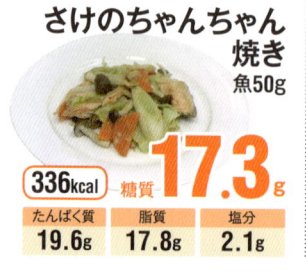

336kcal	糖質 **17.3**g

たんぱく質	脂質	塩分
19.6g	17.8g	2.1g

さわらのみそ焼き
（1切れ）
魚55g

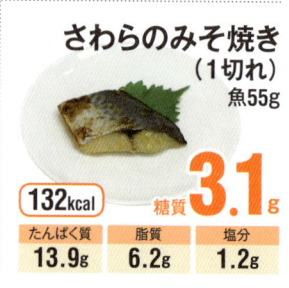

132kcal	糖質 **3.1**g

たんぱく質	脂質	塩分
13.9g	6.2g	1.2g

いかの一夜干し
いか140g

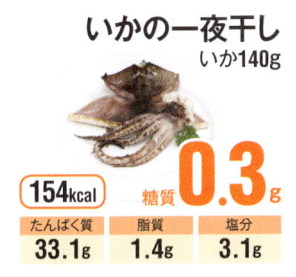

154kcal	糖質 **0.3**g

たんぱく質	脂質	塩分
33.1g	1.4g	3.1g

白身魚の香草パン粉焼き
魚70g

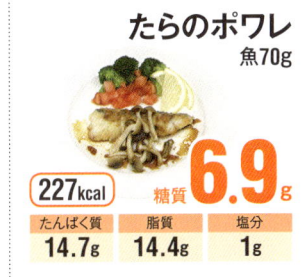

160kcal	糖質 **3.6**g

たんぱく質	脂質	塩分
14.2g	9.2g	0.8g

したびらめのムニエル
魚60g

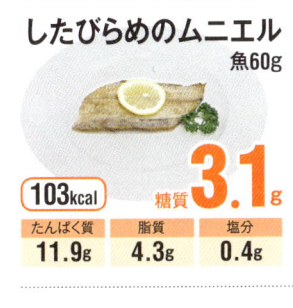

103kcal	糖質 **3.1**g

たんぱく質	脂質	塩分
11.9g	4.3g	0.4g

たらのポワレ
魚70g

227kcal	糖質 **6.9**g

たんぱく質	脂質	塩分
14.7g	14.4g	1g

かれいの煮つけ
魚200g

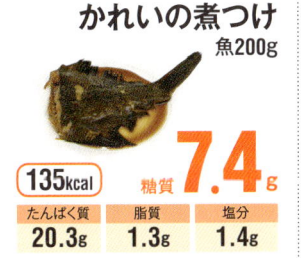

135kcal	糖質 **7.4**g

たんぱく質	脂質	塩分
20.3g	1.3g	1.4g

ぶりだいこん
魚60g

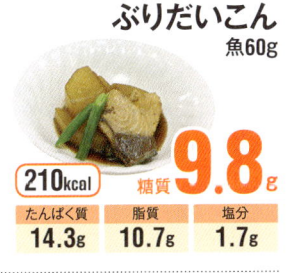

210kcal	糖質 **9.8**g

たんぱく質	脂質	塩分
14.3g	10.7g	1.7g

さばのみそ煮
魚80g

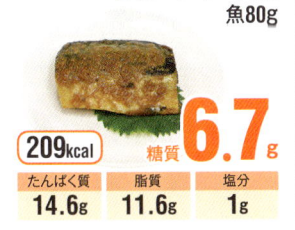

209kcal	糖質 **6.7**g

たんぱく質	脂質	塩分
14.6g	11.6g	1g

いわしのしょうが煮
魚120g

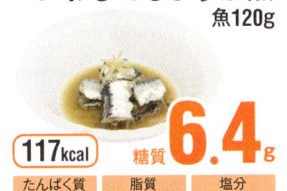

117kcal	糖質 **6.4**g

たんぱく質	脂質	塩分
10.2g	4.4g	1.8g

あじの南蛮漬け
魚133g

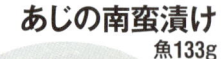

151kcal	糖質 7.2g

たんぱく質	脂質	塩分
12.6g	6.3g	1.3g

あゆの甘露煮
魚90g

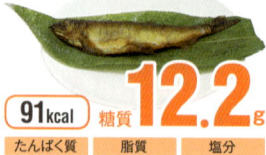

91kcal	糖質 12.2g

たんぱく質	脂質	塩分
6.5g	0.7g	3g

いわしのハンバーグ
魚60g

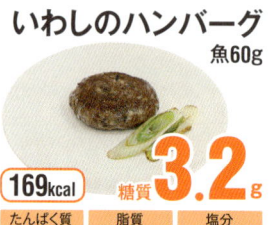

169kcal	糖質 3.2g

たんぱく質	脂質	塩分
11.6g	10.7g	0.9g

まぐろステーキ
魚60g

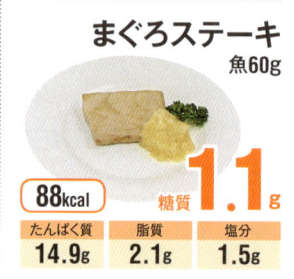

88kcal	糖質 1.1g

たんぱく質	脂質	塩分
14.9g	2.1g	1.5g

さんまの竜田揚げ
3切れ（魚70g）

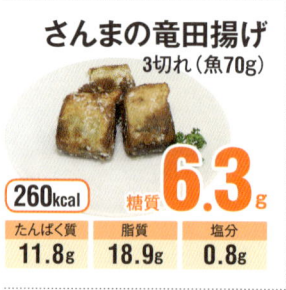

260kcal	糖質 6.3g

たんぱく質	脂質	塩分
11.8g	18.9g	0.8g

白身魚フライ
魚60g

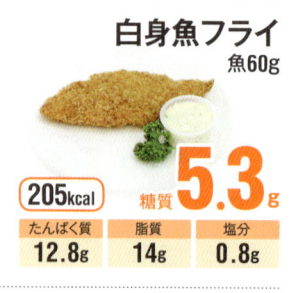

205kcal	糖質 5.3g

たんぱく質	脂質	塩分
12.8g	14g	0.8g

あじフライ
魚70g

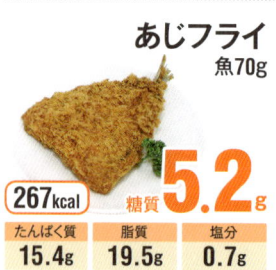

267kcal	糖質 5.2g

たんぱく質	脂質	塩分
15.4g	19.5g	0.7g

えびフライ
3尾（えび70g）

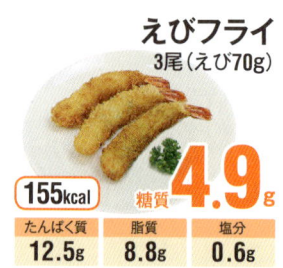

155kcal	糖質 4.9g

たんぱく質	脂質	塩分
12.5g	8.8g	0.6g

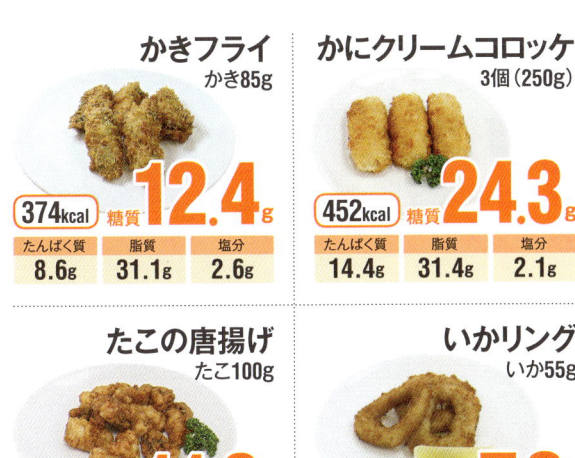

かきフライ
かき85g

374kcal　糖質 **12.4** g

たんぱく質	脂質	塩分
8.6g	31.1g	2.6g

かにクリームコロッケ
3個（250g）

452kcal　糖質 **24.3** g

たんぱく質	脂質	塩分
14.4g	31.4g	2.1g

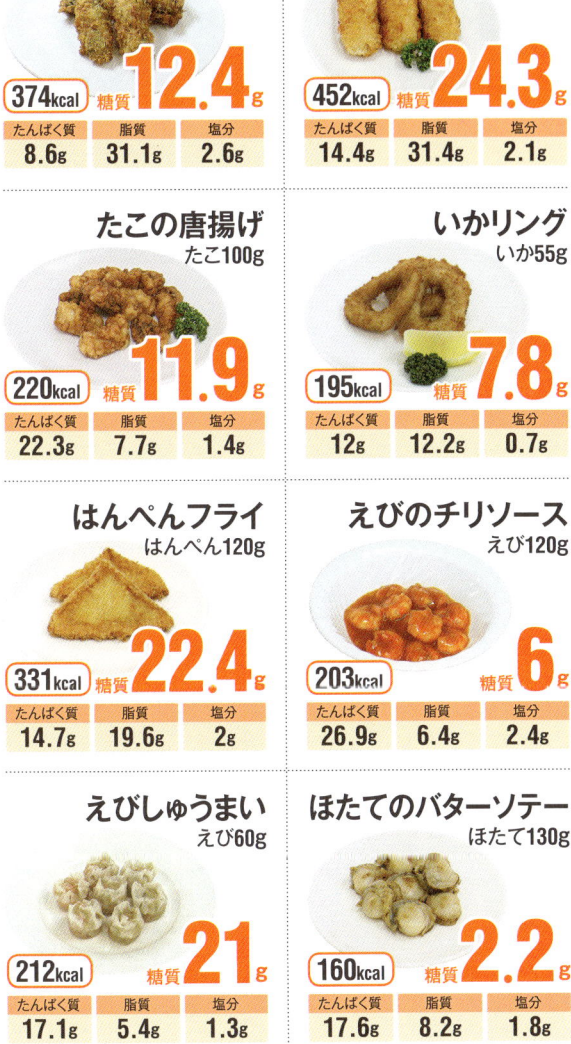

たこの唐揚げ
たこ100g

220kcal　糖質 **11.9** g

たんぱく質	脂質	塩分
22.3g	7.7g	1.4g

いかリング
いか55g

195kcal　糖質 **7.8** g

たんぱく質	脂質	塩分
12g	12.2g	0.7g

はんぺんフライ
はんぺん120g

331kcal　糖質 **22.4** g

たんぱく質	脂質	塩分
14.7g	19.6g	2g

えびのチリソース
えび120g

203kcal　糖質 **6** g

たんぱく質	脂質	塩分
26.9g	6.4g	2.4g

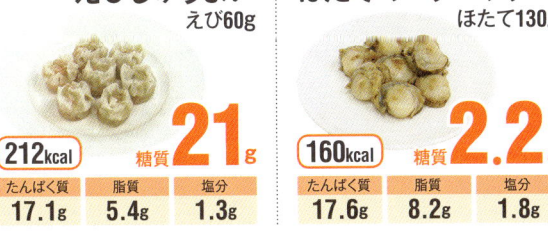

えびしゅうまい
えび60g

212kcal　糖質 **21** g

たんぱく質	脂質	塩分
17.1g	5.4g	1.3g

ほたてのバターソテー
ほたて130g

160kcal　糖質 **2.2** g

たんぱく質	脂質	塩分
17.6g	8.2g	1.8g

定番料理

魚介料理

卵とえびの
マヨネーズ炒め
卵50g
えび50g

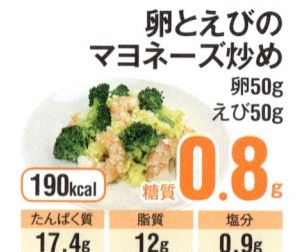

190kcal	糖質 **0.8**g	
たんぱく質	脂質	塩分
17.4g	12g	0.9g

シーフードと野菜の
オイスター炒め
いか40g
えび40g

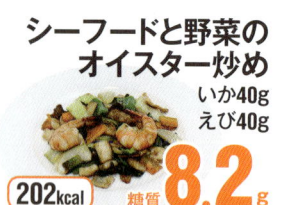

202kcal	糖質 **8.2**g	
たんぱく質	脂質	塩分
16.4g	9.9g	2.3g

あさりバター
あさり125g

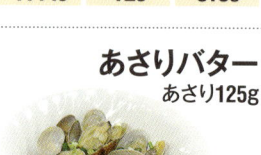

73kcal	糖質 **1.6**g	
たんぱく質	脂質	塩分
3.5g	4.2g	1.6g

シーフードグラタン
えび40g　ほたて50g

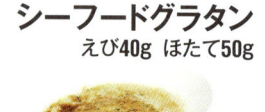

409kcal	糖質 **22.4**g	
たんぱく質	脂質	塩分
25.2g	22.7g	3.2g

白身魚の甘酢あん
魚70g

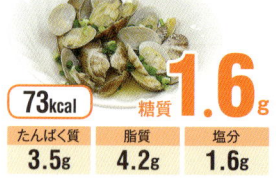

225kcal	糖質 **25.2**g	
たんぱく質	脂質	塩分
14.4g	6.1g	1.9g

白身魚のトマト煮
魚70g

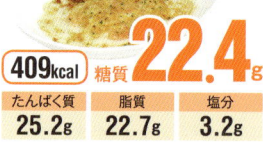

299kcal	糖質 **20.9**g	
たんぱく質	脂質	塩分
17.7g	13.3g	1.8g

白身魚のホワイト
ソース煮
魚60g

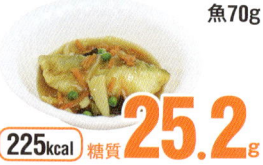
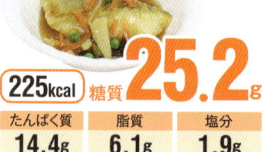

262kcal	糖質 **12.8**g	
たんぱく質	脂質	塩分
16.8g	14.8g	1.1g

ブイヤベース
魚60g
えび47g

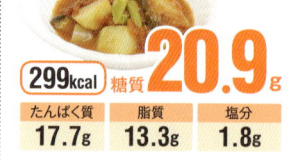
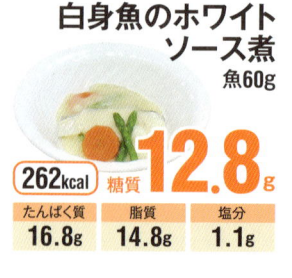
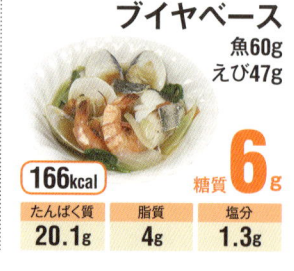

166kcal	糖質 **6**g	
たんぱく質	脂質	塩分
20.1g	4g	1.3g

野菜・いも・きのこ類の料理

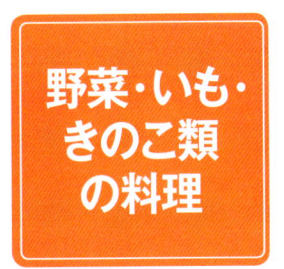

シーフードサラダ
野菜80g　海鮮45g

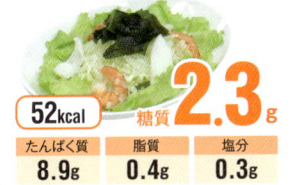

52kcal	糖質	**2.3**g
たんぱく質	脂質	塩分
8.9g	0.4g	0.3g

シーザーサラダ
レタス30g

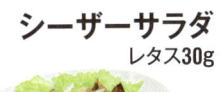

302kcal	糖質	**4.4**g
たんぱく質	脂質	塩分
7.8g	27.2g	1g

ごぼうサラダ
ごぼう50g

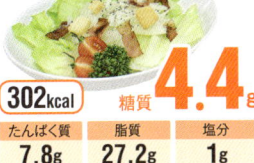

84kcal	糖質	**5.8**g
たんぱく質	脂質	塩分
1.4g	5g	0.4g

コールスローサラダ
キャベツ40g

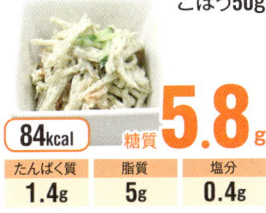

55kcal	糖質	**2.3**g
たんぱく質	脂質	塩分
0.9g	4.4g	0.6g

もろきゅう
きゅうり100g

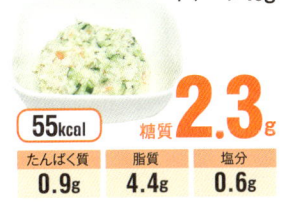

39kcal	糖質	**6.2**g
たんぱく質	脂質	塩分
1.8g	0.4g	0.6g

ほうれんそうのおひたし
ほうれんそう50g

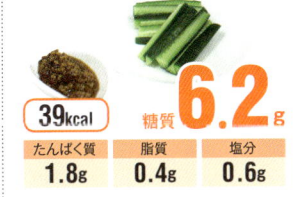

16kcal	糖質	**0.7**g
たんぱく質	脂質	塩分
1.8g	0.3g	0.8g

こまつなのごま和え
こまつな50g

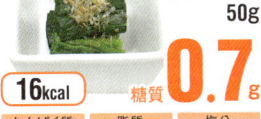

52kcal	糖質	**3.4**g
たんぱく質	脂質	塩分
2.2g	3g	0.6g

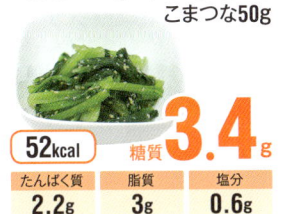

いんげんのかか和え
いんげん50g

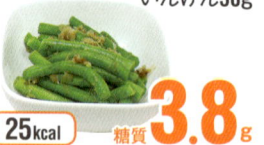

25kcal	糖質	**3.8**g

たんぱく質	脂質	塩分
1.5g	0.1g	0.5g

4色ナムル
もやし40g　ほうれんそう35g

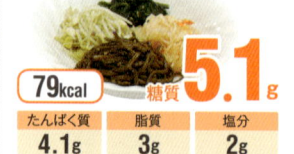

79kcal	糖質	**5.1**g

たんぱく質	脂質	塩分
4.1g	3g	2g

きゅうりとたこの酢のもの
きゅうり50g

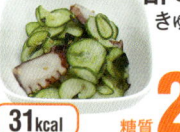

31kcal	糖質	**2.1**g

たんぱく質	脂質	塩分
4.2g	0.4g	1.2g

だいこんなます
だいこん50g

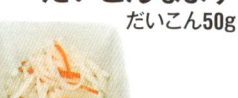

16kcal	糖質	**2.8**g

たんぱく質	脂質	塩分
0.3g	0.1g	0.8g

きんぴらごぼう
ごぼう50g

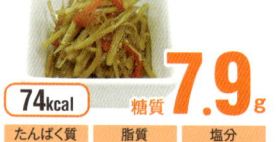

74kcal	糖質	**7.9**g

たんぱく質	脂質	塩分
1.7g	2.4g	0.9g

こまつなと油揚げの煮浸し
こまつな80g

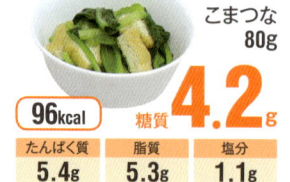

96kcal	糖質	**4.2**g

たんぱく質	脂質	塩分
5.4g	5.3g	1.1g

ほうれんそうのバターソテー
ほうれんそう100g

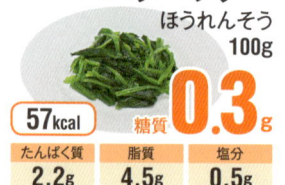

57kcal	糖質	**0.3**g

たんぱく質	脂質	塩分
2.2g	4.5g	0.5g

コーンバター
とうもろこし120g

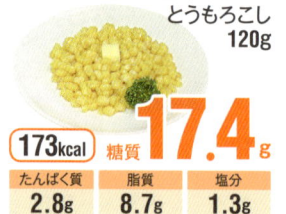

173kcal	糖質	**17.4**g

たんぱく質	脂質	塩分
2.8g	8.7g	1.3g

ゴーヤーチャンプルー
にがうり30g

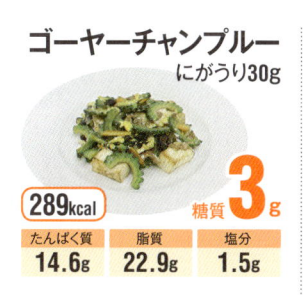

289kcal	糖質 3g	
たんぱく質	脂質	塩分
14.6g	22.9g	1.5g

八宝菜
野菜75g
海鮮45g
肉30g

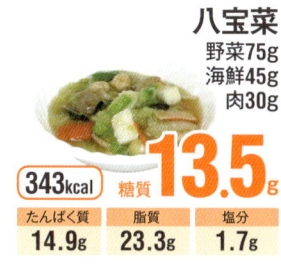

343kcal	糖質 13.5g	
たんぱく質	脂質	塩分
14.9g	23.3g	1.7g

ブロッコリーとえびの炒めもの
ブロッコリー90g
えび60g

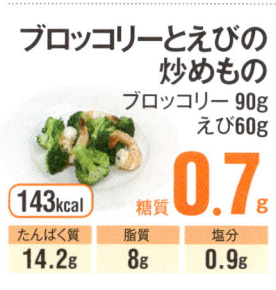

143kcal	糖質 0.7g	
たんぱく質	脂質	塩分
14.2g	8g	0.9g

マーボーなす
なす60g
ひき肉20g

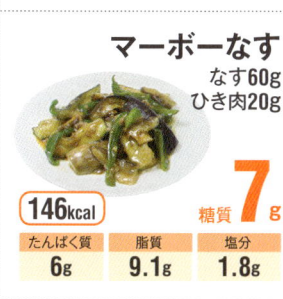

146kcal	糖質 7g	
たんぱく質	脂質	塩分
6g	9.1g	1.8g

なす田楽
なす60g

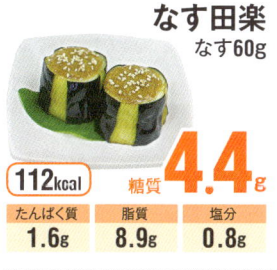

112kcal	糖質 4.4g	
たんぱく質	脂質	塩分
1.6g	8.9g	0.8g

れんこんのはさみ揚げ
れんこん35g
ひき肉25g

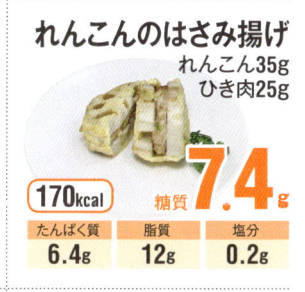

170kcal	糖質 7.4g	
たんぱく質	脂質	塩分
6.4g	12g	0.2g

筑前煮
肉50g

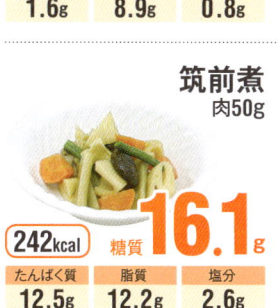

242kcal	糖質 16.1g	
たんぱく質	脂質	塩分
12.5g	12.2g	2.6g

ふろふきだいこん
だいこん100g

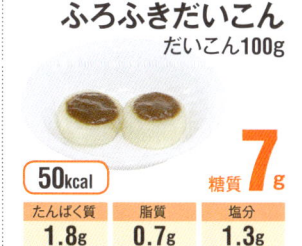

50kcal	糖質 7g	
たんぱく質	脂質	塩分
1.8g	0.7g	1.3g

だいこんといかの煮つけ

だいこん50g
いか40g

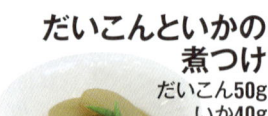

65kcal	糖質 **6.1**g	
たんぱく質	脂質	塩分
7.7g	0.4g	1.4g

かぼちゃの煮つけ

かぼちゃ
100g

128kcal	糖質 **24**g	
たんぱく質	脂質	塩分
2.7g	0.3g	0.8g

かぼちゃコロッケ

1個（かぼちゃ50g
ひき肉25g）

232kcal	糖質 **13.2**g	
たんぱく質	脂質	塩分
6.9g	15.4g	0.6g

たけのこの土佐煮

たけのこ
50g

31kcal	糖質 **3.9**g	
たんぱく質	脂質	塩分
2.4g	0.1g	0.6g

かぶのそぼろ煮

かぶ60g
ひき肉20g

85kcal	糖質 **4.6**g	
たんぱく質	脂質	塩分
4.3g	4.3g	0.7g

チンゲンサイのクリーム煮

チンゲンサイ
60g

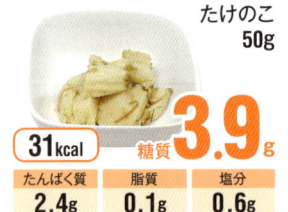

142kcal	糖質 **9.5**g	
たんぱく質	脂質	塩分
7g	8.2g	1.6g

ポトフ

ウインナー 40g
キャベツ80g

219kcal	糖質 **18.5**g	
たんぱく質	脂質	塩分
8g	11.8g	2.3g

ラタトゥイユ

なす50g
ズッキーニ40g

82kcal	糖質 **8.6**g	
たんぱく質	脂質	塩分
2.6g	3.2g	1.1g

生春巻き
ビーフン25g
えび20g

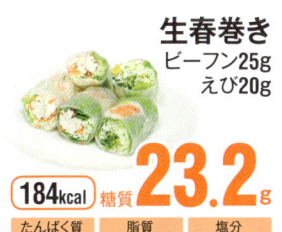

184kcal	糖質 23.2g

たんぱく質	脂質	塩分
17.5g	1.1g	0.1g

きゅうりの漬けもの
きゅうり3枚
15g

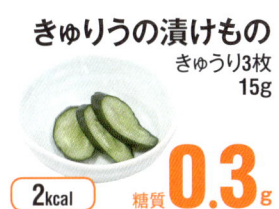

2kcal	糖質 0.3g

たんぱく質	脂質	塩分
0.1g	0g	0.3g

はくさいの漬けもの
はくさい30g

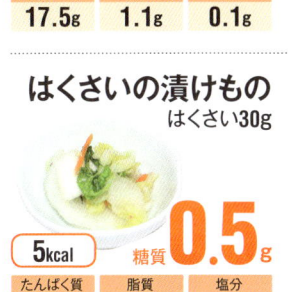

5kcal	糖質 0.5g

たんぱく質	脂質	塩分
0.4g	0g	0.7g

たくあん
たくあん3枚
（22g）

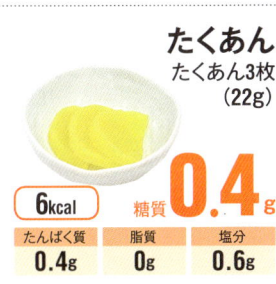

6kcal	糖質 0.4g

たんぱく質	脂質	塩分
0.4g	0g	0.6g

高菜漬け
高菜30g

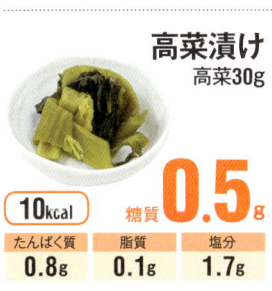

10kcal	糖質 0.5g

たんぱく質	脂質	塩分
0.8g	0.1g	1.7g

マーボーはるさめ
はるさめ（乾）20g
ひき肉15g
にら15g

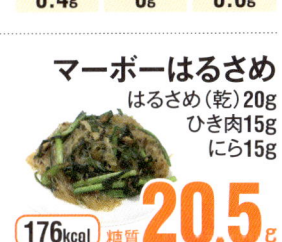

176kcal	糖質 20.5g

たんぱく質	脂質	塩分
4.2g	7.4g	1.5g

こんにゃくのピリ辛煮
こんにゃく
80g

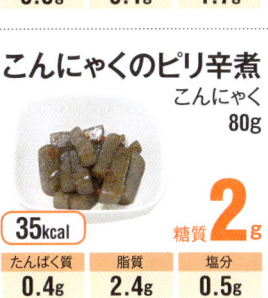

35kcal	糖質 2g

たんぱく質	脂質	塩分
0.4g	2.4g	0.5g

ポテトサラダ
じゃがいも
70g

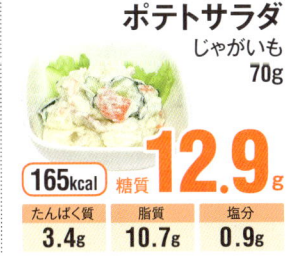

165kcal	糖質 12.9g

たんぱく質	脂質	塩分
3.4g	10.7g	0.9g

コロッケ

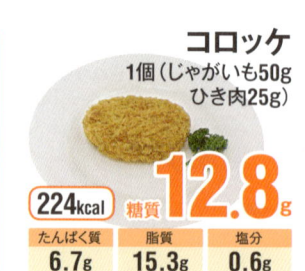

1個（じゃがいも50g
ひき肉25g）

| 224kcal | 糖質 | **12.8**g |

たんぱく質	脂質	塩分
6.7g	15.3g	0.6g

ジャーマンポテト

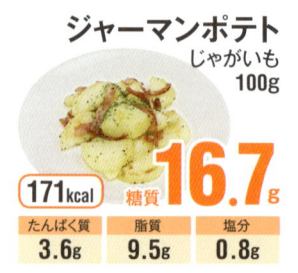

じゃがいも
100g

| 171kcal | 糖質 | **16.7**g |

たんぱく質	脂質	塩分
3.6g	9.5g	0.8g

大学いも

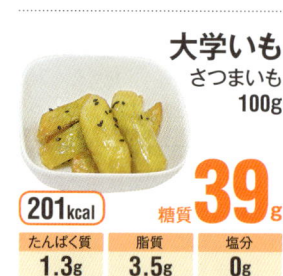

さつまいも
100g

| 201kcal | 糖質 | **39**g |

たんぱく質	脂質	塩分
1.3g	3.5g	0g

さつまいもの
オレンジ煮

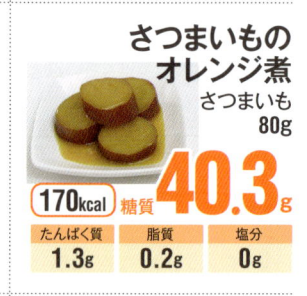

さつまいも
80g

| 170kcal | 糖質 | **40.3**g |

たんぱく質	脂質	塩分
1.3g	0.2g	0g

さといもの煮もの

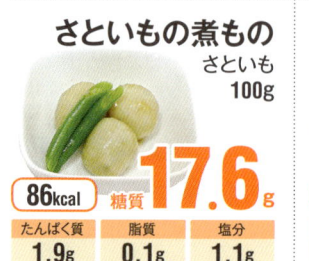

さといも
100g

| 86kcal | 糖質 | **17.6**g |

たんぱく質	脂質	塩分
1.9g	0.1g	1.1g

ながいもの梅肉和え

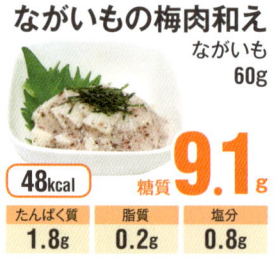

ながいも
60g

| 48kcal | 糖質 | **9.1**g |

たんぱく質	脂質	塩分
1.8g	0.2g	0.8g

きのことポテトの
キッシュ

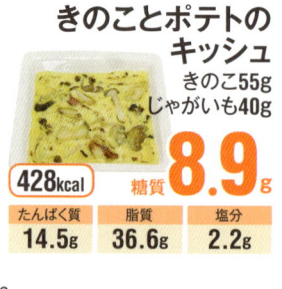

きのこ55g
じゃがいも40g

| 428kcal | 糖質 | **8.9**g |

たんぱく質	脂質	塩分
14.5g	36.6g	2.2g

きのこのマリネ

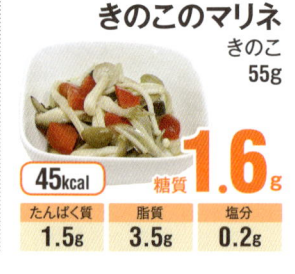

きのこ
55g

| 45kcal | 糖質 | **1.6**g |

たんぱく質	脂質	塩分
1.5g	3.5g	0.2g

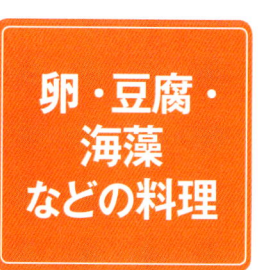

卵・豆腐・海藻などの料理

だし巻き卵
卵50g

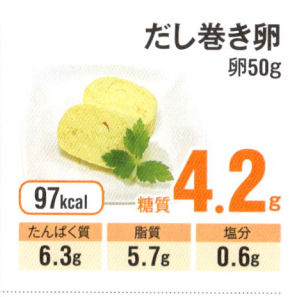

97kcal　糖質 **4.2**g

たんぱく質	脂質	塩分
6.3g	5.7g	0.6g

目玉焼き
卵50g

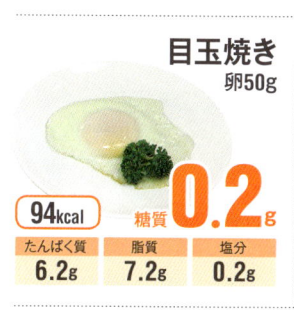

94kcal　糖質 **0.2**g

たんぱく質	脂質	塩分
6.2g	7.2g	0.2g

ゆで卵
卵50g

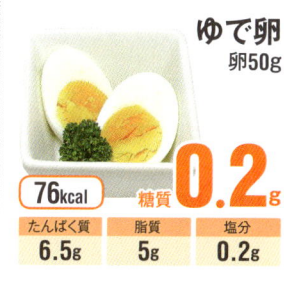

76kcal　糖質 **0.2**g

たんぱく質	脂質	塩分
6.5g	5g	0.2g

ポーチドエッグ
卵50g

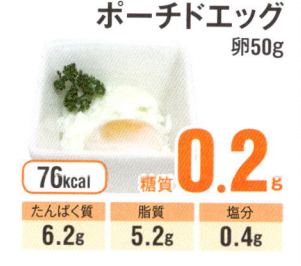

76kcal　糖質 **0.2**g

たんぱく質	脂質	塩分
6.2g	5.2g	0.4g

スペイン風オムレツ
卵50g

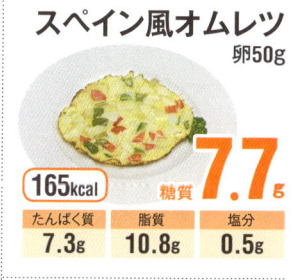

165kcal　糖質 **7.7**g

たんぱく質	脂質	塩分
7.3g	10.8g	0.5g

茶碗蒸し
卵30g
鶏肉15g

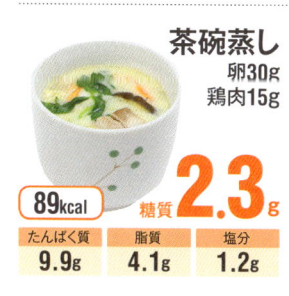

89kcal　糖質 **2.3**g

たんぱく質	脂質	塩分
9.9g	4.1g	1.2g

かに玉
卵80g

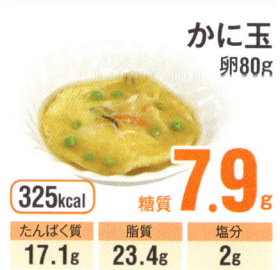

325kcal　糖質 **7.9**g

たんぱく質	脂質	塩分
17.1g	23.4g	2g

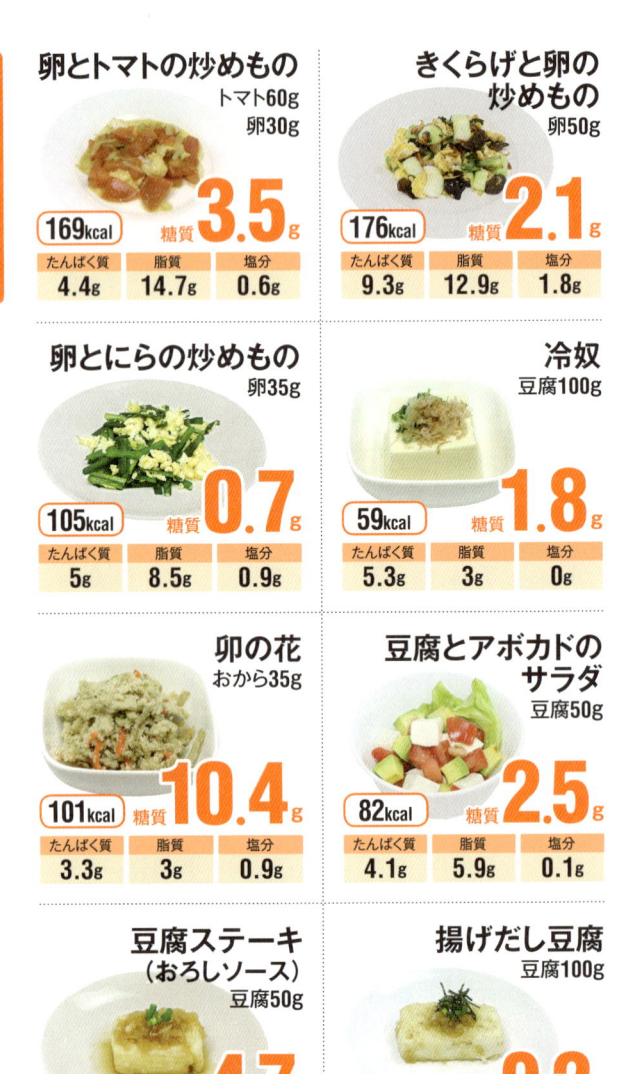

卵とトマトの炒めもの
トマト60g
卵30g

169kcal	糖質 3.5g

たんぱく質	脂質	塩分
4.4g	14.7g	0.6g

きくらげと卵の炒めもの
卵50g

176kcal	糖質 2.1g

たんぱく質	脂質	塩分
9.3g	12.9g	1.8g

卵とにらの炒めもの
卵35g

105kcal	糖質 0.7g

たんぱく質	脂質	塩分
5g	8.5g	0.9g

冷奴
豆腐100g

59kcal	糖質 1.8g

たんぱく質	脂質	塩分
5.3g	3g	0g

卯の花
おから35g

101kcal	糖質 10.4g

たんぱく質	脂質	塩分
3.3g	3g	0.9g

豆腐とアボカドのサラダ
豆腐50g

82kcal	糖質 2.5g

たんぱく質	脂質	塩分
4.1g	5.9g	0.1g

豆腐ステーキ（おろしソース）
豆腐50g

72kcal	糖質 4.7g

たんぱく質	脂質	塩分
3.9g	3.7g	0.5g

揚げだし豆腐
豆腐100g

168kcal	糖質 9.2g

たんぱく質	脂質	塩分
7.4g	10.2g	1g

マーボー豆腐
豆腐200g

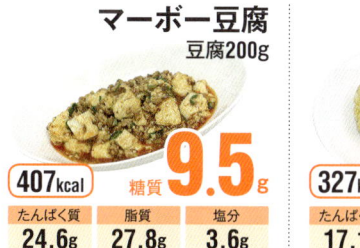

407kcal　糖質 **9.5**g

たんぱく質	脂質	塩分
24.6g	27.8g	3.6g

豆腐ハンバーグ
豆腐50g
鶏ひき肉
50g

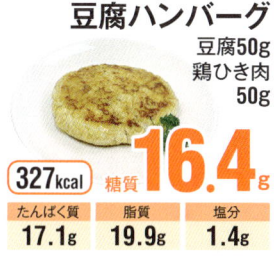

327kcal　糖質 **16.4**g

たんぱく質	脂質	塩分
17.1g	19.9g	1.4g

豆腐グラタン
豆腐100g

301kcal　糖質 **8.9**g

たんぱく質	脂質	塩分
20g	19.5g	1.3g

マカロニサラダ
マカロニ40g

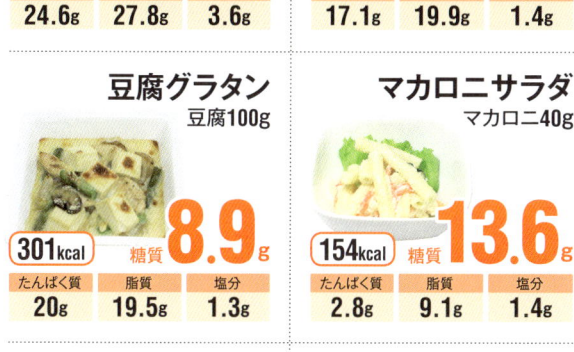

154kcal　糖質 **13.6**g

たんぱく質	脂質	塩分
2.8g	9.1g	1.4g

がんもの含め煮
がんもどき
75g

215kcal　糖質 **7.8**g

たんぱく質	脂質	塩分
12.9g	13.4g	1.8g

高野豆腐の含め煮
高野豆腐
15g

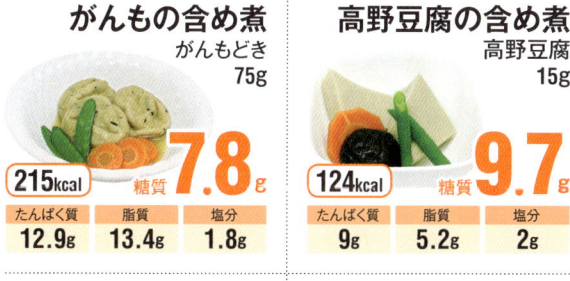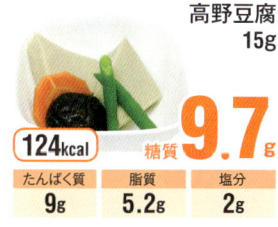

124kcal　糖質 **9.7**g

たんぱく質	脂質	塩分
9g	5.2g	2g

厚揚げのはさみ煮
厚揚げ
60g

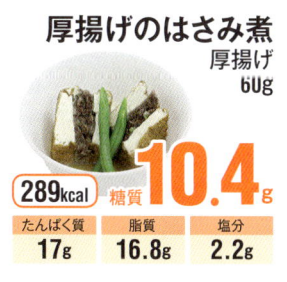

289kcal　糖質 **10.4**g

たんぱく質	脂質	塩分
17g	16.8g	2.2g

おからサラダ
おから
35g

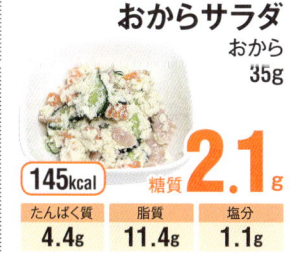

145kcal　糖質 **2.1**g

たんぱく質	脂質	塩分
4.4g	11.4g	1.1g

ごま豆腐

ごま豆腐
85g

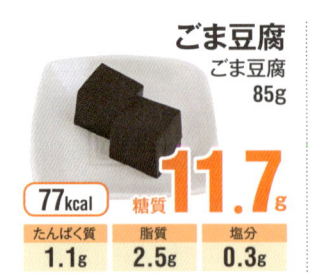

77kcal	糖質 **11.7**g		
たんぱく質	脂質	塩分	
1.1g	2.5g	0.3g	

海ぶどうの刺身

海ぶどう
30g

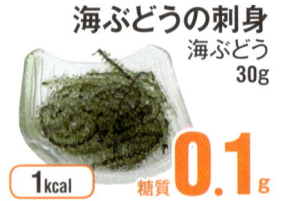

1kcal	糖質 **0.1**g		
たんぱく質	脂質	塩分	
0.2g	0g	0.2g	

もずくときゅうりの酢のもの

もずく30g
きゅうり40g

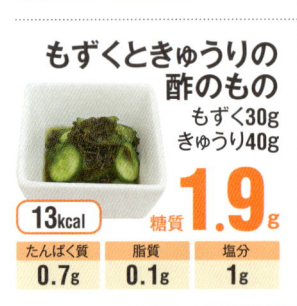

13kcal	糖質 **1.9**g		
たんぱく質	脂質	塩分	
0.7g	0.1g	1g	

ひじきの煮つけ

干しひじき
4g

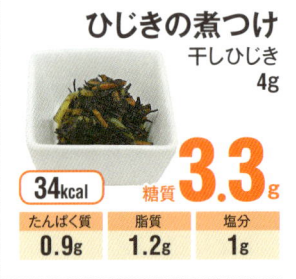

34kcal	糖質 **3.3**g		
たんぱく質	脂質	塩分	
0.9g	1.2g	1g	

ひじきの白和え

干しひじき2g
豆腐40g

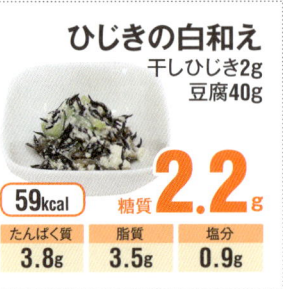

59kcal	糖質 **2.2**g		
たんぱく質	脂質	塩分	
3.8g	3.5g	0.9g	

にしんの昆布巻き

昆布10g
魚15g

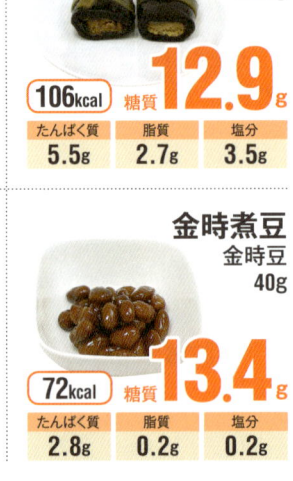

106kcal	糖質 **12.9**g		
たんぱく質	脂質	塩分	
5.5g	2.7g	3.5g	

だいず五目煮

だいず
45g

112kcal	糖質 **10.3**g		
たんぱく質	脂質	塩分	
7.1g	3.1g	1.6g	

金時煮豆

金時豆
40g

72kcal	糖質 **13.4**g		
たんぱく質	脂質	塩分	
2.8g	0.2g	0.2g	

鍋・汁もの など

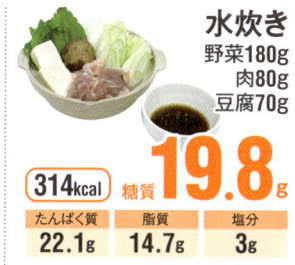

水炊き
野菜180g
肉80g
豆腐70g

314kcal	糖質 19.8g		
たんぱく質	脂質	塩分	
22.1g	14.7g	3g	

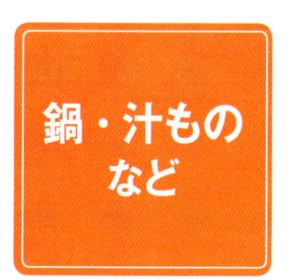

すき焼き
肉90g
豆腐50g

588kcal	糖質 15g		
たんぱく質	脂質	塩分	
25.6g	43.3g	2.4g	

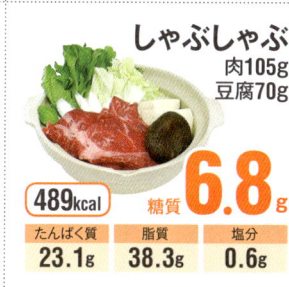

しゃぶしゃぶ
肉105g
豆腐70g

489kcal	糖質 6.8g		
たんぱく質	脂質	塩分	
23.1g	38.3g	0.6g	

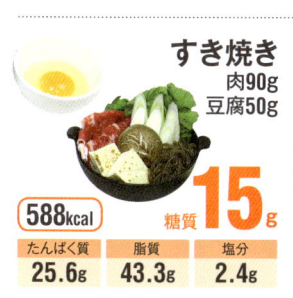

キムチ鍋
野菜140g
肉60g
キムチ50g

304kcal	糖質 10.9g		
たんぱく質	脂質	塩分	
21.3g	17g	3g	

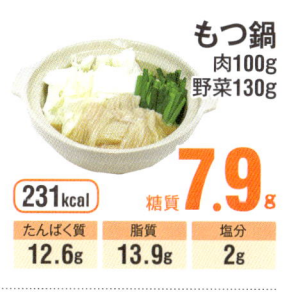

もつ鍋
肉100g
野菜130g

231kcal	糖質 7.9g		
たんぱく質	脂質	塩分	
12.6g	13.9g	2g	

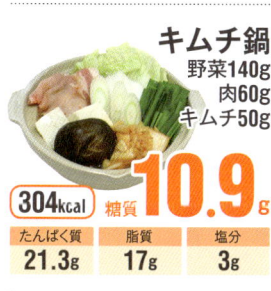

たらちり
魚60g
豆腐60g

135kcal	糖質 7.4g		
たんぱく質	脂質	塩分	
16.6g	2.9g	0.6g	

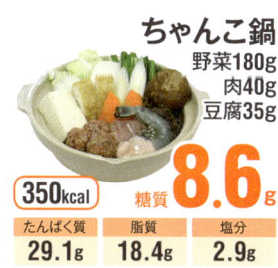

ちゃんこ鍋
野菜180g
肉40g
豆腐35g

350kcal	糖質 8.6g		
たんぱく質	脂質	塩分	
29.1g	18.4g	2.9g	

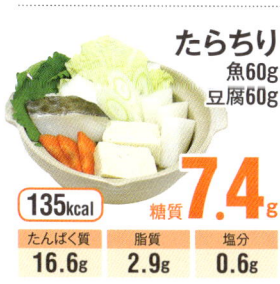

きりたんぽ鍋
きりたんぽ140g
鶏肉60g
野菜95g

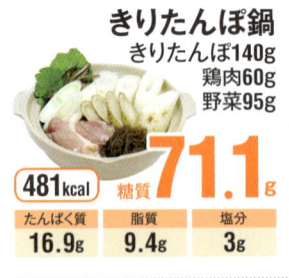

481kcal	糖質 **71.1**g

たんぱく質	脂質	塩分
16.9g	9.4g	3g

石狩鍋
野菜230g
魚200g

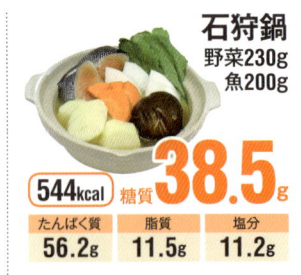

544kcal	糖質 **38.5**g

たんぱく質	脂質	塩分
56.2g	11.5g	11.2g

豆腐のみそ汁
1杯（185g）

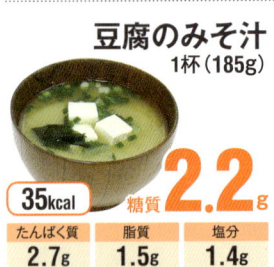

35kcal	糖質 **2.2**g

たんぱく質	脂質	塩分
2.7g	1.5g	1.4g

あさりのみそ汁
1杯（180g）

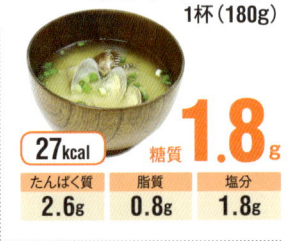

27kcal	糖質 **1.8**g

たんぱく質	脂質	塩分
2.6g	0.8g	1.8g

ふのみそ汁
1杯（150g）

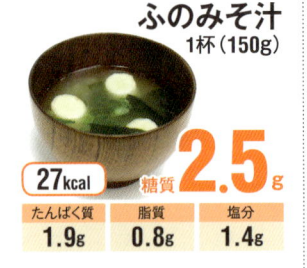

27kcal	糖質 **2.5**g

たんぱく質	脂質	塩分
1.9g	0.8g	1.4g

赤だし
1杯（170g）

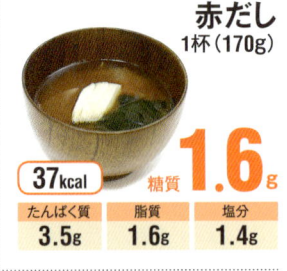

37kcal	糖質 **1.6**g

たんぱく質	脂質	塩分
3.5g	1.6g	1.4g

かき玉汁
1杯（150g）

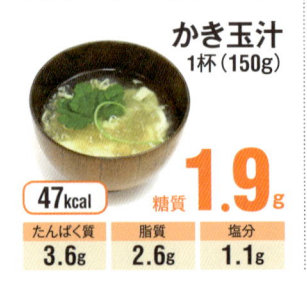

47kcal	糖質 **1.9**g

たんぱく質	脂質	塩分
3.6g	2.6g	1.1g

つみれ汁
1杯（200g）

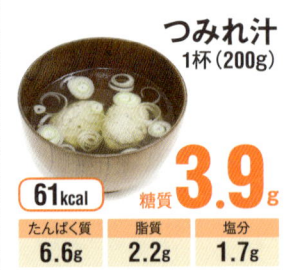

61kcal	糖質 **3.9**g

たんぱく質	脂質	塩分
6.6g	2.2g	1.7g

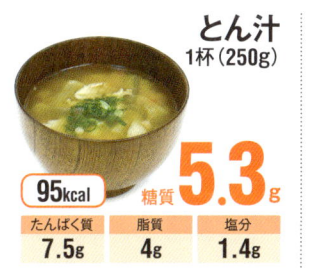

とん汁
1杯(250g)

95kcal	糖質 **5.3**g

たんぱく質	脂質	塩分
7.5g	4g	1.4g

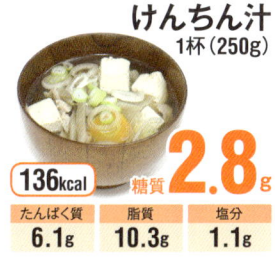

けんちん汁
1杯(250g)

136kcal	糖質 **2.8**g

たんぱく質	脂質	塩分
6.1g	10.3g	1.1g

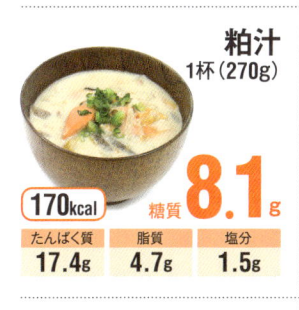

粕汁
1杯(270g)

170kcal	糖質 **8.1**g

たんぱく質	脂質	塩分
17.4g	4.7g	1.5g

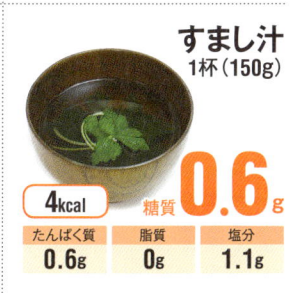

すまし汁
1杯(150g)

4kcal	糖質 **0.6**g

たんぱく質	脂質	塩分
0.6g	0g	1.1g

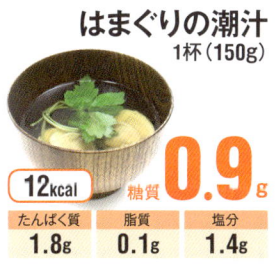

はまぐりの潮汁
1杯(150g)

12kcal	糖質 **0.9**g

たんぱく質	脂質	塩分
1.8g	0.1g	1.4g

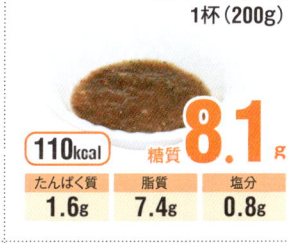

ガスパチョ
1杯(200g)

110kcal	糖質 **8.1**g

たんぱく質	脂質	塩分
1.6g	7.4g	0.8g

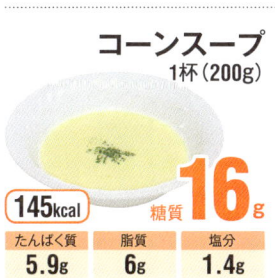

コーンスープ
1杯(200g)

145kcal	糖質 **16**g

たんぱく質	脂質	塩分
5.9g	6g	1.4g

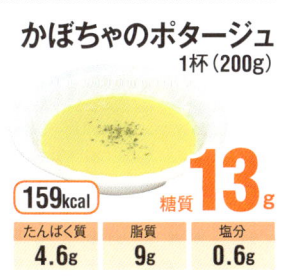

かぼちゃのポタージュ
1杯(200g)

159kcal	糖質 **13**g

たんぱく質	脂質	塩分
4.6g	9g	0.6g

クラムチャウダー
1杯(320g)

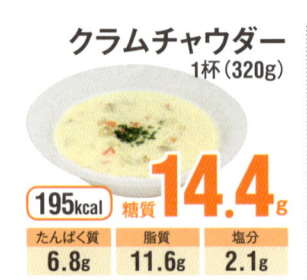

195kcal 糖質 **14.4**g

たんぱく質	脂質	塩分
6.8g	11.6g	2.1g

ミネストローネ
1杯(270g)

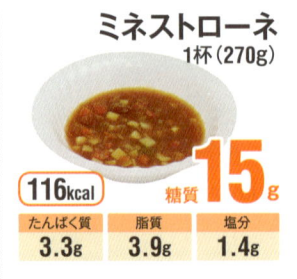

116kcal 糖質 **15**g

たんぱく質	脂質	塩分
3.3g	3.9g	1.4g

コンソメ スープ
1杯(170g)

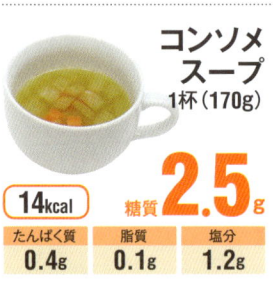

14kcal 糖質 **2.5**g

たんぱく質	脂質	塩分
0.4g	0.1g	1.2g

オニオングラタン スープ
1杯(280g)

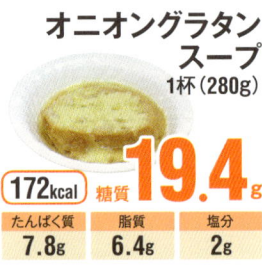

172kcal 糖質 **19.4**g

たんぱく質	脂質	塩分
7.8g	6.4g	2g

わかめ スープ
1杯(155g)

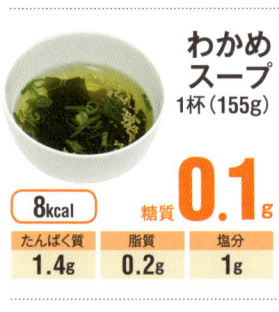

8kcal 糖質 **0.1**g

たんぱく質	脂質	塩分
1.4g	0.2g	1g

卵スープ
1杯(175g)

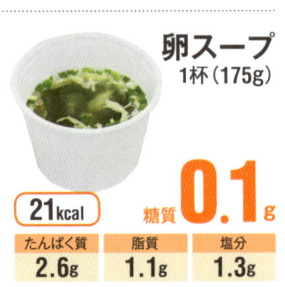

21kcal 糖質 **0.1**g

たんぱく質	脂質	塩分
2.6g	1.1g	1.3g

ワンタンスープ
1杯(230g)

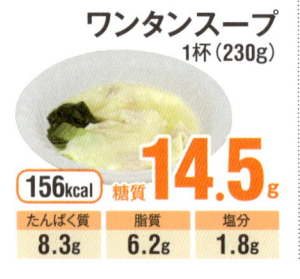

156kcal 糖質 **14.5**g

たんぱく質	脂質	塩分
8.3g	6.2g	1.8g

ふかひれスープ
1杯(240g)

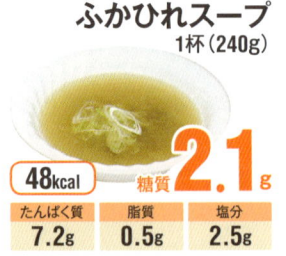

48kcal 糖質 **2.1**g

たんぱく質	脂質	塩分
7.2g	0.5g	2.5g

Part 4

外食・テイクアウト

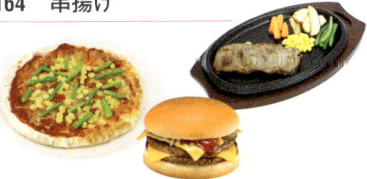

ファストフード

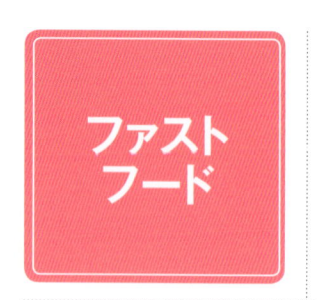

ファストフード

ハンバーガー

1個（108g）
マクドナルド

260kcal 糖質 **28.6**g

たんぱく質	脂質	塩分
13.3g	9.6g	1.9g

チーズバーガー

1個（122g）
マクドナルド

310kcal 糖質 **29.1**g

たんぱく質	脂質	塩分
16.2g	13.5g	2.4g

チキンクリスプ

1個（128g）
マクドナルド

358kcal 糖質 **35.6**g

たんぱく質	脂質	塩分
12.8g	17.4g	2g

エッグチーズバーガー

1個（173g）
マクドナルド

390kcal 糖質 **29.3**g

たんぱく質	脂質	塩分
22.7g	19g	2.5g

フィレオフィッシュ

1個（139g）
マクドナルド

341kcal 糖質 **35**g

たんぱく質	脂質	塩分
15.6g	14.6g	1.4g

えびフィレオ

1個（179g）
マクドナルド

391kcal 糖質 **43.5**g

たんぱく質	脂質	塩分
12.5g	17.6g	2.2g

てりやきマックバーガー

1個（164g）
マクドナルド

519kcal 糖質 **39.3**g

たんぱく質	脂質	塩分
15.4g	32.7g	2g

※P146〜147、P168掲載のマクドナルド商品の糖質量は、マクドナルド公開のデータに基づき編集部が算出しています。

ダブルチーズバーガー

1個（178g）
マクドナルド

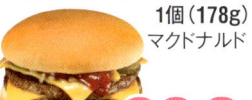

463kcal　糖質　**29.6**g

たんぱく質	脂質	塩分
27.4g	25.2g	3.8g

ビッグマック

1個（225g）
マクドナルド

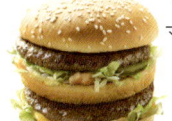

530kcal　糖質　**39**g

たんぱく質	脂質	塩分
27.1g	28.2g	3.4g

ソーセージマフィン

1個（111g）
マクドナルド

388kcal　糖質　**24.7**g

たんぱく質	脂質	塩分
15.1g	24.6g	1.8g

マックグリドル ベーコンエッグ

1個（165g）
マクドナルド

396kcal　糖質　**40.6**g

たんぱく質	脂質	塩分
15.7g	18.1g	2.6g

マックフライ ポテト（M）

1個（135g）
マクドナルド

454kcal　糖質　**48.8**g

たんぱく質	脂質	塩分
5.3g	24.2g	0.6g

チキンマックナゲット

5ピース（＋バーベキューソース）

1個（120g）
マクドナルド

313kcal　糖質　**19.8**g

たんぱく質	脂質	塩分
14.6g	19g	1.7g

シャカチキチェダー チーズ

1個（96g）
マクドナルド

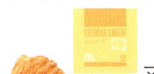

235kcal　糖質　**17.9**g

たんぱく質	脂質	塩分
15.2g	11g	2g

ホット アップルパイ

1個（81g）
マクドナルド

211kcal　糖質　**25.5**g

たんぱく質	脂質	塩分
1.7g	10.9g	0.6g

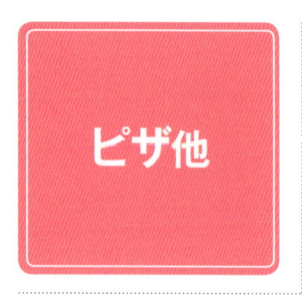

ピザ他

ピザ

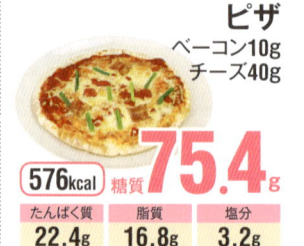

ベーコン10g
チーズ40g

| 576kcal | 糖質 | **75.4**g |

たんぱく質	脂質	塩分
22.4g	16.8g	3.2g

ピザ（肉系）

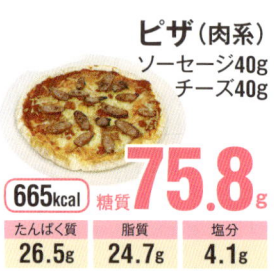

ソーセージ40g
チーズ40g

| 665kcal | 糖質 | **75.8**g |

たんぱく質	脂質	塩分
26.5g	24.7g	4.1g

ピザ（魚介系）

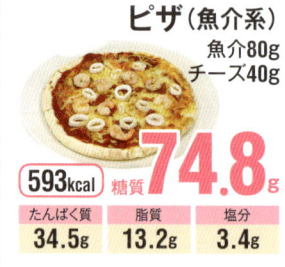

魚介80g
チーズ40g

| 593kcal | 糖質 | **74.8**g |

たんぱく質	脂質	塩分
34.5g	13.2g	3.4g

ピザ（野菜系）

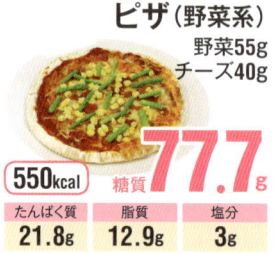

野菜55g
チーズ40g

| 550kcal | 糖質 | **77.7**g |

たんぱく質	脂質	塩分
21.8g	12.9g	3g

ライスバーガー

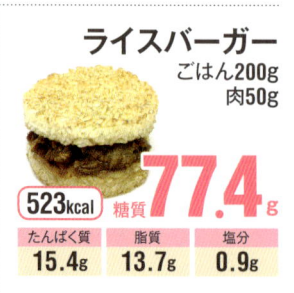

ごはん200g
肉50g

| 523kcal | 糖質 | **77.4**g |

たんぱく質	脂質	塩分
15.4g	13.7g	0.9g

フランクフルト

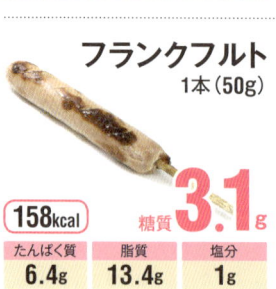

1本（50g）

| 158kcal | 糖質 | **3.1**g |

たんぱく質	脂質	塩分
6.4g	13.4g	1g

アメリカンドッグ

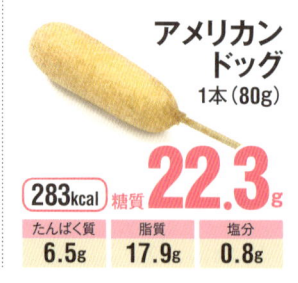

1本（80g）

| 283kcal | 糖質 | **22.3**g |

たんぱく質	脂質	塩分
6.5g	17.9g	0.8g

クレープ

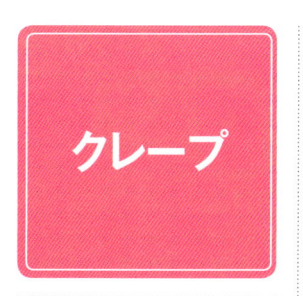

チョコバナナクレープ
200g

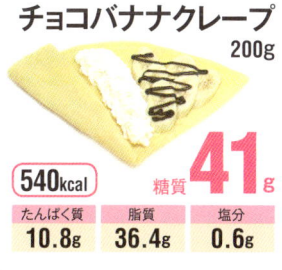

540kcal 　糖質 **41**g

たんぱく質	脂質	塩分
10.8g	36.4g	0.6g

いちごクレープ
210g

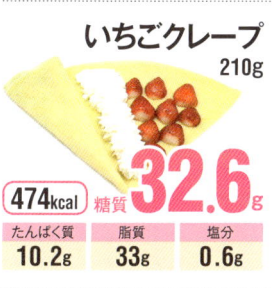

474kcal 糖質 **32.6**g

たんぱく質	脂質	塩分
10.2g	33g	0.6g

ブルーベリークレープ
190g

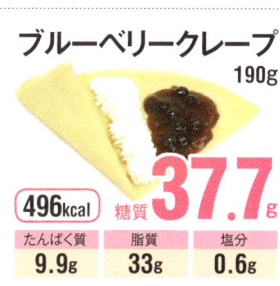

496kcal 糖質 **37.7**g

たんぱく質	脂質	塩分
9.9g	33g	0.6g

フルーツクレープ
245g

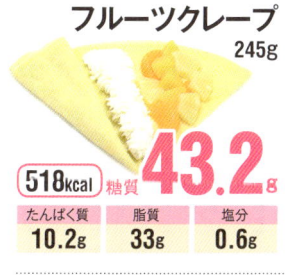

518kcal 糖質 **43.2**g

たんぱく質	脂質	塩分
10.2g	33g	0.6g

ツナサラダクレープ
165g

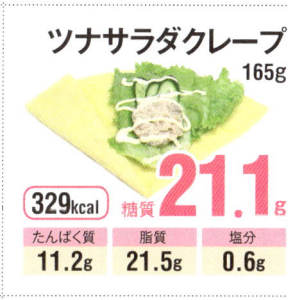

329kcal 糖質 **21.1**g

たんぱく質	脂質	塩分
11.2g	21.5g	0.6g

ハムエッグクレープ
200g

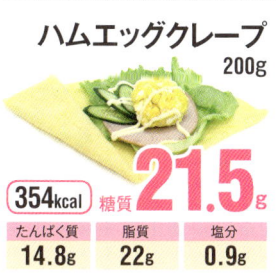

354kcal 糖質 **21.5**g

たんぱく質	脂質	塩分
14.8g	22g	0.9g

チーズハムクレープ
150g

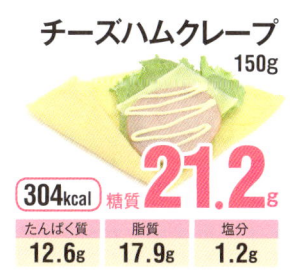

304kcal 糖質 **21.2**g

たんぱく質	脂質	塩分
12.6g	17.9g	1.2g

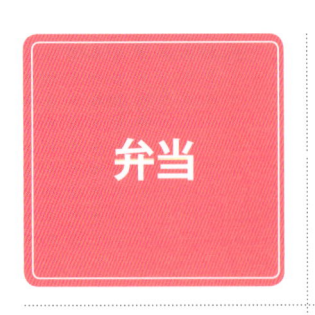

弁当

幕の内弁当
ごはん280g

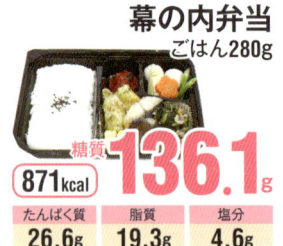

糖質 136.1g
871kcal

たんぱく質	脂質	塩分
26.6g	19.3g	4.6g

のり弁当
ごはん250g
魚50g

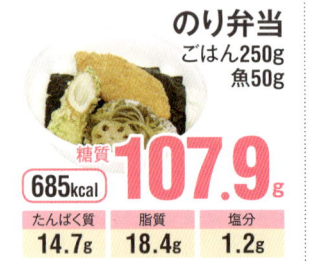

糖質 107.9g
685kcal

たんぱく質	脂質	塩分
14.7g	18.4g	1.2g

さけ弁当
ごはん280g
魚100g

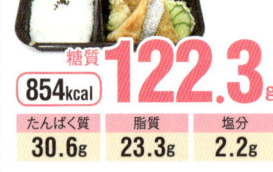

糖質 122.3g
854kcal

たんぱく質	脂質	塩分
30.6g	23.3g	2.2g

唐揚げ弁当
ごはん280g
肉120g

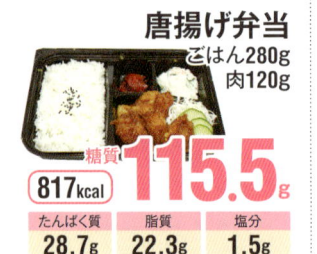

糖質 115.5g
817kcal

たんぱく質	脂質	塩分
28.7g	22.3g	1.5g

すき焼き弁当
ごはん280g
肉90g

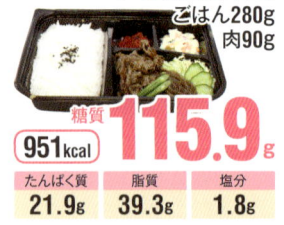

糖質 115.9g
951kcal

たんぱく質	脂質	塩分
21.9g	39.3g	1.8g

ロースカツ弁当
ごはん280g
肉100g

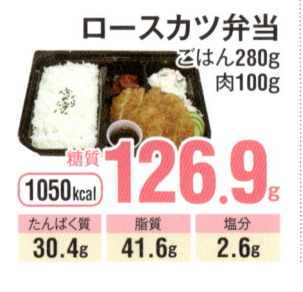

糖質 126.9g
1050kcal

たんぱく質	脂質	塩分
30.4g	41.6g	2.6g

えびフライ弁当
ごはん280g
えびフライ
80g

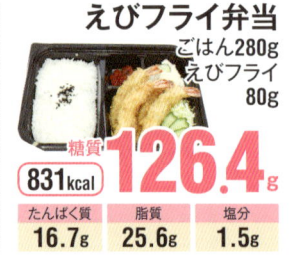

糖質 126.4g
831kcal

たんぱく質	脂質	塩分
16.7g	25.6g	1.5g

定食など

焼き魚定食
ごはん200g
魚45g

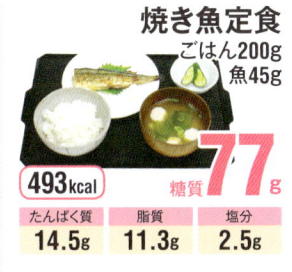

493kcal　糖質 77g

たんぱく質	脂質	塩分
14.5g	11.3g	2.5g

野菜炒め定食
ごはん200g
野菜125g

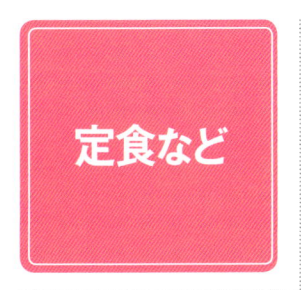

598kcal　糖質 81g

たんぱく質	脂質	塩分
19.2g	18.4g	3.2g

しょうが焼き定食
ごはん200g
肉90g

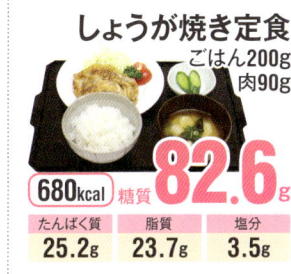

680kcal　糖質 82.6g

たんぱく質	脂質	塩分
25.2g	23.7g	3.5g

さばみそ煮定食
ごはん200g
魚80g

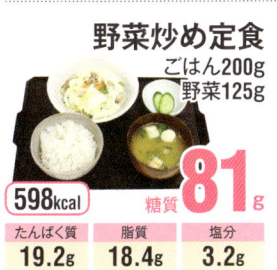

575kcal　糖質 83.2g

たんぱく質	脂質	塩分
21.7g	13g	2.7g

煮魚定食
ごはん200g
魚100g

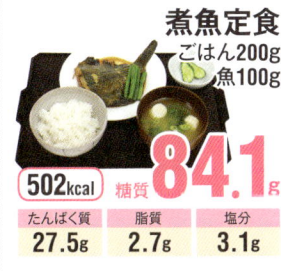

502kcal　糖質 84.1g

たんぱく質	脂質	塩分
27.5g	2.7g	3.1g

天ぷら定食
ごはん200g
えび20g
魚20g

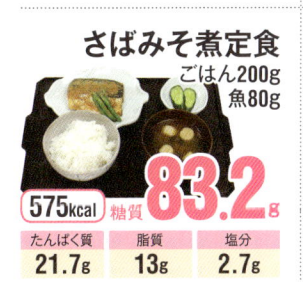

糖質 108.5g　802kcal

たんぱく質	脂質	塩分
22.6g	26.1g	3.8g

刺身定食
ごはん200g
刺身60g

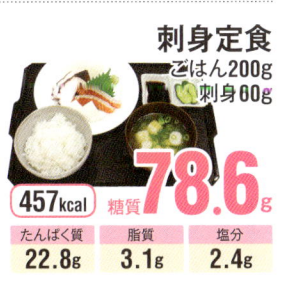

457kcal　糖質 78.6g

たんぱく質	脂質	塩分
22.8g	3.1g	2.4g

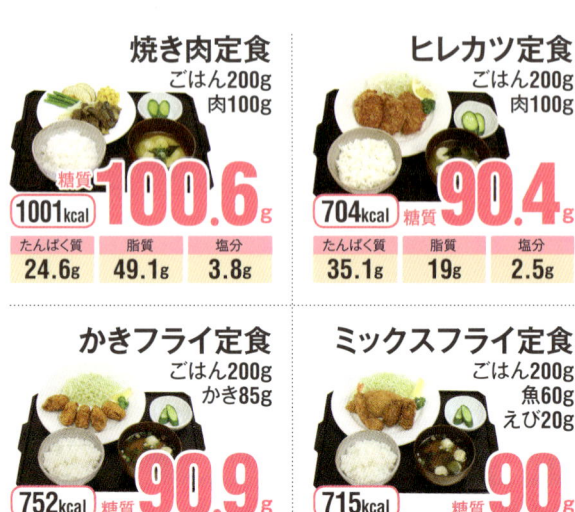

焼き肉定食
ごはん200g
肉100g

1001kcal 糖質 **100.6**g

たんぱく質	脂質	塩分
24.6g	49.1g	3.8g

ヒレカツ定食
ごはん200g
肉100g

704kcal 糖質 **90.4**g

たんぱく質	脂質	塩分
35.1g	19g	2.5g

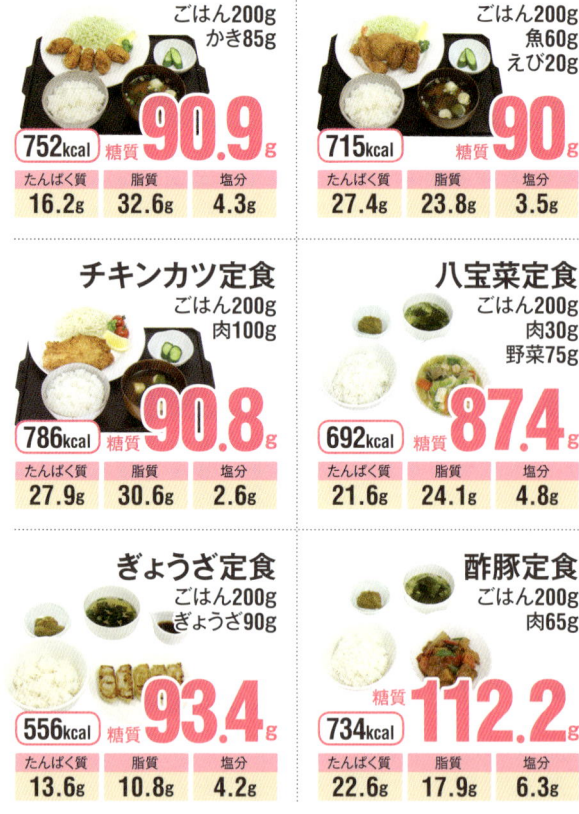

かきフライ定食
ごはん200g
かき85g

752kcal 糖質 **90.9**g

たんぱく質	脂質	塩分
16.2g	32.6g	4.3g

ミックスフライ定食
ごはん200g
魚60g
えび20g

715kcal 糖質 **90**g

たんぱく質	脂質	塩分
27.4g	23.8g	3.5g

チキンカツ定食
ごはん200g
肉100g

786kcal 糖質 **90.8**g

たんぱく質	脂質	塩分
27.9g	30.6g	2.6g

八宝菜定食
ごはん200g
肉30g
野菜75g

692kcal 糖質 **87.4**g

たんぱく質	脂質	塩分
21.6g	24.1g	4.8g

ぎょうざ定食
ごはん200g
ぎょうざ90g

556kcal 糖質 **93.4**g

たんぱく質	脂質	塩分
13.6g	10.8g	4.2g

酢豚定食
ごはん200g
肉65g

734kcal 糖質 **112.2**g

たんぱく質	脂質	塩分
22.6g	17.9g	6.3g

マーボー豆腐定食

ごはん200g
豆腐100g

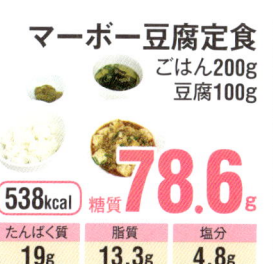

538kcal 糖質 **78.6**g

たんぱく質	脂質	塩分
19g	13.3g	4.8g

かに玉定食

ごはん200g
卵80g
かに30g

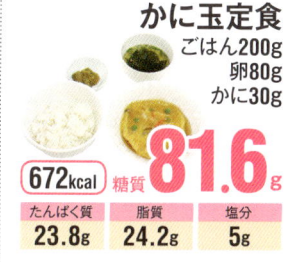

672kcal 糖質 **81.6**g

たんぱく質	脂質	塩分
23.8g	24.2g	5g

パン・コンソメスープセット

パン60g
スープ170g

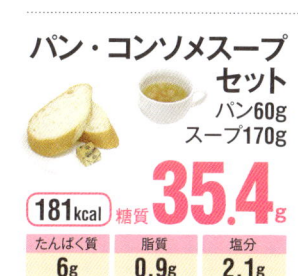

181kcal 糖質 **35.4**g

たんぱく質	脂質	塩分
6g	0.9g	2.1g

パン・サラダ・スープセット

パン30g サラダ55g
スープ160g

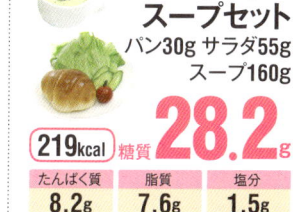

219kcal 糖質 **28.2**g

たんぱく質	脂質	塩分
8.2g	7.6g	1.5g

和風ハンバーグ

肉100g

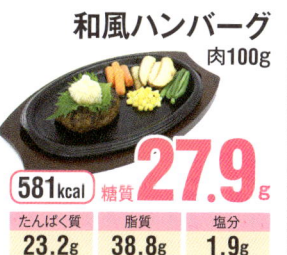

581kcal 糖質 **27.9**g

たんぱく質	脂質	塩分
23.2g	38.8g	1.9g

デミグラスハンバーグ

肉100g

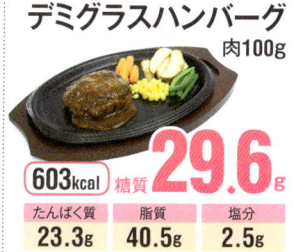

603kcal 糖質 **29.6**g

たんぱく質	脂質	塩分
23.3g	40.5g	2.5g

イタリアンハンバーグ

肉100g

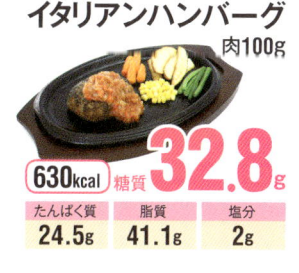

630kcal 糖質 **32.8**g

たんぱく質	脂質	塩分
24.5g	41.1g	2g

ビーフステーキ

肉130g

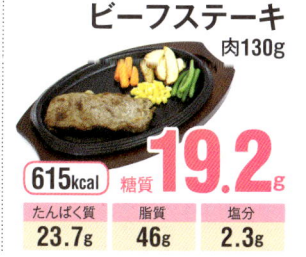

615kcal 糖質 **19.2**g

たんぱく質	脂質	塩分
23.7g	46g	2.3g

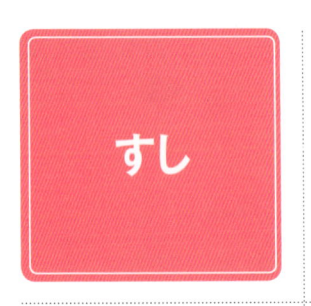

すし

まぐろのにぎり
2貫（ごはん46g）

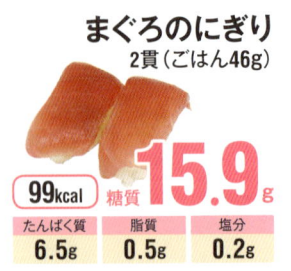

| 99kcal | 糖質 **15.9**g |

たんぱく質	脂質	塩分
6.5g	0.5g	0.2g

あじのにぎり
2貫（ごはん46g）

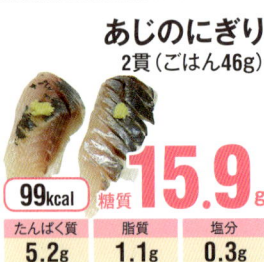

| 99kcal | 糖質 **15.9**g |

たんぱく質	脂質	塩分
5.2g	1.1g	0.3g

サーモンのにぎり
2貫（ごはん46g）

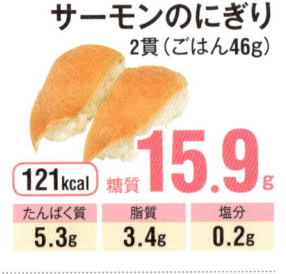

| 121kcal | 糖質 **15.9**g |

たんぱく質	脂質	塩分
5.3g	3.4g	0.2g

かんぱちのにぎり
2貫（ごはん46g）

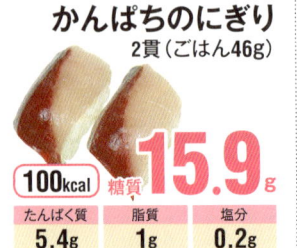

| 100kcal | 糖質 **15.9**g |

たんぱく質	脂質	塩分
5.4g	1g	0.2g

あまえびのにぎり
2貫（ごはん46g）

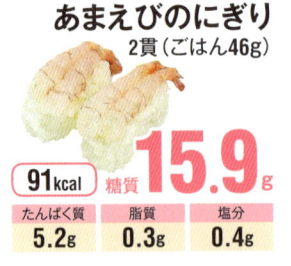

| 91kcal | 糖質 **15.9**g |

たんぱく質	脂質	塩分
5.2g	0.3g	0.4g

えびのにぎり
2貫（ごはん46g）

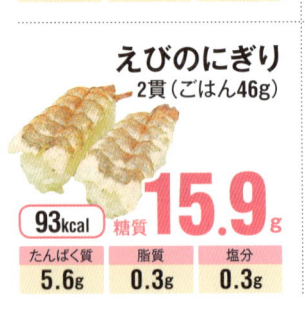

| 93kcal | 糖質 **15.9**g |

たんぱく質	脂質	塩分
5.6g	0.3g	0.3g

ほたてのにぎり
2貫（ごはん46g）

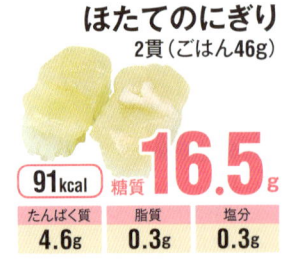

| 91kcal | 糖質 **16.5**g |

たんぱく質	脂質	塩分
4.6g	0.3g	0.3g

いかのにぎり
2貫（ごはん46g）

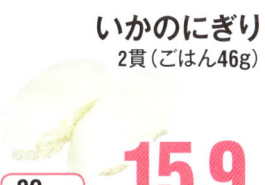

89kcal　糖質 **15.9**g

たんぱく質	脂質	塩分
4.6g	0.3g	0.3g

穴子のにぎり
2貫（ごはん46g）

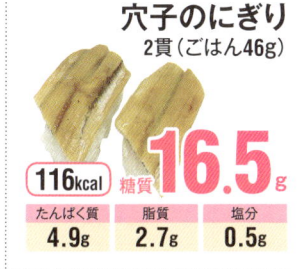

116kcal　糖質 **16.5**g

たんぱく質	脂質	塩分
4.9g	2.7g	0.5g

たまごのにぎり
2貫（ごはん46g）

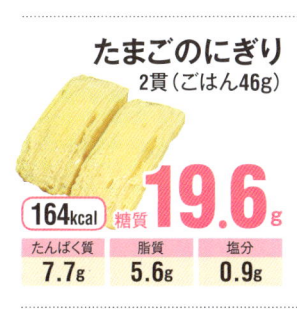

164kcal　糖質 **19.6**g

たんぱく質	脂質	塩分
7.7g	5.6g	0.9g

かずのこのにぎり
2貫（ごはん46g）

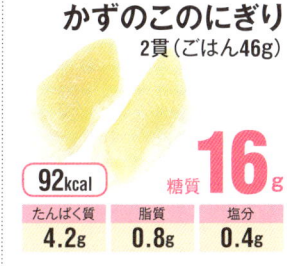

92kcal　糖質 **16**g

たんぱく質	脂質	塩分
4.2g	0.8g	0.4g

ねぎトロの軍艦巻き
2貫（ごはん46g）

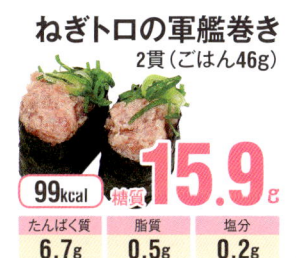

99kcal　糖質 **15.9**g

たんぱく質	脂質	塩分
6.7g	0.5g	0.2g

うにの軍艦巻き
2貫（ごはん46g）

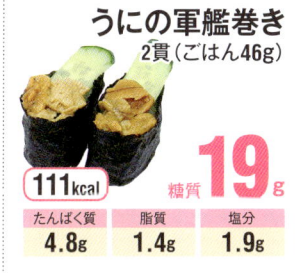

111kcal　糖質 **19**g

たんぱく質	脂質	塩分
4.8g	1.4g	1.9g

いくらの軍艦巻き
2貫（ごはん46g）

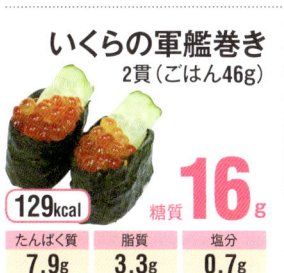

129kcal　糖質 **16**g

たんぱく質	脂質	塩分
7.9g	3.3g	0.7g

カッパ巻き
6貫（ごはん55g）

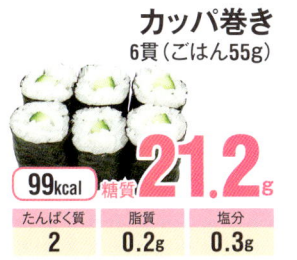

99kcal　糖質 **21.2**g

たんぱく質	脂質	塩分
2	0.2g	0.3g

焼き鳥

鶏もも串
肉25g

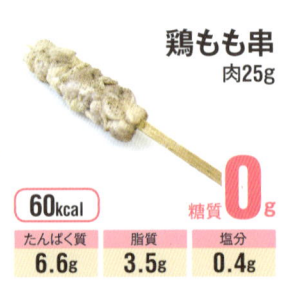

60kcal	糖質 **0**g

たんぱく質	脂質	塩分
6.6g	3.5g	0.4g

鶏もも串（たれ）
肉25g

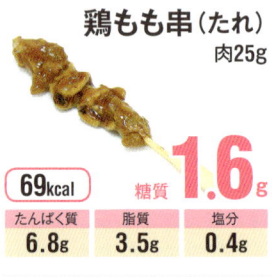

69kcal	糖質 **1.6**g

たんぱく質	脂質	塩分
6.8g	3.5g	0.4g

ねぎま串（たれ）
肉20g

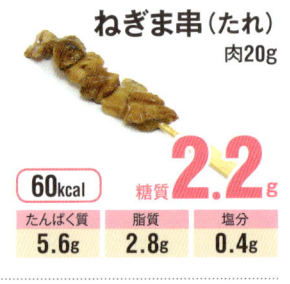

60kcal	糖質 **2.2**g

たんぱく質	脂質	塩分
5.6g	2.8g	0.4g

つくね串（たれ）
肉40g

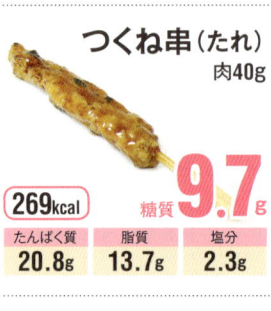

269kcal	糖質 **9.7**g

たんぱく質	脂質	塩分
20.8g	13.7g	2.3g

鶏皮串（たれ）
鶏皮30g

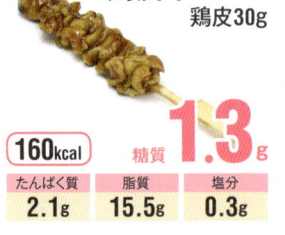

160kcal	糖質 **1.3**g

たんぱく質	脂質	塩分
2.1g	15.5g	0.3g

ささみ串（たれ）
肉30g

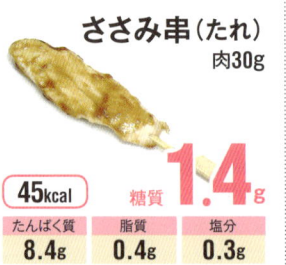

45kcal	糖質 **1.4**g

たんぱく質	脂質	塩分
8.4g	0.4g	0.3g

レバー串（たれ）
肉30g

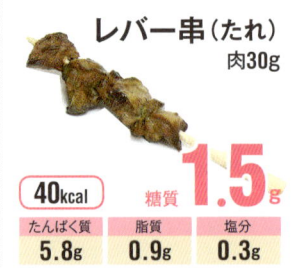

40kcal	糖質 **1.5**g

たんぱく質	脂質	塩分
5.8g	0.9g	0.3g

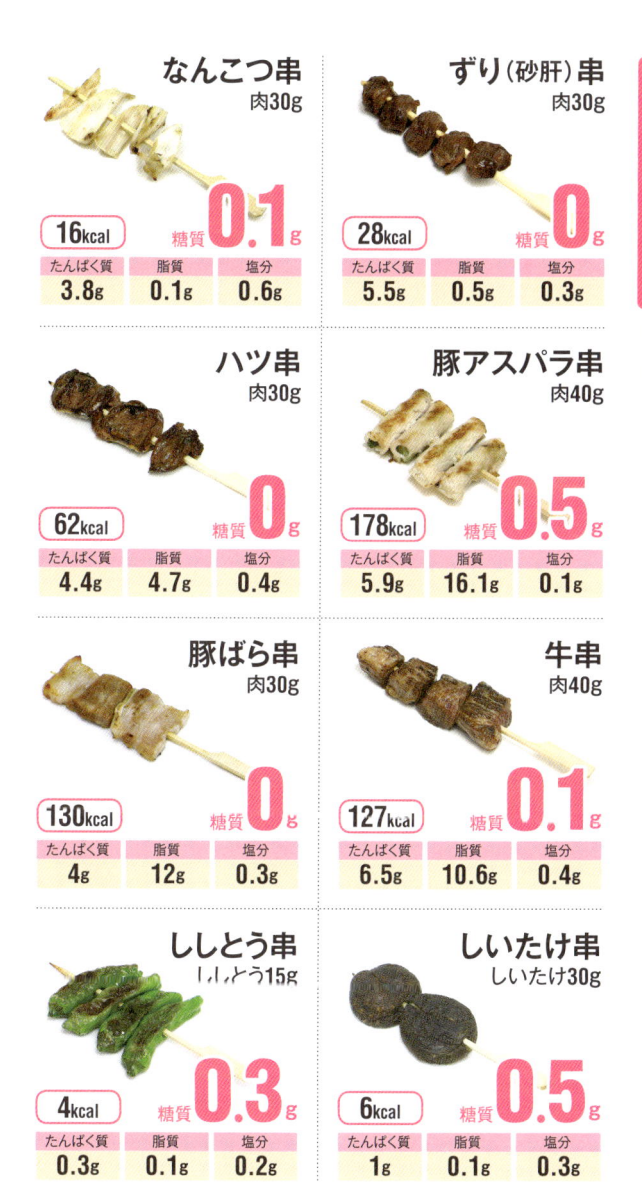

なんこつ串
肉30g

16kcal 　糖質 **0.1**g

たんぱく質	脂質	塩分
3.8g	0.1g	0.6g

ずり（砂肝）串
肉30g

28kcal 　糖質 **0**g

たんぱく質	脂質	塩分
5.5g	0.5g	0.3g

ハツ串
肉30g

62kcal 　糖質 **0**g

たんぱく質	脂質	塩分
4.4g	4.7g	0.4g

豚アスパラ串
肉40g

178kcal 　糖質 **0.5**g

たんぱく質	脂質	塩分
5.9g	16.1g	0.1g

豚ばら串
肉30g

130kcal 　糖質 **0**g

たんぱく質	脂質	塩分
4g	12g	0.3g

牛串
肉40g

127kcal 　糖質 **0.1**g

たんぱく質	脂質	塩分
6.5g	10.6g	0.4g

ししとう串
ししとう15g

4kcal 　糖質 **0.3**g

たんぱく質	脂質	塩分
0.3g	0.1g	0.2g

しいたけ串
しいたけ30g

6kcal 　糖質 **0.5**g

たんぱく質	脂質	塩分
1g	0.1g	0.3g

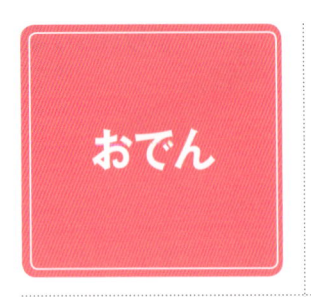

おでん

だいこん
だいこん
100g

28kcal 糖質 **4.5**g

たんぱく質	脂質	塩分
0.9g	0.1g	0.9g

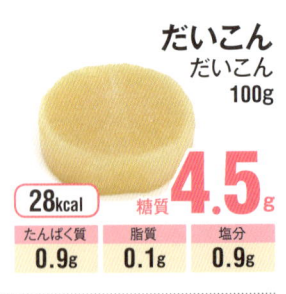

こんにゃく
こんにゃく60g

9kcal 糖質 **1.1**g

たんぱく質	脂質	塩分
0.4g	Tr	0.6g

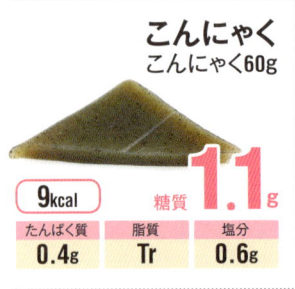

たまご
卵50g

81kcal 糖質 **1**g

たんぱく質	脂質	塩分
6.4g	5.2g	0.7g

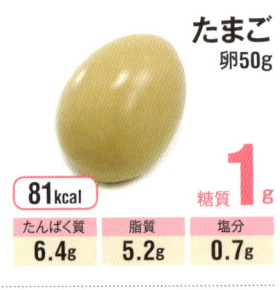

もち入り巾着
もち20g

113kcal 糖質 **10.7**g

たんぱく質	脂質	塩分
4.5g	5.3g	0.3g

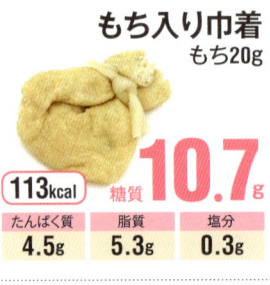

昆布
昆布6g

10kcal 糖質 **2.4**g

たんぱく質	脂質	塩分
0.6g	0.1g	0.6g

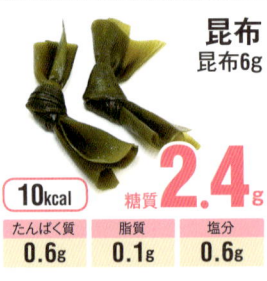

さつま揚げ
さつま揚げ
60g

90kcal 糖質 **9.5**g

たんぱく質	脂質	塩分
7.9g	2.2g	2.1g

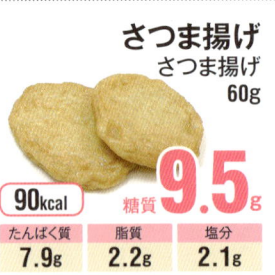

はんぺん
はんぺん
100g

105kcal 糖質 **13.4**g

たんぱく質	脂質	塩分
10.6g	1g	3.1g

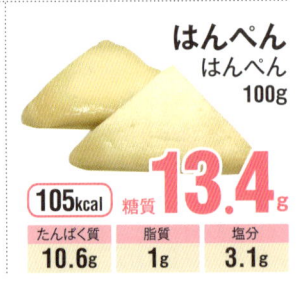

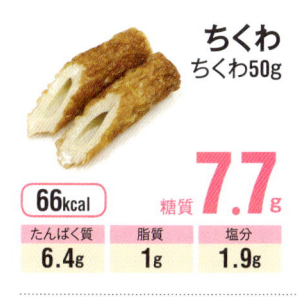

ちくわ
ちくわ50g

66kcal

糖質 **7.7**g

たんぱく質	脂質	塩分
6.4g	1g	1.9g

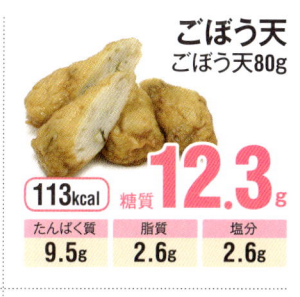

ごぼう天
ごぼう天80g

113kcal

糖質 **12.3**g

たんぱく質	脂質	塩分
9.5g	2.6g	2.6g

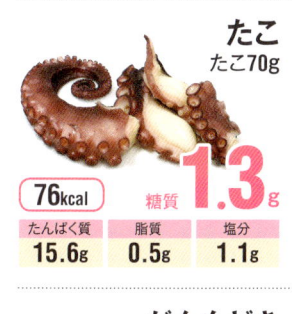

たこ
たこ70g

76kcal

糖質 **1.3**g

たんぱく質	脂質	塩分
15.6g	0.5g	1.1g

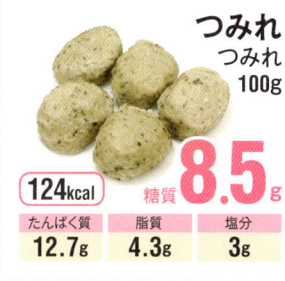

つみれ
つみれ100g

124kcal

糖質 **8.5**g

たんぱく質	脂質	塩分
12.7g	4.3g	3g

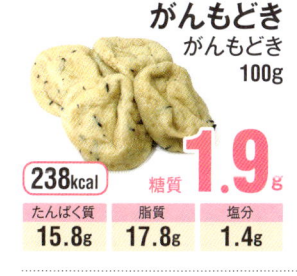

がんもどき
がんもどき100g

238kcal

糖質 **1.9**g

たんぱく質	脂質	塩分
15.8g	17.8g	1.4g

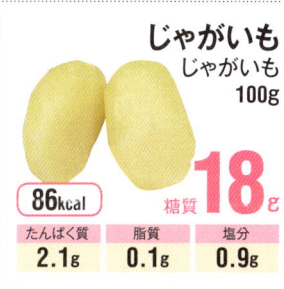

じゃがいも
じゃがいも100g

86kcal

糖質 **18**g

たんぱく質	脂質	塩分
2.1g	0.1g	0.9g

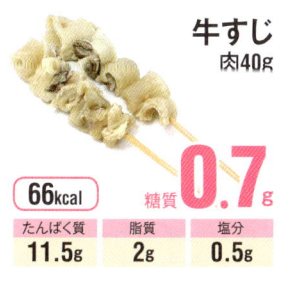

牛すじ
肉40g

66kcal

糖質 **0.7**g

たんぱく質	脂質	塩分
11.5g	2g	0.5g

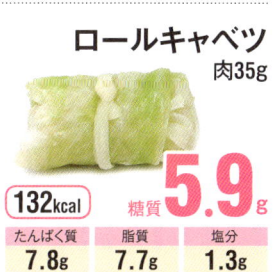

ロールキャベツ
肉35g

132kcal

糖質 **5.9**g

たんぱく質	脂質	塩分
7.8g	7.7g	1.3g

焼き肉

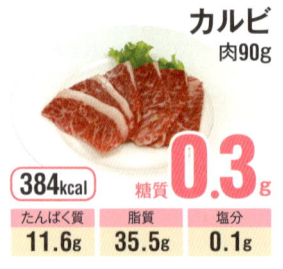

カルビ
肉90g

384kcal	糖質 **0.3**g

たんぱく質	脂質	塩分
11.6g	35.5g	0.1g

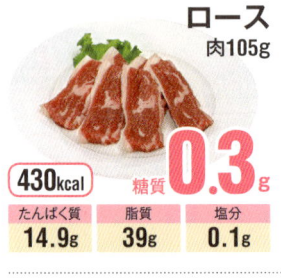

ロース
肉105g

430kcal	糖質 **0.3**g

たんぱく質	脂質	塩分
14.9g	39g	0.1g

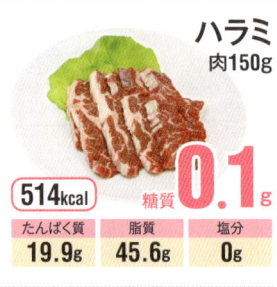

ハラミ
肉150g

514kcal	糖質 **0.1**g

たんぱく質	脂質	塩分
19.9g	45.6g	0g

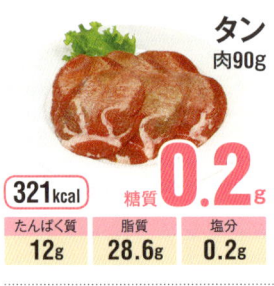

タン
肉90g

321kcal	糖質 **0.2**g

たんぱく質	脂質	塩分
12g	28.6g	0.2g

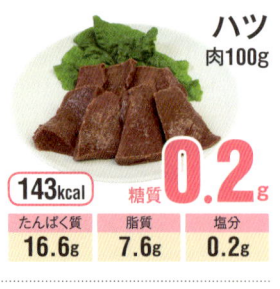

ハツ
肉100g

143kcal	糖質 **0.2**g

たんぱく質	脂質	塩分
16.6g	7.6g	0.2g

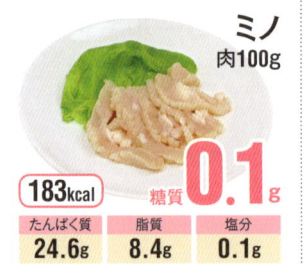

ミノ
肉100g

183kcal	糖質 **0.1**g

たんぱく質	脂質	塩分
24.6g	8.4g	0.1g

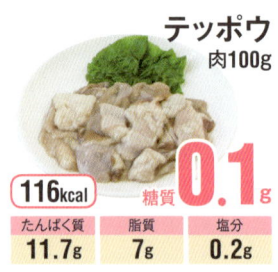

テッポウ
肉100g

116kcal	糖質 **0.1**g

たんぱく質	脂質	塩分
11.7g	7g	0.2g

ヒモ
肉100g

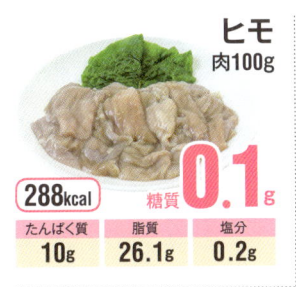

288kcal 　糖質 **0.1**g

たんぱく質	脂質	塩分
10g	26.1g	0.2g

ホルモン
肉100g

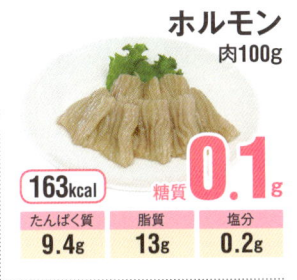

163kcal 　糖質 **0.1**g

たんぱく質	脂質	塩分
9.4g	13g	0.2g

とんトロ
肉90g

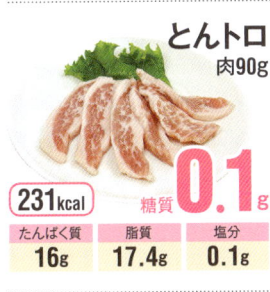

231kcal 　糖質 **0.1**g

たんぱく質	脂質	塩分
16g	17.4g	0.1g

鶏肉
肉120g

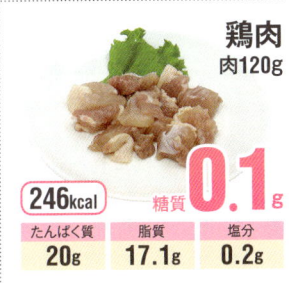

246kcal 　糖質 **0.1**g

たんぱく質	脂質	塩分
20g	17.1g	0.2g

魚介類
海鮮160g

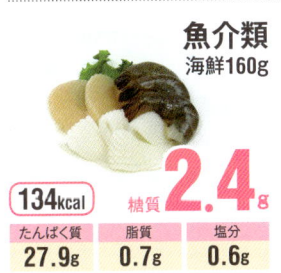

134kcal 　糖質 **2.4**g

たんぱく質	脂質	塩分
27.9g	0.7g	0.6g

ウインナー
肉70g

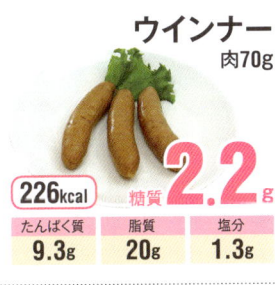

226kcal 　糖質 **2.2**g

たんぱく質	脂質	塩分
9.3g	20g	1.3g

野菜盛り合わせ
たまねぎ75g
キャベツ50g

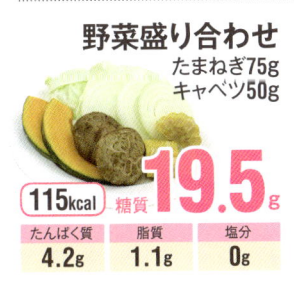

115kcal 糖質 **19.5**g

たんぱく質	脂質	塩分
4.2g	1.1g	0g

ユッケ
肉100g

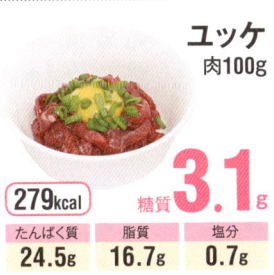

279kcal 　糖質 **3.1**g

たんぱく質	脂質	塩分
24.5g	16.7g	0.7g

天ぷら

白身魚天ぷら
魚20g

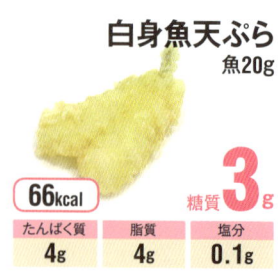

66kcal 　糖質 **3**g

たんぱく質	脂質	塩分
4g	4g	0.1g

えび天ぷら
2尾（えび40g）

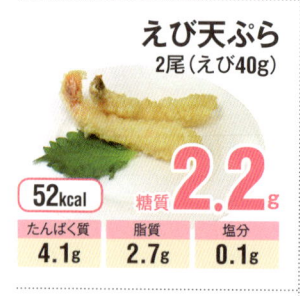

52kcal 　糖質 **2.2**g

たんぱく質	脂質	塩分
4.1g	2.7g	0.1g

いか天ぷら
いか30g

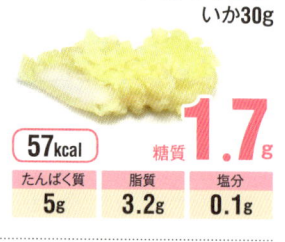

57kcal 　糖質 **1.7**g

たんぱく質	脂質	塩分
5g	3.2g	0.1g

穴子天ぷら
魚20g

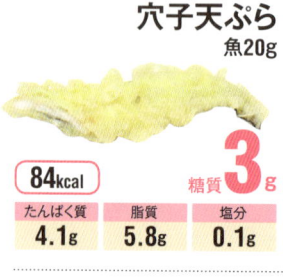

84kcal 　糖質 **3**g

たんぱく質	脂質	塩分
4.1g	5.8g	0.1g

ちくわ天ぷら
ちくわ25g

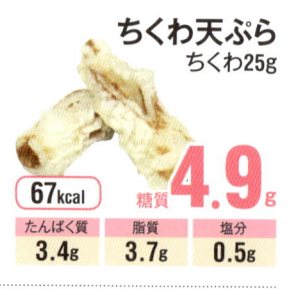

67kcal 　糖質 **4.9**g

たんぱく質	脂質	塩分
3.4g	3.7g	0.5g

なす天ぷら
なす20g

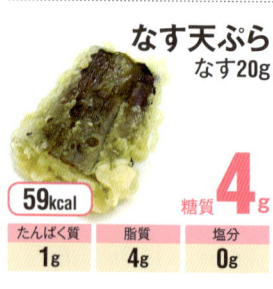

59kcal 　糖質 **4**g

たんぱく質	脂質	塩分
1g	4g	0g

しそ天ぷら
しそ1g

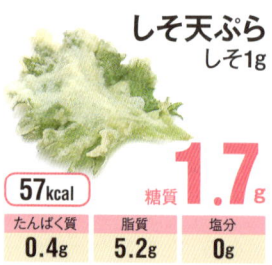

57kcal 　糖質 **1.7**g

たんぱく質	脂質	塩分
0.4g	5.2g	0g

さつまいも天ぷら
さつまいも60g

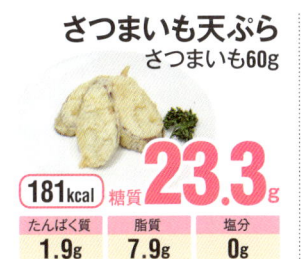

181kcal 糖質 **23.3**g

たんぱく質	脂質	塩分
1.9g	7.9g	0g

しいたけ天ぷら
しいたけ15g

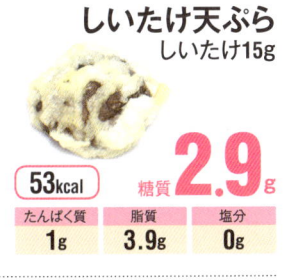

53kcal 糖質 **2.9**g

たんぱく質	脂質	塩分
1g	3.9g	0g

たまねぎ天ぷら
たまねぎ30g

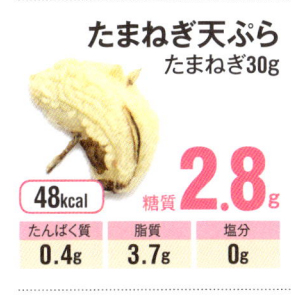

48kcal 糖質 **2.8**g

たんぱく質	脂質	塩分
0.4g	3.7g	0g

かぼちゃ天ぷら
かぼちゃ 20g

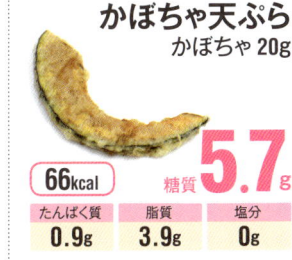

66kcal 糖質 **5.7**g

たんぱく質	脂質	塩分
0.9g	3.9g	0g

ししとう天ぷら
ししとう5g

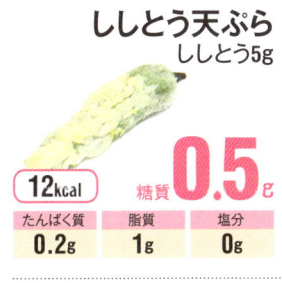

12kcal 糖質 **0.5**g

たんぱく質	脂質	塩分
0.2g	1g	0g

れんこん天ぷら
れんこん20g

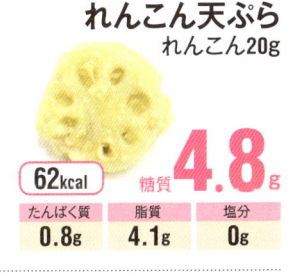

62kcal 糖質 **4.8**g

たんぱく質	脂質	塩分
0.8g	4.1g	0g

アスパラ天ぷら
アスパラガス20g

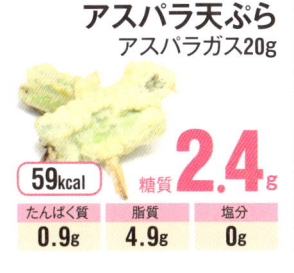

59kcal 糖質 **2.4**g

たんぱく質	脂質	塩分
0.9g	4.9g	0g

かき揚げ
えび15g
たまねぎ30g

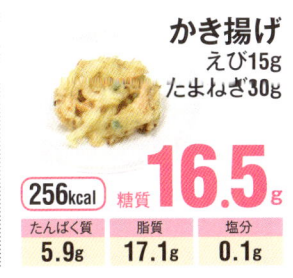

256kcal 糖質 **16.5**g

たんぱく質	脂質	塩分
5.9g	17.1g	0.1g

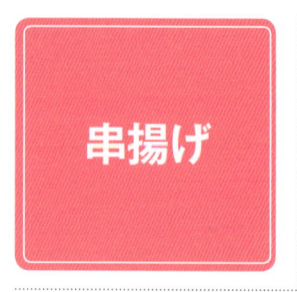

串揚げ

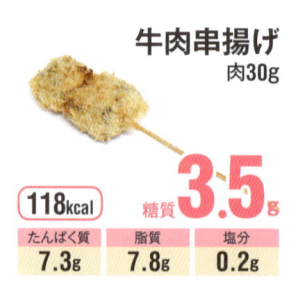

牛肉串揚げ
肉30g

118kcal 糖質 **3.5**g

たんぱく質	脂質	塩分
7.3g	7.8g	0.2g

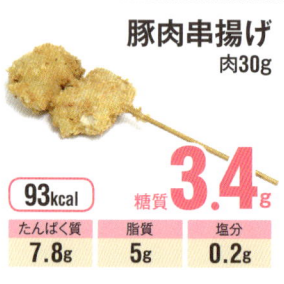

豚肉串揚げ
肉30g

93kcal 糖質 **3.4**g

たんぱく質	脂質	塩分
7.8g	5g	0.2g

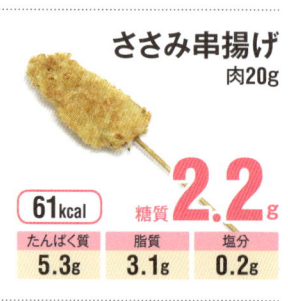

ささみ串揚げ
肉20g

61kcal 糖質 **2.2**g

たんぱく質	脂質	塩分
5.3g	3.1g	0.2g

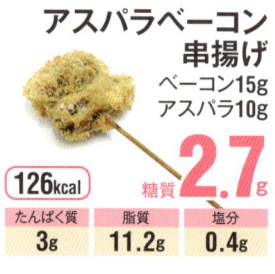

アスパラベーコン串揚げ
ベーコン15g
アスパラ10g

126kcal 糖質 **2.7**g

たんぱく質	脂質	塩分
3g	11.2g	0.4g

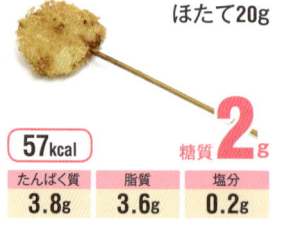

ほたて串揚げ
ほたて20g

57kcal 糖質 **2**g

たんぱく質	脂質	塩分
3.8g	3.6g	0.2g

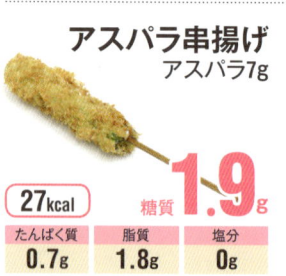

アスパラ串揚げ
アスパラ7g

27kcal 糖質 **1.9**g

たんぱく質	脂質	塩分
0.7g	1.8g	0g

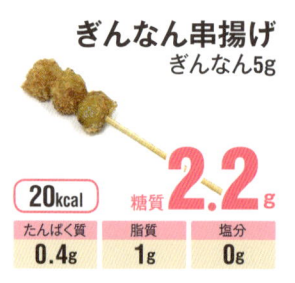

ぎんなん串揚げ
ぎんなん5g

20kcal 糖質 **2.2**g

たんぱく質	脂質	塩分
0.4g	1g	0g

Part 5

飲みもの

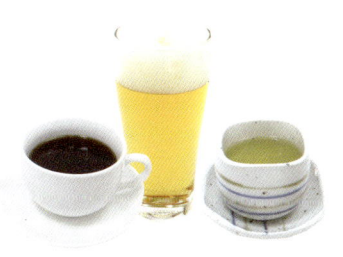

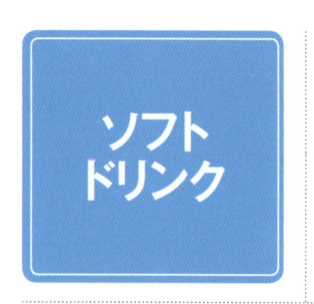

ソフト
ドリンク

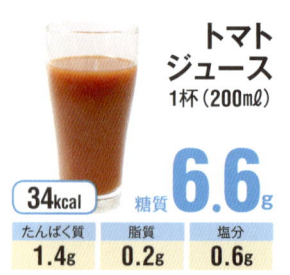

トマト
ジュース
1杯（200mℓ）

| 34kcal | 糖質 | 6.6g |

たんぱく質	脂質	塩分
1.4g	0.2g	0.6g

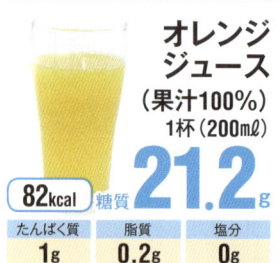

オレンジ
ジュース
（果汁100%）
1杯（200mℓ）

| 82kcal | 糖質 | 21.2g |

たんぱく質	脂質	塩分
1g	0.2g	0g

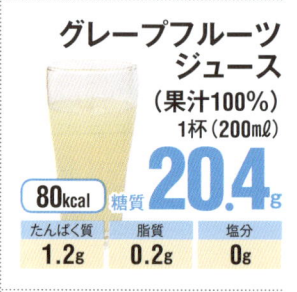

グレープフルーツ
ジュース
（果汁100%）
1杯（200mℓ）

| 80kcal | 糖質 | 20.4g |

たんぱく質	脂質	塩分
1.2g	0.2g	0g

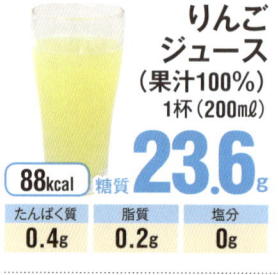

りんご
ジュース
（果汁100%）
1杯（200mℓ）

| 88kcal | 糖質 | 23.6g |

たんぱく質	脂質	塩分
0.4g	0.2g	0g

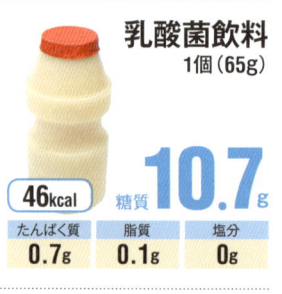

乳酸菌飲料
1個（65g）

| 46kcal | 糖質 | 10.7g |

たんぱく質	脂質	塩分
0.7g	0.1g	0g

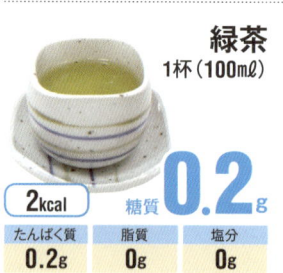

緑茶
1杯（100mℓ）

| 2kcal | 糖質 | 0.2g |

たんぱく質	脂質	塩分
0.2g	0g	0g

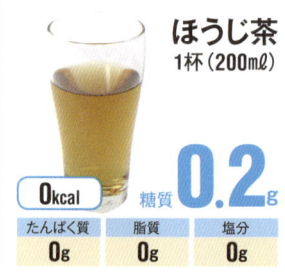

ほうじ茶
1杯（200mℓ）

| 0kcal | 糖質 | 0.2g |

たんぱく質	脂質	塩分
0g	0g	0g

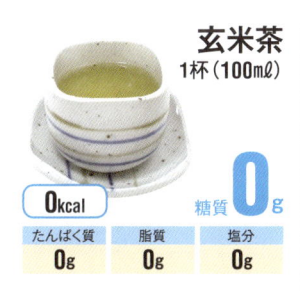

玄米茶
1杯（100mℓ）

| 0kcal | 糖質 **0**g |

| たんぱく質 | 脂質 | 塩分 |
| 0g | 0g | 0g |

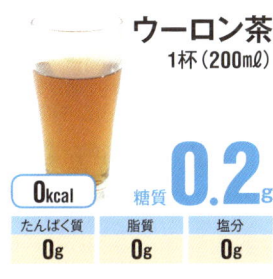

ウーロン茶
1杯（200mℓ）

| 0kcal | 糖質 **0.2**g |

| たんぱく質 | 脂質 | 塩分 |
| 0g | 0g | 0g |

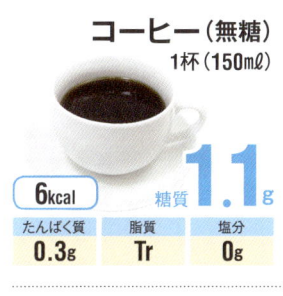

コーヒー（無糖）
1杯（150mℓ）

| 6kcal | 糖質 **1.1**g |

| たんぱく質 | 脂質 | 塩分 |
| 0.3g | Tr | 0g |

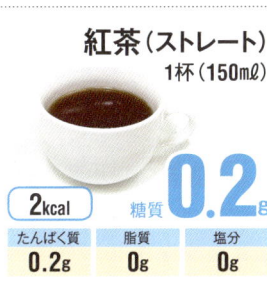

紅茶（ストレート）
1杯（150mℓ）

| 2kcal | 糖質 **0.2**g |

| たんぱく質 | 脂質 | 塩分 |
| 0.2g | 0g | 0g |

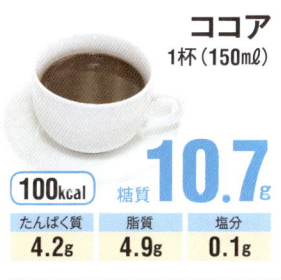

ココア
1杯（150mℓ）

| 100kcal | 糖質 **10.7**g |

| たんぱく質 | 脂質 | 塩分 |
| 4.2g | 4.9g | 0.1g |

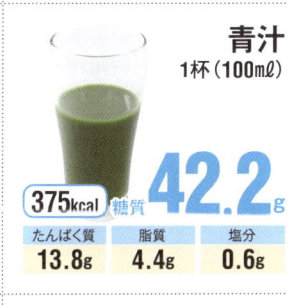

青汁
1杯（100mℓ）

| 375kcal | 糖質 **42.2**g |

| たんぱく質 | 脂質 | 塩分 |
| 13.8g | 4.4g | 0.6g |

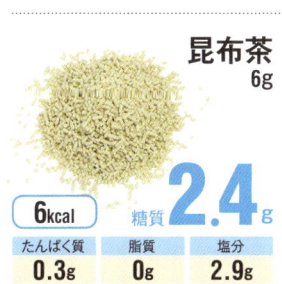

昆布茶
6g

| 6kcal | 糖質 **2.4**g |

| たんぱく質 | 脂質 | 塩分 |
| 0.3g | 0g | 2.9g |

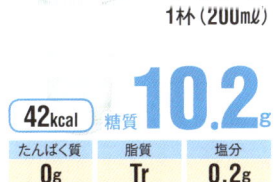

スポーツ
ドリンク
1杯（200mℓ）

| 42kcal | 糖質 **10.2**g |

| たんぱく質 | 脂質 | 塩分 |
| 0g | Tr | 0.2g |

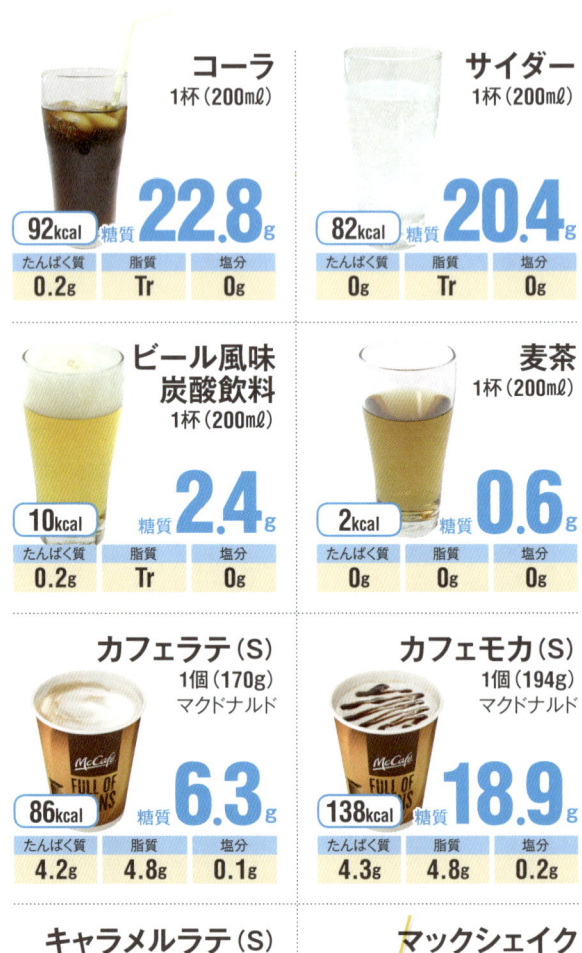

コーラ
1杯（200㎖）

| 92kcal | 糖質 | **22.8**g |

たんぱく質	脂質	塩分
0.2g	Tr	0g

サイダー
1杯（200㎖）

| 82kcal | 糖質 | **20.4**g |

たんぱく質	脂質	塩分
0g	Tr	0g

ビール風味炭酸飲料
1杯（200㎖）

| 10kcal | 糖質 | **2.4**g |

たんぱく質	脂質	塩分
0.2g	Tr	0g

麦茶
1杯（200㎖）

| 2kcal | 糖質 | **0.6**g |

たんぱく質	脂質	塩分
0g	0g	0g

カフェラテ（S）
1個（170g）
マクドナルド

| 86kcal | 糖質 | **6.3**g |

たんぱく質	脂質	塩分
4.2g	4.8g	0.1g

カフェモカ（S）
1個（194g）
マクドナルド

| 138kcal | 糖質 | **18.9**g |

たんぱく質	脂質	塩分
4.3g	4.8g	0.2g

キャラメルラテ（S）
1個（194g）
マクドナルド

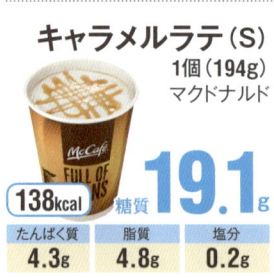

| 138kcal | 糖質 | **19.1**g |

たんぱく質	脂質	塩分
4.3g	4.8g	0.2g

マックシェイク バニラ（S）
1個（184g）
マクドナルド

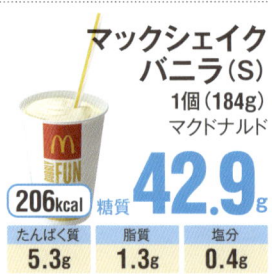

| 206kcal | 糖質 | **42.9**g |

たんぱく質	脂質	塩分
5.3g	1.3g	0.4g

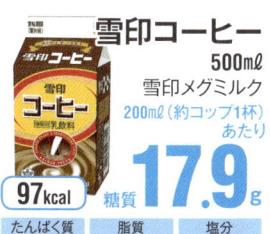

雪印コーヒー

500㎖
雪印メグミルク
200㎖（約コップ1杯）
あたり

97kcal 糖質 **17.9**g

たんぱく質	脂質	塩分
2.5g	1.7g	0.2g

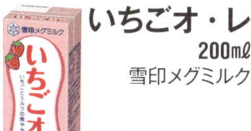

いちごオ・レ

200㎖
雪印メグミルク

111kcal 糖質 **22.4**g

たんぱく質	脂質	塩分
2.3g	1.3g	0.1g

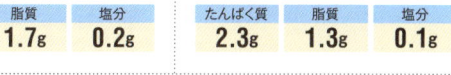

プルーンFe 1日分の 鉄分のむヨーグルト

190g
雪印メグミルク

131kcal 糖質 **23.2**g

たんぱく質	脂質	塩分
5.7g	1.7g	0.2g

毎日骨太1日分の カルシウム のむヨーグルト

190g 雪印メグミルク

131kcal 糖質 **23.2**g

たんぱく質	脂質	塩分
5.7g	1.7g	0.2g

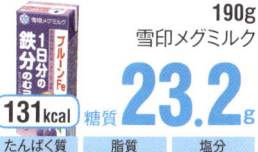

Doleパイナップル ジュース100％

200㎖
雪印メグミルク

102kcal 糖質 **24.2**g

たんぱく質	脂質	塩分
0.8g	0.2g	0～0.1g

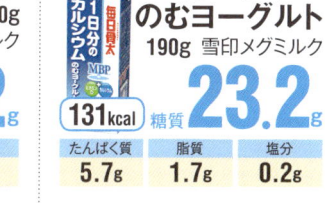

Doleピーチフルーツ ミックス100％

200㎖
雪印メグミルク

89kcal 糖質 **21.9**g

たんぱく質	脂質	塩分
0.4g	0g	0～0.1g

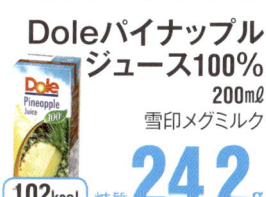

農協野菜Days野菜 ＆フルーツ100％

200㎖
雪印メグミルク

63kcal 糖質 **14.3**g

たんぱく質	脂質	塩分
0.8g	0.2g	0.2g

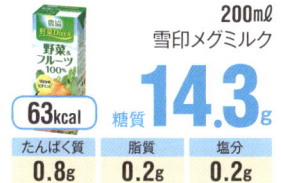

アンセリン1日野菜 プラス

200㎖
雪印メグミルク

56kcal 糖質 **11.3**g

たんぱく質	脂質	塩分
1.4g	0.4g	0.2g

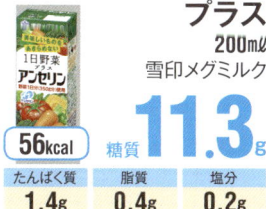

アルコール など

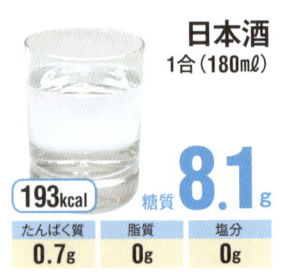

日本酒
1合（180㎖）

193kcal 　糖質 **8.1**g

たんぱく質	脂質	塩分
0.7g	0g	0g

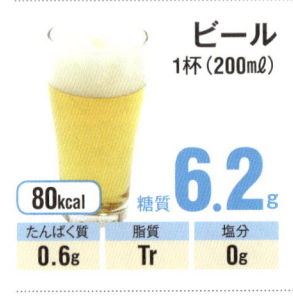

ビール
1杯（200㎖）

80kcal 　糖質 **6.2**g

たんぱく質	脂質	塩分
0.6g	Tr	0g

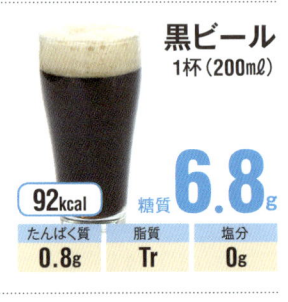

黒ビール
1杯（200㎖）

92kcal 　糖質 **6.8**g

たんぱく質	脂質	塩分
0.8g	Tr	0g

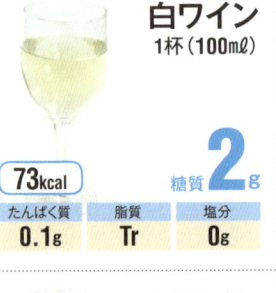

白ワイン
1杯（100㎖）

73kcal 　糖質 **2**g

たんぱく質	脂質	塩分
0.1g	Tr	0g

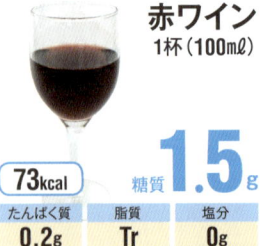

赤ワイン
1杯（100㎖）

73kcal 　糖質 **1.5**g

たんぱく質	脂質	塩分
0.2g	Tr	0g

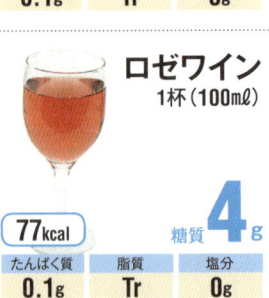

ロゼワイン
1杯（100㎖）

77kcal 　糖質 **4**g

たんぱく質	脂質	塩分
0.1g	Tr	0g

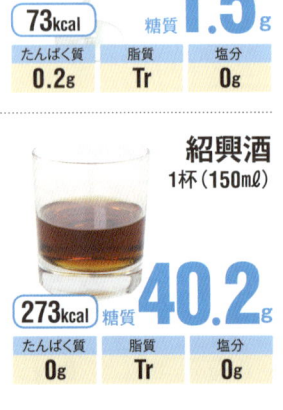

紹興酒
1杯（150㎖）

273kcal 　糖質 **40.2**g

たんぱく質	脂質	塩分
0g	Tr	0g

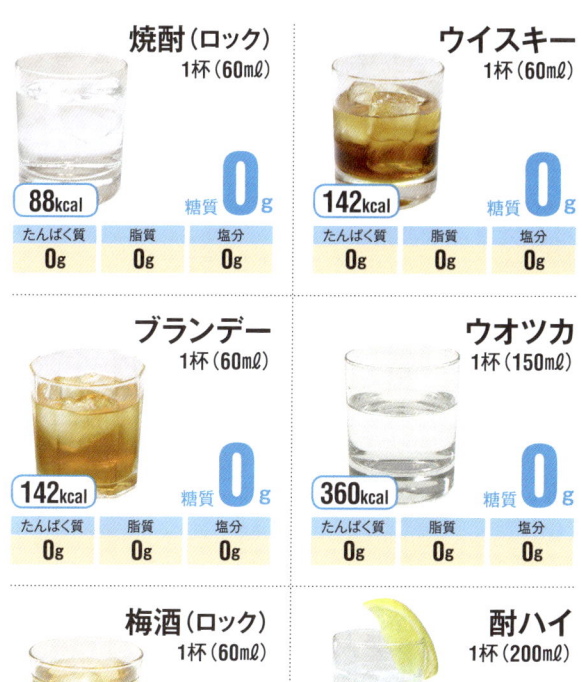

焼酎（ロック）
1杯（60㎖）

88kcal
糖質 **0**g

たんぱく質	脂質	塩分
0g	0g	0g

ウイスキー
1杯（60㎖）

142kcal
糖質 **0**g

たんぱく質	脂質	塩分
0g	0g	0g

ブランデー
1杯（60㎖）

142kcal
糖質 **0**g

たんぱく質	脂質	塩分
0g	0g	0g

ウオツカ
1杯（150㎖）

360kcal
糖質 **0**g

たんぱく質	脂質	塩分
0g	0g	0g

梅酒（ロック）
1杯（60㎖）

94kcal
糖質 **12.4**g

たんぱく質	脂質	塩分
0.1g	Tr	0g

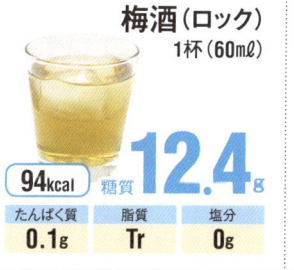

酎ハイ
1杯（200㎖）

89kcal
糖質 **0.4**g

たんぱく質	脂質	塩分
0g	0g	0g

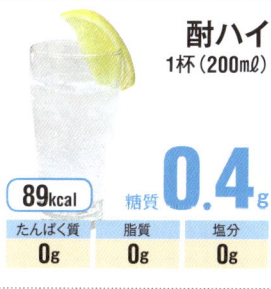

甘酒
1杯（150㎖）

122kcal
糖質 **26.9**g

たんぱく質	脂質	塩分
2.6g	0.2g	0.3g

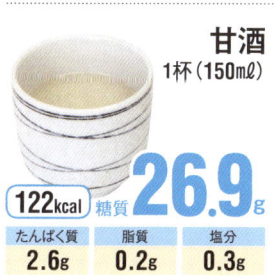

月桂冠 糖質ゼロ
1本（210㎖）月桂冠

100㎖あたり

79kcal
糖質 **0**g

たんぱく質	脂質	アルコール分
0.2～0.6g	0g	13%

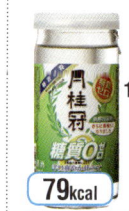

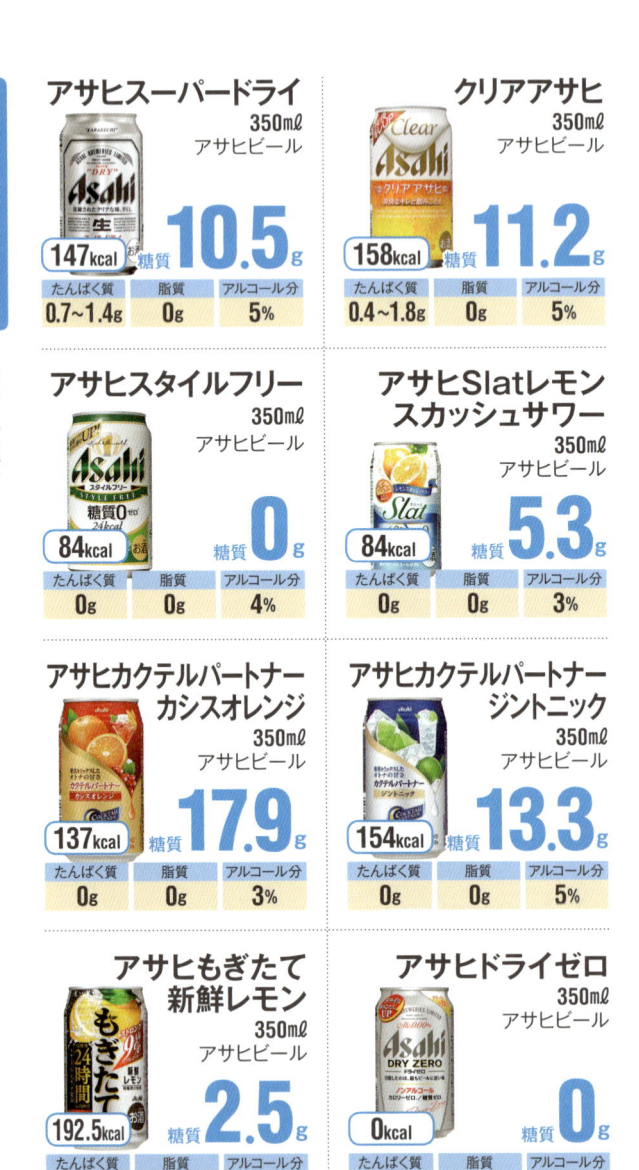

アサヒスーパードライ

350mℓ
アサヒビール

147kcal

糖質 **10.5**g

たんぱく質	脂質	アルコール分
0.7〜1.4g	0g	5%

クリアアサヒ

350mℓ
アサヒビール

158kcal

糖質 **11.2**g

たんぱく質	脂質	アルコール分
0.4〜1.8g	0g	5%

アサヒスタイルフリー

350mℓ
アサヒビール

84kcal

糖質 **0**g

たんぱく質	脂質	アルコール分
0g	0g	4%

アサヒSlatレモン スカッシュサワー

350mℓ
アサヒビール

84kcal

糖質 **5.3**g

たんぱく質	脂質	アルコール分
0g	0g	3%

アサヒカクテルパートナー カシスオレンジ

350mℓ
アサヒビール

137kcal

糖質 **17.9**g

たんぱく質	脂質	アルコール分
0g	0g	3%

アサヒカクテルパートナー ジントニック

350mℓ
アサヒビール

154kcal

糖質 **13.3**g

たんぱく質	脂質	アルコール分
0g	0g	5%

アサヒもぎたて 新鮮レモン

350mℓ
アサヒビール

192.5kcal

糖質 **2.5**g

たんぱく質	脂質	アルコール分
0g	0g	9%

アサヒドライゼロ

350mℓ
アサヒビール

0kcal

糖質 **0**g

たんぱく質	脂質	アルコール分
0g	0g	0%

サッポロ生ビール 黒ラベル

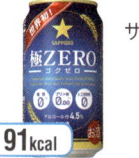

350㎖
サッポロビール

140kcal	糖質	**10.2** g

たんぱく質	脂質	アルコール分
1.1g	0g	5%

ヱビスビール

350㎖
サッポロビール

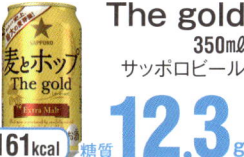

147kcal	糖質	**10.5** g

たんぱく質	脂質	アルコール分
1.8g	0g	5%

サッポロ極ZERO

350㎖
サッポロビール

91kcal	糖質	**0** g

たんぱく質	脂質	アルコール分
0~0.4g	0g	4.5%

サッポロ麦とホップ The gold

350㎖
サッポロビール

161kcal	糖質	**12.3** g

たんぱく質	脂質	アルコール分
1.8g	0g	5%

サッポロ 男梅サワー

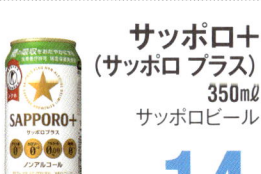

350㎖
サッポロビール

161kcal	糖質	**15.4** g

たんぱく質	脂質	アルコール分
0g	0g	5%

バカルディ ラムハイボール

350㎖
サッポロビール

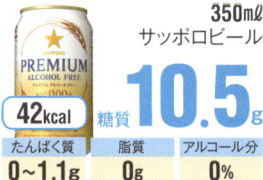

175kcal	糖質	**8.8** g

たんぱく質	脂質	アルコール分
0g	0g	7%

サッポロ＋ （サッポロ プラス）

350㎖
サッポロビール

0kcal	糖質	**1.4** g

たんぱく質	脂質	アルコール分
0g	0g	0%

サッポロプレミアム アルコールフリー

350㎖
サッポロビール

42kcal	糖質	**10.5** g

たんぱく質	脂質	アルコール分
0~1.1g	0g	0%

ザ・プレミアム モルツ

350㎖
サントリー

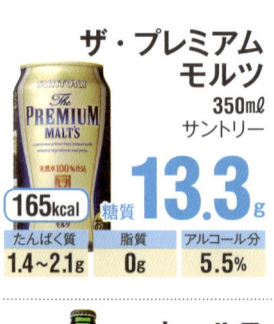

165kcal 糖質 **13.3** g

たんぱく質	脂質	アルコール分
1.4〜2.1g	0g	5.5%

ザ・モルツ

350㎖
サントリー

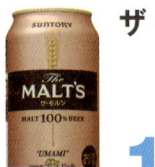

151kcal 糖質 **11.6** g

たんぱく質	脂質	アルコール分
1.4〜2.1g	0g	5%

カールス バーグ

330㎖
サントリー

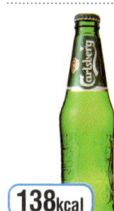

138kcal 糖質 **9.2** g

たんぱく質	脂質	アルコール分
1.3〜2g	0g	5%

ジョッキ生

350㎖
サントリー

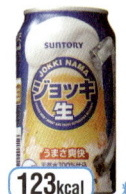

123kcal 糖質 **3.2〜7** g

たんぱく質	脂質	アルコール分
0〜0.4g	0g	5%

金麦

350㎖
サントリー

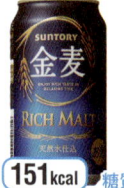

151kcal 糖質 **11.2** g

たんぱく質	脂質	アルコール分
0.4〜1.1g	0g	5%

金麦 〈糖質75％off〉

350㎖
サントリー

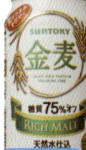

116kcal 糖質 **1.8〜2.8** g

たんぱく質	脂質	アルコール分
0〜0.7g	0g	4%

クラフトセレクト ペールエール

350㎖
サントリー

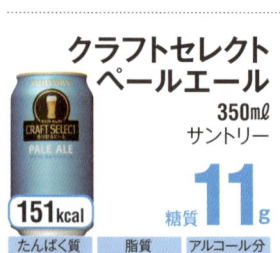

151kcal 糖質 **11** g

たんぱく質	脂質	アルコール分
1.4〜2.1g	0g	5%

オールフリー

350㎖
サントリー

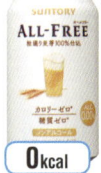

0kcal 糖質 **0** g

たんぱく質	脂質	アルコール分
0g	0g	0%

糖質制限実践ガイド

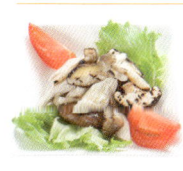
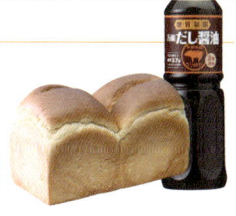

これいいね! 糖質制限食でもOK! うれしい低糖質の食品

パンやめん類などにも、うれしい低糖質食品があります。なんとチョコレートなどのスイーツも! すべて取り寄せができるので上手に取り入れて楽しく糖質オフしましょう。

パン

⤵おいしい糖質制限パン

クセがなく小麦のパンに近い味わい。主原料は小麦たんぱくなど。そのまま食べてもハムなどをはさんでサンドイッチにしても! 5個入り1080円。

1個約45gあたり 糖 **2.8g** カ **113kcal**

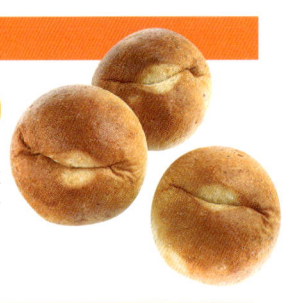

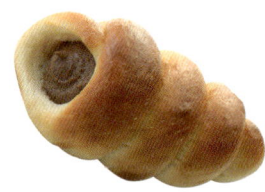

⤴ 糖質制限チョココルネ

栄養満点の発芽大豆粉でつくったほんのり甘いパン生地に、糖質制限チョコレートを使用したチョコクリームを贅沢に詰め込んだチョココルネ。3個入り980円。

1個約60gあたり 糖 **3.7g** カ **147kcal**

⤵ローカーボ山型食パン

一般的な食パンに比べ、糖質87%、カロリー25%オフ! トーストにすると、外はパリッとなかはもちもちとした食感。シンプルな味わいで、朝食にもランチにもいろいろなアレンジで楽しめる。1本約400g1008円。

100gあたり 糖 **5.6g** カ **196kcal**

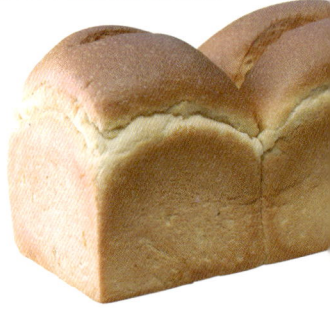

※p.176～179で紹介する商品はすべて糖質制限ドットコムの商品です。価格は税込（8%）です。
※**糖**は糖質量、**カ**はカロリーを示します。記載の糖質量には血糖値を上げないエリスリトールやスクラロースは含まれていません。

 ## 食品

⮕糖質制限パスタ

専門店の手打ち生パスタの味ともちもちとした食感を再現。糖質制限パスタソースとあわせれば、本格的なパスタを自宅で楽しめる。1袋435円。
1袋100gあたり **糖**9g **カ**202kcal

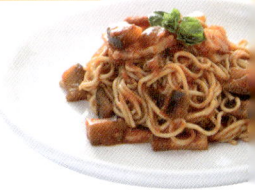

⮕糖質制限炒飯

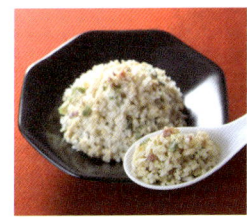

レンジであたためるだけの簡単調理。たっぷりの具材と肉のうまみが染みわたったごはんでプロの味を楽しめる。一般的な炒飯に比べ糖質82%オフで、糖質が気になる人も安心。1袋780円。
1袋200gあたり **糖**10.7g **カ**289kcal

⮕糖質制限PIZZA

チーズ、ひき肉、トマトソースがたっぷりのったボリューム満点、プレーンタイプのピザ。好きな具材をトッピングしてアレンジを楽しむのもおすすめ。1枚980円。
1枚150gあたり **糖**8g **カ**462kcal

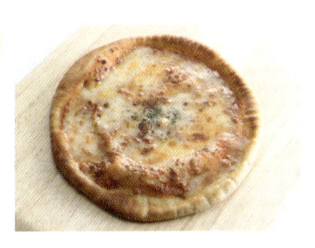

⮕京都江部粉のお好み焼き

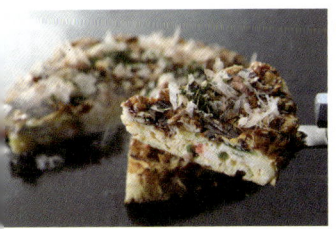

しゃきしゃきとしたキャベツといか・豚肉・野菜などの具材がたっぷり！ふわふわな生地でボリュームも大満足、レンジであたためるだけでOK。糖質オフソースつき。1枚745円。
1枚225gあたり **糖**8.5g **カ**346kcal

❖ スイーツ他

❤おいしくってゼロ アイスクリーム・シャーベット

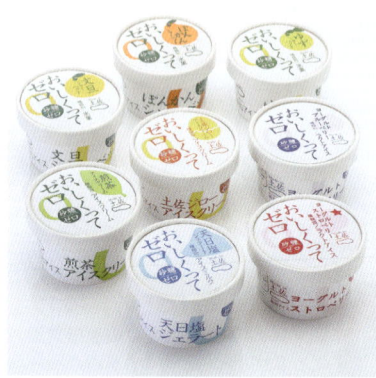

高知の新鮮な素材をいかした砂糖不使用のアイスクリームとシャーベット。写真左下から時計まわりに天日塩ジェラート、煎茶アイスクリーム、文旦シャーベット、ぽんかんシャーベット、ゆずシャーベット、ヨーグルトブルーベリー、ヨーグルトストロベリー、土佐ジローアイスクリーム（写真中央）、の8種×各1個がセットになったアソートボックス1798円。

1カップ90mlあたり

天日塩	糖7.8g	カ70.5kcal		
ぽんかん	糖8.7g	カ24.8kcal		
煎茶	糖5.7g	カ66.1kcal		
文旦	糖7.7g	カ20.6kcal		
ゆず	糖6g	カ14kcal		

土佐ジロー	糖6.7g	カ79.9kcal
ヨーグルトブルーベリー		
糖6.5g	カ50.1kcal	
ヨーグルトストロベリー		
糖6.3g	カ49.7kcal	

➡糖質オフカップスウィーツ

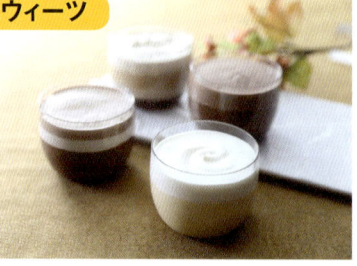

フランス産&北海道産のクリームチーズをふんだんに使用したチーズケーキデザートと、味わいや食感が違う3種のチョコレートデザート。4種×各1個がセットになったアソートボックス2160円。

約90gあたり	半熟チーズ&レアチーズケーキ	糖2g	カ319kcal
約90gあたり	ショコラ・ドゥ・ショコラ	糖2.7g	カ296kcal
約70gあたり	三色チョコレートムースケーキ	糖3.8g	カ267kcal
約67gあたり	キャフェ&バニラのムースケーキ	糖2.3g	カ191kcal

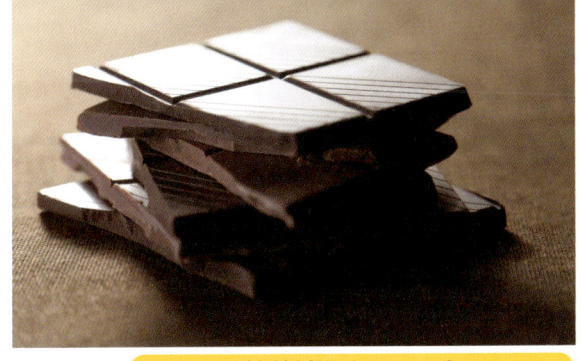

⌖ モリドル糖質制限チョコレート

厳選されたカカオバターをふんだんに使い、じっくりと時間をかけてつくられたカカオの風味豊かなチョコレート。甘味料はエリスリトールとステビアで、糖質が気になる人も安心。1枚583円。

1個100gあたり　ミルクチョコレート　糖 14.6g　カ 499kcal
　　　　　　　　　ダークチョコレート　糖 0.5g　カ 410kcal

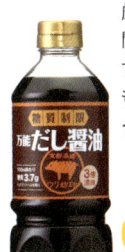

⌖ 糖質制限万能だし醤油（3倍濃縮タイプ）

砂糖やブドウ糖を一切使わずに、エリスリトールのみで甘さを実現。さまざまな料理をおいしくできる万能調味料。1本（1000㎖）1650円。

100㎖あたり　糖 3.7g　カ 37kcal

⌖ 糖質オフノンオイル青じそドレッシング

さわやかな青じそのドレッシングが糖質・カロリーともにオフ！　サラダはもちろん、焼き肉のつけだれとしてかけても相性抜群。1本（360㎖）650円。

100gあたり　糖 4.9g　カ 34kcal

注文先 糖質制限ドットコム
http://www.toushitsuseigen.com/

※糖質制限ドットコムはネットショップのみの販売です。
※掲載商品は2016年5月時点での情報です。商品は季節などにより変更になる場合があります。詳しくは上記URLを参照ください。

高雄病院のおいしい給食に学ぶ！ ▶糖質

全国各地から糖尿病の治療をはじめ多くの患者さんが訪れる高雄病院。食材選びや調理のポイント、実際に病院で入院患者さんに出している糖質制限食の給食メニューなどを管理栄養士の先生に教えていただきました。自宅で調理する際のヒントが満載です！

ごはんの代わりにおかずを1品プラス

　糖質制限食はごはんなどの主食を摂らない代わりにおかずを1品プラス、これが基本です。食材選びの基準は100gあたりの糖質量が5g以下のもの。5gを超えているものでも献立や彩りなどに必要な場合は、使用量に気をつけて取り入れましょう。

旬の野菜や薬味を上手に取り入れて

　ポイントは、糖質制限食で主菜になるおかず（たんぱく質）と旬の野菜を上手に組み合わせること。味つけは塩としょうゆをベースに、青じそ・ごまなどの薬味、カレー粉・ブラックペッパーなどの香辛料を取り入れればアクセントが出ます。生クリームもOKなので洋風アレンジも簡単。揚げものは衣におからパウダーなどを使えば低糖質に。煮ものもだしをしっかりとればうまみと甘みが出ます。忙しいときは、品数を減らして1品のボリュームを増やすなど工夫をしましょう。

制限食のコツ&実践レシピ

⬇ 糖質制限食の基本的な献立

食材や味つけが重ならないように工夫すれば、食事を楽しみながら長く続けることができる。一週間単位などで、不足している食材がないか見直して補うようにしよう。

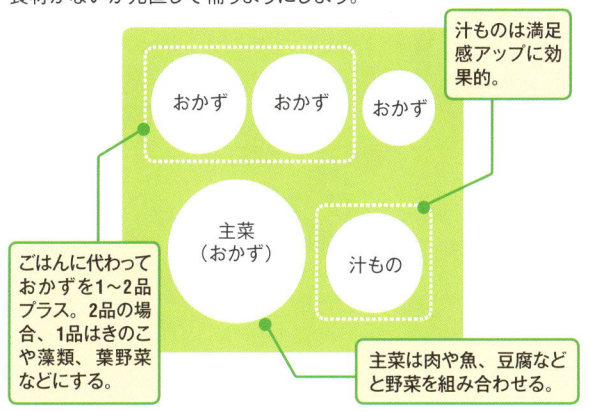

汁ものは満足感アップに効果的。

おかず　おかず　おかず

主菜
（おかず）

汁もの

ごはんに代わっておかずを1〜2品プラス。2品の場合、1品はきのこや藻類、葉野菜などにする。

主菜は肉や魚、豆腐などと野菜を組み合わせる。

⬇ 献立を決める4ポイント

ポイント 1 チーズや豆腐など、そのまま食べられる食材を上手に使おう

ポイント 2 おからパウダーや大豆粉など、低糖質の代替食材を使えば揚げものもOK

ポイント 3 栄養満点の卵を積極的に摂ろう

ポイント 4 缶詰や冷凍食材などの買い置き食材も活用しよう

※P182～187で紹介するレシピの材料はすべて1人前です。
※**糖**は糖質量、**カ**はカロリーを示します。

レシピ

高雄病院給食のアレンジ食①

豆乳スープとしっかり野菜

Total **糖**5.9g **カ**564kcal

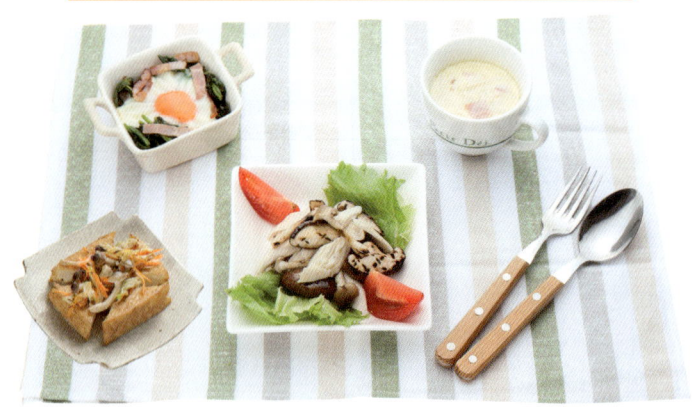

野菜中心ですが、たんぱく質や食物繊維もしっかり摂れる栄養満点のセット。厚揚げや卵は糖質制限の定番食材です。トマトは分量に気をつけて上手に利用しましょう。

主な食材

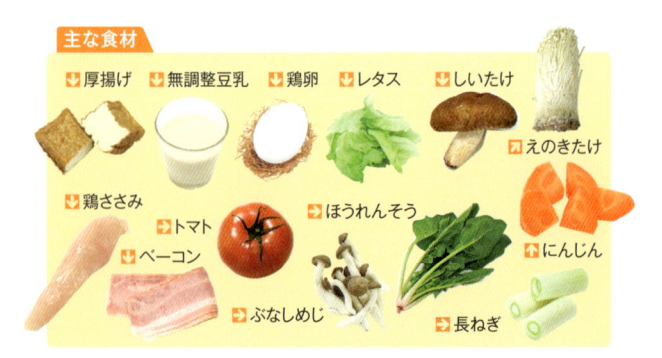

↓厚揚げ ↓無調整豆乳 ↓鶏卵 ↓レタス ↓しいたけ ↑えのきたけ ↓鶏ささみ ↑トマト ↑ほうれんそう ↑にんじん ↓ベーコン ↑ぶなしめじ ↑長ねぎ

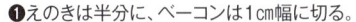

豆乳スープ 糖2.1g カ107kcal

えのきたけ…20g　ベーコン…5g
バター…4g　無調整豆乳…100g
だし汁…1/4カップ（50mℓ）　塩…少々

❶えのきは半分に、ベーコンは1cm幅に切る。
❷鍋にバターを入れてとかし、ベーコン、えのきの順に炒める。
❸豆乳、だし汁を加えて塩で味をととのえる。

焼ききのこサラダ 糖1.8g カ79kcal

レタス…20g　トマト…20g
ぶなしめじ…10g　しいたけ…20g
鶏ささみ…25g　酒…少々（1.5g）

Ⓐ オリーブ油…小さじ1（4g）
酢…小さじ1（4g）　塩…少々（1g）
こしょう…少々（好みで）

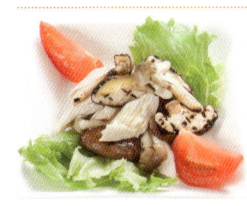

❶レタスを手でちぎり、トマトはくし形に切る。しめじは石づきを取ってほぐし、しいたけは網で焼いて大きめに切る。
❷鶏ささみは酒をふりかけて蒸し、手でさく。
❸Ⓐを混ぜ合わせ、ドレッシングをつくる。
❹器に①、②を盛りつけ、③をかける。

ほうれんそうとベーコンのココット 糖0.4g カ137kcal

ベーコン…10g　ほうれんそう…50g　卵…1個
オリーブ油…小さじ1/4（1g）　塩…少々（0.5g）

❶ベーコンを1cm幅に切る。
❷ほうれんそうは2cm幅に切り、オリーブ油を熱したフライパンで①と炒める。
❸耐熱皿に②を盛り、卵を割り入れる。塩をふり、レンジで1分ほど加熱する。

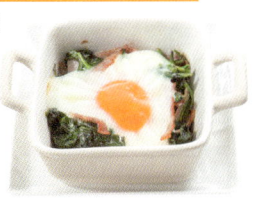

厚揚げの彩り焼き 糖1.6g カ241kcal

長ねぎ…5g　にんじん…5g　ぶなしめじ…15g　厚揚げ…100g
マヨネーズ…大さじ1（12g）　うすくちしょうゆ…小さじ1/3（2g）

❶長ねぎはうすめの斜め切り、にんじんはせん切りにし、しめじは石づきを取ってほぐす。
❷①をマヨネーズと和える。
❸ひと口大に切った厚揚げに②をのせ、オーブントースターで7分焼く。最後にうすくちしょうゆをかける。

183

高雄病院 給食の アレンジ食② 鶏肉の中華風 唐揚げ定食

Total 糖 18.1g 力 737kcal

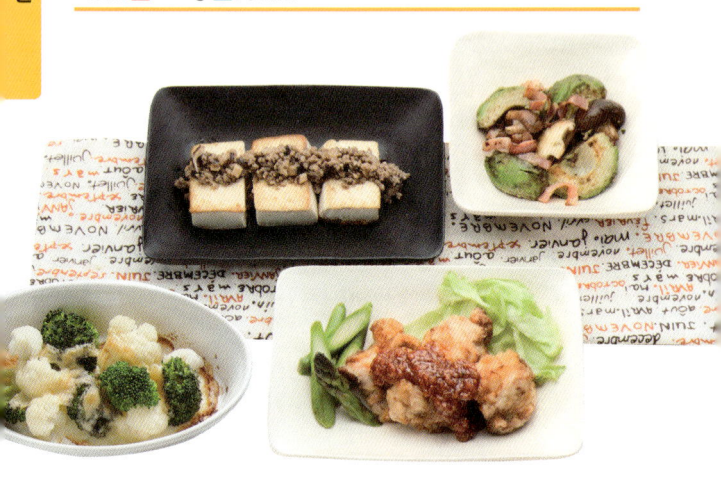

鶏肉と豆腐とアボカドでしっかり糖質オフ、お腹も満足!
唐揚げの中華風ソースや豆腐の肉みそはほかの食材とも
相性抜群、便利な万能ソースです。

主な食材

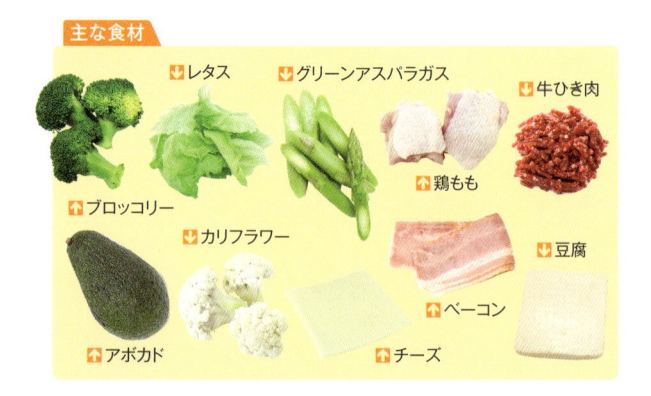

↓レタス　↓グリーンアスパラガス　↓牛ひき肉

↑ブロッコリー　↓鶏もも

↑カリフラワー　↓豆腐

↑アボカド　↑ベーコン　↑チーズ

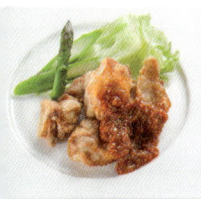

鶏肉の中華風唐揚げ 糖 10.6g カ 322kcal

鶏もも肉…75g　長ねぎ…7.5g　しょうが…2.5g
にんにく…0.1g　レタス…10g　アスパラガス…25g
卵…5g　小麦粉…大さじ1（9g）　揚げ油…適量
Ⓐ｜うすくちしょうゆ…2.5g　酒…1.5g
Ⓑ｜トウバンジャン…0.3g　ケチャップ…小さじ2（10g）
　｜こいくちしょうゆ…小さじ¼（1.3g）

レシピ

❶鶏もも肉はひと口大に切り、混ぜ合わせたⒶにつけ込む。
❷長ねぎ、しょうが、にんにくをみじん切りにする。
❸レタスを食べやすい大きさにちぎり、アスパラガスは斜め切りしてゆでる。
❹①に卵、小麦粉の順に衣をまぶして揚げる。
❺油（分量外）を入れ、熱したフライパンで②を炒め、Ⓑを入れてソース
をつくり、器に③、④を盛りつけ、ソースをかける。

豆腐ステーキ肉みそかけ 糖 5.5g カ 198kcal

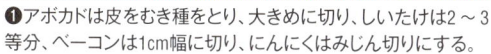

絹ごし豆腐…150g　しょうが…2.5g
干ししいたけ…1.5g　牛ひき肉…30g　油…小さじ½（2g）
Ⓐ｜みそ…13g　水…大さじ1½（23mℓ）　こいくちしょうゆ…小さじ½（2.5g）

❶豆腐は水切りをして、油を熱したフライパンで両面を焼き、器に盛る。
❷しょうがはみじん切りにする。　❸干ししいたけは水に戻し細かく刻む。
❹フライパンに油を入れて熱し、②、牛ひき肉、③の順に入れて炒める。
混ぜ合わせたⒶを加え肉みそをつくる。　❺①に④をかける。

アボカドとベーコンのガーリック炒め 糖 0.8g カ 129kcal

アボカド…70g　しいたけ…30g　ベーコン…10g　にんにく…0.5g
オリーブ油…小さじ½（2g）　塩…少々（0.5g）　こしょう…適量

❶アボカドは皮をむき種をとり、大きめに切り、しいたけは2～3
等分、ベーコンは1cm幅に切り、にんにくはみじん切りにする。
❷フライパンで油を熱し、にんにくを炒め香りが出たら、ベーコ
ン、しいたけ、アボカドの順に炒め、塩、こしょうで味つけする。

ブロッコリーとカリフラワーのチーズ焼き 糖 1.2g カ 88kcal

ブロッコリー…30g　カリフラワー…30g　オリーブ油…小さじ½（2g）
塩…少々（0.5g）　とろけるチーズ（ピザチーズ）…15g

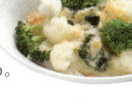

❶①ブロッコリーとカリフラワーはひと口大にしてゆでる。
❷器に①を入れ、塩を振りオリーブ油をまわしかけチーズをのせる。
❸オーブントースターでチーズに焼き色がつくまで焼く。

豚肉の麻婆なす定食

Total 糖 **13.2g** カ **783kcal**

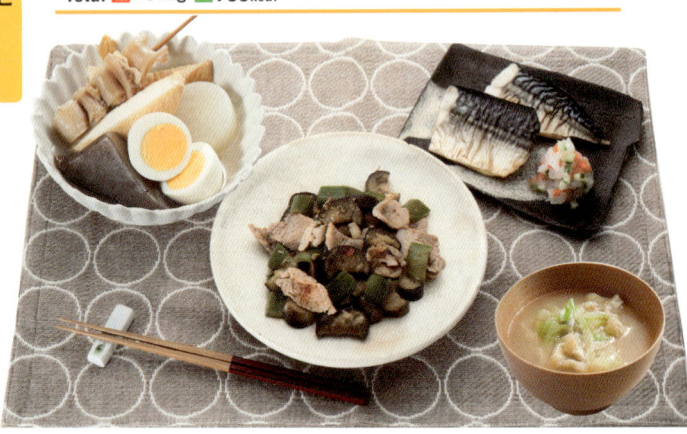

かつおやこんぶのだし汁で煮込んだおでん、みぞれかけの焼き魚は体に優しい味つけです。ボリューム満点なので、食欲に応じて適量に調整してもよいでしょう。

主な食材

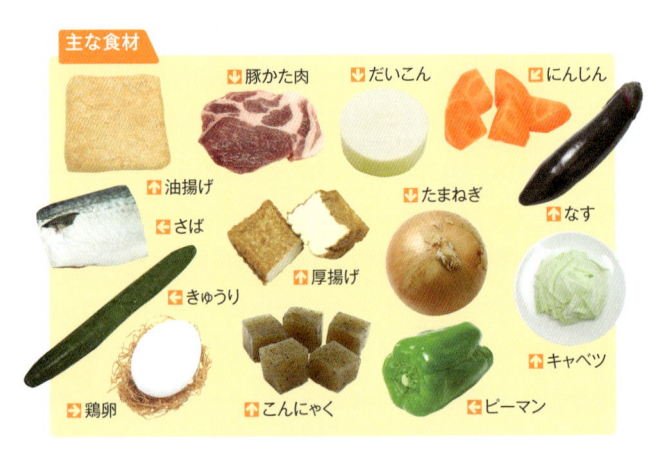

↑豚かた肉　↑だいこん　↓にんじん
↑油揚げ　　　　↑たまねぎ　　↑なす
←さば　↑厚揚げ
↑きゅうり
↓鶏卵　↑こんにゃく　↓ピーマン　↑キャベツ

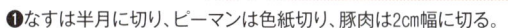

豚肉の麻婆なす 糖4.1g 力247kcal

なす…100g　ピーマン…25g　豚かた肉…75g
長ねぎ…5g　しょうが…3g　油…大さじ½(6g)
Ⓐ｜うすくちしょうゆ…小さじ1(6g)
　｜トウバンジャン…0.3g

❶なすは半月に切り、ピーマンは色紙切り、豚肉は2cm幅に切る。
❷長ねぎは小口切り、しょうがはみじん切りにする。
❸鍋に油を熱し、②を炒め、豚肉、なす、ピーマンの順に加え、野菜に火が通ったらⒶを入れて炒め、器に盛る。

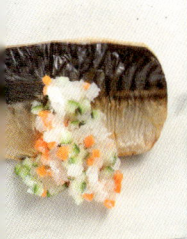

焼きさばのみぞれかけ 糖3.3g 力221kcal

さば…100g　きゅうり…10g　にんじん…10g
たまねぎ…10g　だいこん…40g　塩…少々(0.5g)
Ⓐ｜うすくちしょうゆ…小さじ½(2.5g)　酢…小さじ1(5g)

❶さばは塩をまぶし、しばらく置いてからグリルで焼く。
❷きゅうり、にんじん、たまねぎは小さなサイコロ切りにしてゆでる。
❸だいこんをおろし、Ⓐ、②とあえ、①にかける。

おでん 糖3.4g 力253kcal

だいこん…50g　卵…60g　牛すじ肉…50g　厚揚げ…50g　こんにゃく…50g
Ⓐ｜こいくちしょうゆ…小さじ1(6g)　だし汁…1カップ(200㎖)
からし(練り)…1.5g

❶だいこんは輪切りにして下ゆでする。
❷ゆで卵をつくり、牛すじはゆでる。
❸厚揚げ、こんにゃくは三角切りにする。
❹鍋にⒶと①、②、③を入れ、だし汁で柔らかくなるまで煮て、からしを添える。

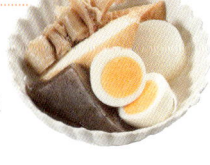

キャベツのみそ汁 糖2.4g 力62kcal

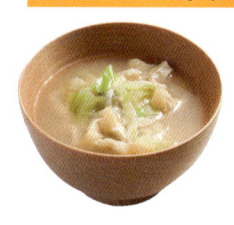

キャベツ…20g　油揚げ…10g
だし汁…1カップ弱(150㎖)
みそ…小さじ1½(10g)

❶キャベツは短冊切り、油揚げは薄切りにする。
❷鍋に、だし汁と①を入れて火にかけ、具材に火が通ったらみそを加える。

\ 江部先生教えて！ /

糖質制限食の 不安 疑問 Q&A

糖質制限食に関する不安や疑問について江部先生に答えていただきました。はじめる前の不安や実践してからの疑問など、ぜひ参考にしてください。

Q1 糖質制限は危険ではありませんか？

A 近年のいくつもの研究で、低糖質な食生活を送る人は体重、脂質、血糖、血圧を改善することが実証されています。人類の食生活の歴史、人体の消化・吸収・代謝のシステムから考えると、糖質制限食こそが体に負担が少ない、人間本来の食事なのです。米国糖尿病学会では、糖質制限食の血糖値改善効果や肥満解消効果を認め、2013年には糖尿病の食事療法の選択肢として糖質制限食を正式に承認しています。正しく行なえば、糖質制限食が人体に悪影響を及ぼすようなことはありません。

Q2 糖質を摂らないと頭が働かないというのは本当ですか？

A 食事で糖質を摂らなくても、体内でブドウ糖が不足することはありません。人体には、肝臓でアミノ酸

や乳酸などからブドウ糖を自らつくり出す「糖新生」という働きが備わっているからです。また、「脳はブドウ糖しか利用できない」とよくいわれますが、これはまったくの誤解です。脳は脂肪酸を分解してつくられるケトン体という物質をエネルギーとしていくらでも利用できるからです。

Q3 高脂質の食事を続けることで肥満になりませんか?

A 脂質の摂り過ぎによって肥満を招くというのは誤解です。肥満の鍵を握るのはインスリンというホルモンですが、脂質はインスリンを分泌させません。インスリンは脂肪細胞内の中性脂肪分解を抑制するだけでなく、血中の中性脂肪を分解して脂肪細胞内に中性脂肪として蓄えます。また、筋肉細胞に血糖を取り込ませ、ここで余った血糖を今度は脂肪細胞に取り込ませます。これは中性脂肪として蓄えられます。インスリンを大量に分泌させるのは糖質だけです。

Q4 糖質制限を続けると筋肉量が減ってしまうのではないでしょうか?

A Q2で説明した糖新生が行なわれるとき、たんぱく質の分解物であるアミノ酸も利用されます。このため、糖質制限を行なうと筋肉量が減ってしまうのではと心配する人がいますが、そのようなことはありません。食事の内容にかかわらず、筋肉のたんぱく質の分解・再生は常に行なわれていて、約3%程度は毎日入れかわっています。糖質制限では、日頃から充分なたんぱく質とカロリーを摂取してい

るので、アミノ酸は充分確保されており、筋肉が減ること
はありません。一方、カロリー制限食で低カロリー、低たん
ぱくの状態が一定期間続くと、人体は分解する筋肉の量
を増やして、たんぱく合成や糖新生に必要なアミノ酸を確
保するようになり、筋肉量が減ってしまいます。

Q5 外食で糖質制限するコツを教えてください。

A コンビニやスーパー、夜であれば居酒屋がおすす
めです。刺身にサラダ、おでん、肉・魚料理などのメ
ニューが豊富で選びやすいからです。砂糖を多く含む
煮ものやタレ味のものを避ける、ドレッシングとして
マヨネーズを利用するなど、少し気をつければ楽に糖
質制限ができます。

Q6 糖質制限をしていてふらふらしたり、力が入らなかったりするときはどうすればいいのでしょうか?

A 糖質制限をしつつ、カロリー制限までしていません
か?カロリーが足りなくなれば、当然エネルギー不足
に陥ってふらふらしたりすることになります。脂質・
たんぱく質はしっかり摂るようにしてください。小腹
が空いたら、チーズやナッツなどを口に入れるのもい
いでしょう。

Q7 ダイエットを目的に糖質制限を行ない、目標の体重に達したら3食とも主食を摂る食事に戻したいのですが、リバウンドしませんか?

A 目標の体重に達成したからといってもとの糖質量
の多い食事に戻すと、再びもとの体重に戻ってしまう

こともあるでしょう。糖質制限によって太りにくい体質を手に入れたらそれをキープすることが大切です。決して無理をする必要はありませんが、将来的にもずっと健康に過ごすために、糖質の摂取は常に適正量を心がけてください。

Q&A

Q8 糖質制限を続けて体重が減り過ぎてしまうことはないのでしょうか?

A 糖質制限食は、厚生労働省のいう推定エネルギー必要量が目安で、人体に必要な栄養素をしっかりと摂取するため、やせ過ぎるということはありません。正しく行なうと、もとの体型にかかわらず各々の適正体重になります。ただし、少食な人が満腹になるまで食べたとしても充分なカロリーを摂取できない場合があります。この場合、間食として糖質が低いチーズやナッツなどを取り入れて、適正体重を目標にしましょう。

Q9 糖質制限を長期間続けても大丈夫でしょうか?

A 1999年に高雄病院で糖質制限食を導入し実践した経験から、少なくとも10年単位でみる限り、糖尿病治療、肥満解消、生活習慣病対策として、糖質制限は正しい方向性であることを確信しています。Q1で説明したように、2013年には米国糖尿病学会で糖質制限食が正式に糖尿病治療食として認められています。私自身スーパー糖質制限食を足かけ15年ほど続けていますが、健康を実感しています。

糖質制限食 食べてOKな食品、控えたい食品、避けたい食品

糖質制限食において、糖質が低く安心して食べられる食品と、糖質がやや多いので食べる量に気をつけたい食品、糖質が多く避けたほうがよい食品を一覧にして紹介します。

	糖質が少なく、安心して食べられる食品	糖質がやや多く、食べる量に気をつけたい食品	糖質が多いので、食べるのを避けたい食品
肉類	牛肉　鶏肉 豚肉　羊肉 そのほかの肉類 加工品 (ハム、ソーセージ、 ベーコン、コンビーフ)		味つけ缶詰
魚介類	魚類　貝類 水煮缶詰 油漬け缶詰 いか　えび かに　たこ 干もの (みりん干しを除く)	練り製品 (かまぼこ、ちくわ さつま揚げ)	佃煮類 味つけ缶詰 干もの(みりん干し)
乳製品	チーズ 生クリーム バター	牛乳 ヨーグルト(無糖) 無糖練乳	ヨーグルト(加糖) 加糖練乳
卵類	鶏卵 うずら卵		
豆類	だいず(ゆで) 無調整豆乳 豆腐　厚揚げ 油揚げ　おから 納豆　高野豆腐 ゆば	だいず(炒り) だいず粉きな粉	あずき 調整豆乳 いんげんまめ (金時豆、 うずらまめなど)

	糖質が少なく、安心して食べられる食品	糖質がやや多く、食べる量に気をつけたい食品	糖質が多いので、食べるのを避けたい食品
野菜類	あさつき アスパラガス （グリーン、ホワイト） うど　えだまめ オクラ　きぬさや さやいんげん スナップえんどう かいわれな　かぶ カリフラワー キャベツ　きゅうり クレソン　こまつな ゴーヤー　サラダな ししとう しそ（青、赤） しゅんぎく　しょうが スプラウト　ずいき ズッキーニ　せり セロリ　ぜんまい だいこん　たけのこ チコリ　チンゲンサイ つるむらさき　とうがん トマト　ミニトマト トマトジュース 長ねぎ　万能ねぎ なす　なばな にら　野沢な はくさい　バジル パセリ　パプリカ ピーマン　ふき ブロッコリー ベビーリーフ ほうれんそう　みつば みょうが　もやし モロヘイヤ　よもぎ ラディッシュ　レタス わけぎ　わらび	にんじん ごぼう たまねぎ 紫たまねぎ にんにく	かぼちゃ くわい そらまめ とうもろこし ゆりね れんこん にんじんジュース 甘い味つけの 漬けもの類 （甘酢漬けなど）
種実類	かぼちゃの種 くるみ ごま まつの実	アーモンド カシューナッツ けしの実　ピスタチオ ひまわりの種 ピーナツ マカダミアナッツ	ぎんなん くり ピーナッツバター

	糖質が少なく、安心して食べられる食品	糖質がやや多く、食べる量に気をつけたい食品	糖質が多いので、食べるのを避けたい食品
きのこ類	えのきだけ　エリンギ きくらげ　しめじ しいたけ なめこ ひらたけ まいたけ マッシュルーム まつたけ		佃煮類
藻類	あらめ 寒天 ところてん のり ひじき わかめ	昆布	佃煮類 　（のりの佃煮など）
調味料	塩 しょうゆ 酢 マヨネーズ みそ（白みそを除く） 香辛料 ラカントS	コンソメ 顆粒風味調味料 トマトピューレ	甘みそ（白みそ） だししょうゆ みりん ウスターソース オイスターソース （かき油） とんかつソース 焼き肉のたれ トマトケチャップ カレールウ シチューのルウ ハヤシルウ チリソース 砂糖　ポン酢 めんつゆ　酒粕 はちみつ
し好飲料	ウイスキー　ウオツカ 焼酎　ジン 糖質ゼロの発泡酒 糖質ゼロの日本酒 ブランデー　ラム コーヒー（砂糖なし） 紅茶（砂糖なし） お茶類 （緑茶、麦茶など） 糖質ゼロの清涼飲料水 炭酸水（無糖）	赤ワイン（辛口） 白ワイン（辛口）	梅酒 紹興酒 白ワイン（辛口以外） ロゼワイン 白酒 発泡酒 ビール 日本酒 清涼飲料水 炭酸水（加糖） スポーツドリンク類

	糖質が少なく、安心して食べられる食品	糖質がやや多く、食べる量に気をつけたい食品	糖質が多いので、食べるのを避けたい食品
穀類			米 （ごはん、かゆ、もち） 小麦粉 小麦粉製品 （パン類、めん類、 ピザ、餃子の皮など） そば　コーンフレーク ビーフン
いも類・でんぷん	こんにゃく しらたき		さつまいも さといも じゃがいも やまいも ながいも 片栗粉 コーンスターチ くず粉 くずきり はるさめ マロニー
果物類	アボカド オリーブのピクルス	旬の果物 ライム果汁 レモン果汁	バナナ　ジャム類 100％果汁ジュース類 ドライフルーツ （レーズン、 プルーンなど） 缶詰類 （シロップ煮、 シロップ漬けなど）
菓子類			砂糖の入った菓子 （洋菓子、和菓子、 ゼリー、 アイスクリームなど） スナック菓子 （ポテトチップスなど） 米の菓子 （あられ、おかき、 せんべいなど）

【油脂類について】糖質制限食では、オリーブ油、しそ（えごま）油、適量の
ごま油は食べてよい食品。サラダ油などリノール酸を含む植物油の過剰摂取は、
アレルギーや心筋梗塞、脳梗塞などの誘因になるとされているので控えめにす
る。マーガリンやショートニングは避ける。

食品別 糖質含有量一覧

ここでは、本書で掲載している代表的な食品をとり上げ、食品100gあたりの糖質量およびエネルギー、たんぱく質、脂質、塩分量を紹介します。食品選びの参考にしてください。

参考文献：香川芳子著/監修『七訂食品成分表2016』（女子栄養大学出版部）

※表示内容はすべて食品100gあたりの数値。
※糖質量は、参考文献に掲載の炭水化物の量から食物繊維総量を引いて算出。
※ (0)は推定値、Trは微量を示す。

食品名		糖質(g)	エネルギー(kcal)	たんぱく質(g)	脂質(g)	塩分(g)
穀類		あわ（精白粒）	66.4	367	11.2	4.4	0
		オートミール	59.7	380	13.7	5.7	0
		おおむぎ（七分つき押麦）	61.8	341	10.9	2.1	0
	こむぎ	薄力粉	73.3	367	8.3	1.5	0
		強力粉	69	365	11.8	1.5	0
		プレミックス粉（ホットケーキ用）	72.6	365	7.8	4.0	1.0
		食パン	44.4	264	9.3	4.4	1.3
		コッペパン	47.1	265	8.5	3.8	1.3
		乾パン	75.7	393	9.5	4.4	1.2
		フランスパン	54.8	279	9.4	1.3	1.6
		ライ麦パン	47.1	264	8.4	2.2	1.2
		ぶどうパン	48.9	269	8.2	3.5	1.0
		ロールパン	46.6	316	10.1	9.0	1.2
		クロワッサン	42.1	448	7.9	26.8	1.2
		イングリッシュマフィン	39.6	228	8.1	3.6	1.2
		ナン	45.6	262	10.3	3.4	1.3
		ベーグル	52.1	275	9.6	2.0	1.2
		うどん（ゆで）	20.8	105	2.6	0.4	0.3
		干しうどん（ゆで）	25.1	126	3.1	0.5	0.5
		そうめん（ゆで）	24.9	127	3.5	0.4	0.2
		手延そうめん（ゆで）	24.5	127	3.5	0.6	0.3
		中華めん（ゆで）	27.9	149	4.9	0.6	0.2

		食品名	糖質(g)	エネルギー(kcal)	たんぱく質(g)	脂質(g)	塩分(g)
穀類	こむぎ	蒸し中華めん	36.5	198	5.3	1.7	0.4
		即席中華めん（油揚げ）	59	458	10.1	19.1	5.6
		スパゲッティ（乾）	71.2	379	12.2	1.9	0
		生パスタ	45.4	247	7.8	1.9	1.2
		生ふ	25.7	163	12.7	0.8	0
		焼きふ	53.2	385	28.5	2.7	0
		ぎょうざの皮	54.8	291	9.3	1.4	0
		しゅうまいの皮	56.7	295	8.3	1.4	0
		ピザ生地	48.8	268	9.1	3.0	1.3
		パン粉（生）	44.6	280	11.0	5.1	0.9
		パン粉（乾）	59.4	373	14.6	6.8	1.2
	こめ	玄米	71.3	353	6.8	2.7	0
		精白米	77.1	358	6.1	0.9	0
		もち米	77.2	359	6.4	1.2	0
		きりたんぽ	45.8	210	3.2	0.4	0
		玄米粉	80.6	395	7.1	2.9	0
		米粉	81.3	374	6.0	0.7	0
		米粉パン	50.4	255	3.4	3.1	0.9
		米粉めん	57.5	265	3.6	0.7	0.1
		ビーフン	79	377	7.0	1.6	0
		もち	50.3	234	4.0	0.6	0
	ごはん	玄米	34.2	165	2.8	1.0	0
		精白米	36.8	168	2.5	0.3	0
		はいが精米	35.6	167	2.7	0.6	0
		全かゆ（精白米）	15.6	71	1.1	0.1	0
	そば	そば粉（全層粉）	65.3	361	12.0	3.1	0
		そば（ゆで）	24	132	4.8	1.0	0
		干しそば（ゆで）	20.6	114	4.8	0.7	0.1
		コーンフレーク	81.2	381	7.8	1.7	2.1
		ライむぎ（全粒粉）	57.4	334	12.7	2.7	0
		雑穀（五穀）	65.1	357	12.6	2.8	0
いも類・でん粉類	いも類	きくいも（塊茎、生）	12.8	35	1.9	0.4	0
		板こんにゃく	0.1	5	0.1	Tr	0
		しらたき	0.1	6	0.2	Tr	0
		さつまいも（塊根、皮つき、生）	30.3	140	0.9	0.5	0.1

	食品名	糖質(g)	エネルギー(kcal)	たんぱく質(g)	脂質(g)	塩分(g)
いも類・でん粉類	**いも類** さといも（球茎、生）	10.8	58	1.5	0.1	0
	じゃがいも（塊茎、生）	16.3	76	1.6	0.1	0
	ながいも（塊根、生）	12.9	65	2.2	0.3	0
	でん粉製品 くずきり（乾）	86.8	356	0.2	0.2	0
	タピオカ（ゆで）	15.2	62	0	Tr	0
	はるさめ（乾）	85.4	350	0	0.2	0
砂糖・甘味類	黒砂糖	89.7	354	1.7	Tr	0.1
	上白糖	99.2	384	(0)	(0)	0
	三温糖	98.7	382	Tr	(0)	0
	角砂糖	100	387	(0)	(0)	0
	粉糖	99.7	386	(0)	(0)	0
	水あめ	85	328	(0)	(0)	0
	ガムシロップ	75	276	0	0	0
	黒蜜	50.5	199	1.0	0	0
	はちみつ	79.7	294	0.2	0	0
	メープルシロップ	66.3	257	0.1	0	0
豆類	あずき（全粒、ゆで）	12.4	143	8.9	1.0	0
	こしあん	20.3	155	9.8	0.6	0
	つぶしあん	48.3	244	5.6	0.6	0.1
	いんげんまめ（全粒、ゆで）	11.5	143	8.5	1.0	0
	えんどう（全粒、ゆで）	17.5	148	9.2	1.0	0
	グリンピース（揚げ豆）	39.2	423	20.8	11.6	0.9
	そらまめ（フライビーンズ）	31.5	472	24.7	20.8	1.8
	だいず（全粒、国産、ゆで）	1.8	176	14.8	9.8	0
	きな粉（全粒大豆）	10.4	450	36.7	25.7	0
	木綿豆腐	1.2	72	6.6	4.2	0.1
	絹ごし豆腐	1.7	56	4.9	3.0	0
	焼き豆腐	0.5	88	7.8	5.7	0
	生揚げ（厚揚げ）	0.2	150	10.7	11.3	0
	油揚げ	0	410	23.4	34.4	0
	がんもどき	0.2	228	15.3	17.8	0.5
	糸引き納豆	5.4	200	16.5	10.0	0
	挽きわり納豆	4.6	194	16.6	10.0	0
	おから（生）	2.3	111	6.1	3.6	0
	おから（乾）	8.7	421	23.1	13.6	0

食品名		糖質(g)	エネルギー(kcal)	たんぱく質(g)	脂質(g)	塩分(g)
豆類	豆乳	2.9	46	3.6	2.0	0
	調製豆乳	4.5	64	3.2	3.6	0.1
	湯葉（生）	3.3	231	21.8	13.7	0
	テンペ	5.2	202	15.8	9.0	0
	ひよこまめ（全粒、ゆで）	15.8	171	9.5	2.5	0
種実類	アーモンド（乾）	10.8	587	19.6	51.8	0
	アーモンド（フライ、味つけ）	10.4	606	19.2	53.6	0.3
	カシューナッツ（フライ、味つけ）	20	576	19.8	47.6	0.6
	かぼちゃの種（いり、味つけ）	4.7	574	26.5	51.8	0.1
	ぎんなん（生）	33.2	171	4.7	1.6	0
	くり（生）	32.7	164	2.8	0.5	0
	くるみ（いり）	4.2	674	14.6	68.8	0
	ごま（いり）	5.9	599	20.3	54.2	0
	ヘーゼルナッツ（フライ、味つけ）	6.5	684	13.6	69.3	0.1
	マカダミアナッツ（いり、味つけ）	6	720	8.3	76.7	0.5
	まつの実（生）	6.5	669	15.8	68.2	0
	らっかせい（乾）	11.4	562	25.4	47.5	0
	バターピーナッツ	11.3	592	25.5	51.3	0.3
	ピーナッツバター	14.4	640	25.4	50.7	0.9
野菜類	アーティチョーク（花らい、生）	2.6	48	2.3	0.2	0.1
	あさつき（葉、生）	2.3	33	4.2	0.3	0
	あしたば（茎葉、生）	1.1	33	3.3	0.1	0.2
	アスパラガス（若茎、生）	2.1	22	2.6	0.2	0
	さやいんげん（若ざや、生）	2.7	23	1.8	0.1	0
	うど（茎、生）	2.9	18	0.8	0.1	0
	えだまめ（生）	3.8	135	11.7	6.2	0
	トウミョウ（芽ばえ、生）	1	24	3.8	0.4	0
	さやえんどう（若ざや、生）	4.5	36	3.1	0.2	0
	スナップえんどう（若ざや、生）	7.4	43	2.9	0.1	0
	グリンピース（生）	7.6	93	6.9	0.4	0
	おかひじき（茎葉、生）	0.9	17	1.4	0.2	0.1
	オクラ（果実、生）	1.6	30	2.1	0.2	0
	かぶ（葉、生）	1	20	2.3	0.1	0.1
	かぶ（根、皮つき、生）	3.1	20	0.7	0.1	0
	西洋かぼちゃ（果実、生）	17.1	91	1.9	0.3	0

食品名		糖質(g)	エネルギー(kcal)	たんぱく質(g)	脂質(g)	塩分(g)
野菜類	からしな（葉、生）	1	26	3.3	0.1	0.2
	カリフラワー（花序、生）	2.3	27	3.0	0.1	0
	かんぴょう（乾）	38	260	6.3	0.2	0
	キャベツ（結球葉、生）	3.4	23	1.3	0.2	0
	レッドキャベツ（結球葉、生）	3.9	30	2.0	0.1	0
	きゅうり（果実、生）	1.9	14	1.0	0.1	0
	クレソン（茎葉、生）	0	15	2.1	0.1	0.1
	くわい（塊茎、生）	24.2	126	6.3	0.1	0
	ケール（葉、生）	1.9	28	2.1	0.4	0
	こごみ（若芽、生）	0.1	28	3.0	0.2	0
	ごぼう（根、生）	9.7	65	1.8	0.1	0
	こまつな（葉、生）	0.5	14	1.5	0.2	0
	ししとう（果実、生）	2.1	27	1.9	0.3	0
	しそ（葉、生）	0.2	37	3.9	0.1	0
	しそ（実、生）	0	41	3.4	0.1	0
	しゅんぎく（葉、生）	0.7	22	2.3	0.3	0.2
	じゅんさい（若葉、水煮びん詰）	0	5	0.4	0	0
	葉しょうが（根茎、生）	0.5	11	0.5	0.2	0
	しょうが（根茎、生）	4.5	30	0.9	0.3	0
	しろうり（果実、生）	2.1	15	0.9	0.1	0
	干しずいき（乾）	37.7	246	6.6	0.4	0
	ズッキーニ（果実、生）	1.5	14	1.3	0.1	0
	せり（茎葉、生）	0.8	17	2.0	0.1	0
	セロリ（葉柄、生）	2.1	15	0.4	0.1	0.1
	干しぜんまい（干し若芽、ゆで）	1.6	29	1.7	0.1	0
	そらまめ（生）	12.9	108	10.9	0.2	0
	タアサイ（葉、生）	0.3	13	1.3	0.2	0.1
	かいわれだいこん（芽ばえ、生）	1.4	21	2.1	0.5	0
	だいこん（葉、生）	1.3	25	2.2	0.1	0.1
	だいこん（根、皮つき、生）	2.7	18	0.5	0.1	0
	切干しだいこん（乾）	48.4	301	9.7	0.8	0.5
	たけのこ（若茎、生）	1.5	26	3.6	0.2	0
	たまねぎ（りん茎、生）	7.2	37	1.0	0.1	0
	赤たまねぎ（りん茎、生）	7.3	38	0.9	0.1	0
	たらのめ（若芽、生）	0.1	27	4.2	0.2	0

食品名	糖質 (g)	エネルギー (kcal)	たんぱく質 (g)	脂質 (g)	塩分 (g)
チコリ（若芽、生）	2.8	16	1.0	Tr	0
チンゲンサイ（葉、生）	0.8	9	0.6	0.1	0.1
つるむらさき（茎葉、生）	0.4	13	0.7	0.2	0
とうがらし（果実、生）	6	96	3.9	3.4	0
とうがらし（果実、乾）	12	345	14.7	12.0	0
とうがん（果実、生）	2.5	16	0.5	0.1	0
スイートコーン（とうもろこし、生）	13.8	92	3.6	1.7	0
トマト（果実、生）	3.7	19	0.7	0.1	0
ミニトマト（果実、生）	5.8	29	1.1	0.1	0
トレビス（葉、生）	1.9	18	1.1	0.2	0
なす（果実、生）	2.9	22	1.1	0.1	0
べいなす（果実、生）	2.9	22	1.1	0.1	0
和種なばな（花らい・茎、生）	1.6	33	4.4	0.2	0
にがうり（果実、生）	1.3	17	1.0	0.1	0
にら（葉、生）	1.3	21	1.7	0.3	0
葉にんじん（葉、生）	1	18	1.1	0.2	0.1
にんじん（根、皮つき、生）	6.5	39	0.7	0.2	0.1
にんにく（りん茎、生）	21.3	136	6.4	0.9	0
茎にんにく（花茎、生）	6.8	45	1.9	0.3	0
長ねぎ（葉、軟白、生）	5.8	34	1.4	0.1	0
葉ねぎ（葉、生）	3.3	30	1.9	0.3	0
はくさい（結球葉、生）	1.9	14	0.8	0.1	0
バジル（葉、生）	0	24	2.0	0.6	0
パセリ（葉、生）	1	43	4.0	0.7	0
はつかだいこん（根、生）	1.9	15	0.8	0.1	0
ビーツ（根、生）	6.6	41	1.6	0.1	0.1
青ピーマン（果実、生）	2.8	22	0.9	0.2	0
赤ピーマン（果実、生）	5.6	30	1.0	0.2	0
黄ピーマン（果実、生）	5.3	27	0.8	0.2	0
ふきのとう（花序、生）	3.6	43	2.5	0.1	0
ふだんそう（スイスチャード、葉、生）	0.4	19	2.0	0.1	0.2
ブロッコリー（花序、生）	0.8	33	4.3	0.5	0.1
ブロッコリースプラウト（生）	0.8	19	1.9	0.6	0
ほうれんそう（葉、生）	0.3	20	2.2	0.4	0
ホースラディシュ（根茎、生）	9.5	79	3.1	0.3	0

野菜類

食品名		糖質 (g)	エネルギー (kcal)	たんぱく質 (g)	脂質 (g)	塩分 (g)
野菜類	みずな（葉、生）	1.8	23	2.2	0.1	0.1
	切りみつば（葉、生）	1.5	18	1.0	0.1	0
	糸みつば（葉、生）	0.6	13	0.9	0.1	0
	みょうが（花穂、生）	0.5	12	0.9	0.1	0
	めキャベツ（結球葉、生）	4.4	50	5.7	0.1	0
	だいずもやし（生）	0	37	3.7	1.5	0
	りょくとうもやし（生）	1.3	14	1.7	0.1	0
	モロヘイヤ（茎葉、生）	0.4	38	4.8	0.5	0
	ゆりね（りん茎、生）	22.9	125	3.8	0.1	0
	エシャレット（りん茎、生）	6.4	76	2.3	0.2	0
	ルッコラ（葉、生）	0.5	19	1.9	0.4	0
	レタス（結球葉、生）	1.7	12	0.6	0.1	0
	サラダな（葉、生）	0.9	14	1.0	0.2	0
	リーフレタス（葉、生）	1.4	16	1.4	0.1	0
	サニーレタス（葉、生）	1.2	16	1.2	0.1	0
	サンチュ（葉、生）	0.5	15	1.2	0.4	0
	ロメインレタス（葉、生）	1.5	17	1.2	0.2	0
	れんこん（根茎、生）	13.5	66	1.9	0.1	0.1
	わけぎ（葉、生）	4.6	30	1.6	0	0
	わさび（根茎、生）	14	88	5.6	0.2	0.1
	わらび（生）	0.4	21	2.4	0.1	0
果実類	アボカド（生）	0.9	187	2.5	18.7	0
	あんず（乾）	60.6	288	9.2	0.4	0
	いちご（生）	7.1	34	0.9	0.1	0
	いちじく（生）	12.4	54	0.6	0.1	0
	いちじく（乾）	64.6	291	3.0	1.1	0.2
	グリーンオリーブ（塩漬け）	1.2	145	1.0	15.0	3.6
	かき（生）	14.3	60	0.4	0.2	0
	かき（干しがき）	57.3	276	1.5	1.7	0
	いよかん（生）	10.7	46	0.9	0.1	0
	うんしゅうみかん（生）	11	46	0.7	0.1	0
	ネーブルオレンジ（生）	10.8	46	0.9	0.1	0
	バレンシアオレンジ（生）	9	39	1.0	0.1	0
	かぼす（果汁）	8.4	25	0.4	0.1	0
	きんかん（全果、生）	12.9	71	0.5	0.7	0

食品名		糖質 (g)	エネルギー (kcal)	たんぱく質 (g)	脂質 (g)	塩分 (g)
果実類	グレープフルーツ（白肉種、生）	9	38	0.9	0.1	0
	すだち（果汁）	6.5	20	0.5	0.1	0
	はっさく（生）	10	45	0.8	0.1	0
	ゆず（果汁）	6.6	21	0.5	0.1	0
	ライム（果汁）	9.1	27	0.4	0.1	0
	レモン（全果、生）	7.6	54	0.9	0.7	0
	レモン（果汁）	8.6	26	0.4	0.2	0
	キウイフルーツ（緑肉種、生）	11	53	1.0	0.1	0
	キウイフルーツ（黄肉種、生）	13.5	59	1.1	0.2	0
	ココナッツミルク	2.6	150	1.9	16.0	0
	ナタデココ	19.7	73	0	Tr	0
	さくらんぼ（国産、生）	14	60	1.0	0.2	0
	さくらんぼ（米国産、生）	15.7	66	1.2	0.1	0
	すいか（赤肉種、生）	9.2	37	0.6	0.1	0
	プルーン（乾）	55.2	235	2.5	0.2	0
	日本なし（生）	10.4	43	0.3	0.1	0
	西洋なし（生）	12.5	54	0.3	0.1	0
	パインアップル（生）	11.9	51	0.6	0.1	0
	バナナ（生）	21.4	86	1.1	0.2	0
	バナナ（乾）	71.5	299	3.8	0.4	0
	パパイア（完熟、生）	7.3	38	0.5	0.2	0
	びわ（生）	9	40	0.3	0.1	0
	ぶどう（生）	15.2	59	0.4	0.1	0
	干しぶどう	76.6	301	2.7	0.2	0
	ブルーベリー（生）	9.6	49	0.5	0.1	0
	マンゴー（生）	15.6	64	0.6	0.1	0
	メロン（生）	9.8	42	1.1	0.1	0
	もも（生）	8.9	40	0.6	0.1	0
	ライチー（生）	15.5	63	1.0	0.1	0
	りんご（皮つき、生）	14.3	61	0.2	0.3	0
きのこ類	えのきたけ（生）	3.7	22	2.7	0.2	0
	えのきたけ（味つけ、びん詰）	12.8	85	3.6	0.3	4.3
	きくらげ（乾）	13.7	167	7.9	2.1	0.1
	しいたけ（菌床栽培、生）	1.5	19	3.0	0.3	0
	しいたけ（乾）	22.4	182	19.3	3.7	0

	食品名	糖質(g)	エネルギー(kcal)	たんぱく質(g)	脂質(g)	塩分(g)
きのこ類	ぶなしめじ（生）	1.3	18	2.7	0.6	0
	なめこ（生）	1.9	15	1.7	0.2	0
	エリンギ（生）	2.6	19	2.8	0.4	0
	ひらたけ（生）	3.6	20	3.3	0.3	0
	まいたけ（生）	0.9	15	2.0	0.5	0
	マッシュルーム（生）	0.1	11	2.9	0.3	0
	まつたけ（生）	3.5	23	2.0	0.6	0
藻類	あおさ（素干し）	12.6	130	22.1	0.6	9.9
	あおのり（素干し）	5.8	164	29.4	5.2	8.1
	焼きのり	8.3	188	41.4	3.7	1.3
	味つけのり	16.6	359	40.0	3.5	4.3
	ま昆布（素干し）	34.4	145	8.2	1.2	7.1
	削り昆布	22	117	6.5	0.9	5.3
	塩昆布	23.9	110	16.9	0.4	18.0
	ところてん	0	2	0.2	0	0
	干しひじき（乾）	6.6	149	9.2	3.2	4.7
	もずく（塩蔵、塩抜き）	0	4	0.2	0.1	0.2
	わかめ（生）	2	16	1.9	0.2	1.5
	乾燥わかめ（素干し）	8.6	117	13.6	1.6	16.8
	カットわかめ	6.2	138	18.0	4.0	24.1
	茎わかめ（湯通し塩蔵、塩抜き）	0.4	15	1.1	0.3	7.9
	めかぶわかめ（生）	0	11	0.9	0.6	0.4
魚介類	魚類	魚類（生、未加工）※糖質の最低・最高値	0～0.6	—	—	—	—
		あじ（開き干し、生）	0.1	168	20.2	8.8	1.7
		あんこう（きも、生）	2.2	445	10.0	41.9	0.3
		しらす干し（微乾燥）	0.2	113	23.1	1.6	4.1
		アンチョビ	0.1	158	24.2	6.8	13.1
		うなぎ（きも、生）	3.5	118	13.0	5.3	0.4
		削り節	0.4	351	75.7	3.2	1.2
		イクラ	0.2	272	32.6	15.6	2.3
		すじこ	0.9	282	30.5	17.4	4.8
		さんま（開き干し）	0.1	261	19.3	19.0	1.3
		たらこ（生）	0.4	140	24.0	4.7	4.6
		からしめんたいこ（生）	3.0	126	21.0	3.3	5.6

	食品名	糖質(g)	エネルギー(kcal)	たんぱく質(g)	脂質(g)	塩分(g)
魚介類	**魚類** かずのこ（塩蔵、水戻し）	0.6	89	15.0	3.0	1.2
	はたはた（生干し）	Tr	167	16.7	10.3	1.3
	ほっけ（開き干し、生）	0.1	176	20.6	9.4	1.8
	貝類 あかがい（生）	3.5	74	13.5	0.3	0.8
	あさり（生）	0.4	30	6.0	0.3	2.2
	あわび（生）	4	73	12.7	0.3	0.8
	かき（生）	4.7	60	6.6	1.4	1.3
	さざえ（生）	0.8	89	19.4	0.4	0.6
	しじみ（生）	4.5	64	7.5	1.4	0.4
	はまぐり（生）	1.8	39	6.1	0.6	2.0
	ほたてがい（生）	1.5	72	13.5	0.9	0.8
	ほたてがい（貝柱）	3.5	88	16.9	0.3	0.3
	ほたてがい（貝柱、煮干し）	7.6	322	65.7	1.4	6.4
	えび・かに類 あまえび（生）	0.1	87	19.8	0.3	0.8
	くるまえび（生）	Tr	97	21.6	0.6	0.4
	さくらえび（素干し）	0.1	312	64.9	4.0	3.0
	ブラックタイガー（生）	0.3	82	18.4	0.3	0.4
	毛がに（ゆで）	0.2	83	18.4	0.5	0.6
	いか・たこ類 するめいか（生）	0.1	83	17.9	0.8	0.5
	ほたるいか（生）	0.2	84	11.8	3.5	0.7
	まだこ（ゆで）	0.1	99	21.7	0.7	0.6
	生うに	3.3	120	16.0	4.8	0.6
	水産練り製品 かに風味かまぼこ	9.2	90	12.1	0.5	2.2
	蒸しかまぼこ	9.7	95	12.0	0.9	2.5
	焼きちくわ	13.5	121	12.2	2.0	2.1
	だて巻	17.6	196	14.6	7.5	0.9
	つみれ	6.5	113	12.0	4.3	1.4
	なると	11.6	80	7.6	0.4	2.0
	はんぺん	11.4	94	9.9	1.0	1.5
	さつま揚げ	13.9	139	12.5	3.7	1.9
	魚肉ソーセージ	12.6	161	11.5	7.2	2.1
肉類	**うし** 牛・豚・鶏（生、未加工） ※糖質の最低・最高値	0〜0.6	—	—	—	—
	うし（肝臓、生）	3.7	132	19.6	3.7	0.1
	うし（小腸、生）	0	287	9.9	26.1	0.2

		食品名	糖質 (g)	エネルギー (kcal)	たんぱく質 (g)	脂質 (g)	塩分 (g)
肉類	うし	ローストビーフ	0.9	196	21.7	11.7	0.8
		ビーフジャーキー	6.4	315	54.8	7.8	4.8
		スモークタン	0.9	283	18.1	23.0	1.6
		くじら（赤肉、生）	0.2	106	24.1	0.4	0.2
	ぶた	ぶた（肝臓、生）	2.5	128	20.4	3.4	0.1
		ボンレスハム	1.8	118	18.7	4.0	2.8
		ロースハム	1.3	196	16.5	13.9	2.5
		生ハム（促成）	0.5	247	24.0	16.6	2.8
		ベーコン	0.3	405	12.9	39.1	2.0
		ウインナーソーセージ	3	321	13.2	28.5	1.9
		ドライソーセージ	2.1	497	25.4	43.0	3.6
		フランクフルトソーセージ	6.2	298	12.7	24.7	1.9
		焼き豚	5.1	172	19.4	8.2	2.4
		マトン（ロース、脂身つき、生）	0.2	225	19.8	15.0	0.2
		ラム（もも、脂身つき、生）	0.3	198	20.0	12.0	0.2
		あいがも（皮つき、生）	0.1	333	14.2	29.0	0.2
	にわとり	にわとり（肝臓、生）	0.6	111	18.9	3.1	0.2
		にわとり（皮、むね、生）	0	492	9.4	48.1	0.1
卵類		あひる卵（ピータン）	0	214	13.7	16.5	2.0
		うずら卵（全卵、生）	0.3	179	12.6	13.1	0.3
		鶏卵（全卵、生）	0.3	151	12.3	10.3	0.4
		鶏卵（卵黄、生）	0.1	387	16.5	33.5	0.1
		鶏卵（卵白、生）	0.4	47	10.5	Tr	0.5
		たまご豆腐	2	79	6.4	5.0	0.9
乳類		牛乳	4.8	67	3.3	3.8	0.1
		生クリーム（乳脂肪）	3.1	433	2.0	45.0	0.1
		生クリーム（植物性脂肪）	2.9	392	6.8	39.2	0.6
		コーヒーホワイトナー（植物性脂肪）	1.8	248	4.3	24.8	0.4
		ヨーグルト（脱脂加糖）	11.9	67	4.3	0.2	0.2
		エダムチーズ	1.4	356	28.9	25.0	2.0
		エメンタールチーズ	1.6	429	27.3	33.6	1.3
		カテージチーズ	1.9	105	13.3	4.5	1.0
		カマンベールチーズ	0.9	310	19.1	24.7	2.0

食品名		糖質 (g)	エネルギー (kcal)	たんぱく質 (g)	脂質 (g)	塩分 (g)
乳類	クリームチーズ	2.3	346	8.2	33.0	0.7
	チェダーチーズ	1.4	423	25.7	33.8	2.0
	パルメザンチーズ	1.9	475	44.0	30.8	3.8
	ブルーチーズ	1	349	18.8	29.0	3.8
	モッツァレラチーズ	4.2	276	18.4	19.9	0.2
	リコッタチーズ	6.7	162	7.1	11.5	0.4
	プロセスチーズ	1.3	339	22.7	26.0	2.8
油脂類	あまに油	0	921	0	100.0	0
	えごま油	0	921	0	100.0	0
	オリーブ油	0	921	0	100.0	0
	ごま油	0	921	0	100.0	0
	調合油（サラダ油）	0	921	0	100.0	0
	なたね油	0	921	0	100.0	0
	ラード	0	941	0	100.0	0
	有塩バター	0.2	745	0.6	81.0	1.9
	食塩不使用バター	0.2	763	0.5	83.0	0
	発酵バター	4.4	752	0.6	80.0	1.3
	マーガリン （ファットスプレッド）	0	635	0.2	69.1	1.1
し好飲料類	清酒（本醸造酒）	4.5	107	0.4	0	0
	ビール（淡色）	3.1	40	0.3	Tr	0
	ビール（黒）	3.4	46	0.4	Tr	0
	ワイン（白）	2	73	0.1	Tr	0
	ワイン（赤）	1.5	73	0.2	Tr	0
	ワイン（ロゼ）	4	77	0.1	Tr	0
	紹興酒	5.1	127	1.7	Tr	0
	焼酎（甲類）	0	206	0	0	(0)
	焼酎（乙類）	0	146	0	0	—
	ウイスキー	0	237	0	0	0
	ブランデー	0	237	0	0	0
	ウオツカ	Tr	240	0	0	0
	梅酒	20.7	156	0.1	Tr	0
	本みりん	43.2	241	0.3	Tr	0
	甘酒	17.9	81	1.7	0.1	0.2
	ビール風味炭酸飲料	1.2	5	0.1	Tr	0

食品名	糖質 (g)	エネルギー (kcal)	たんぱく質 (g)	脂質 (g)	塩分 (g)
ウスターソース	26.3	117	1.0	0.1	8.4
中濃ソース	29.8	132	0.8	0.1	5.8
濃厚ソース	29.9	132	0.9	0.1	5.6
お好み焼きソース	33.3	148	1.6	0.1	5.1
トウバンジャン	3.6	60	2.0	2.3	17.8
チリペッパーソース	5.2	55	0.7	0.5	1.6
ラー油	Tr	919	0.1	99.8	0
こいくちしょうゆ	10.1	71	7.7	0	14.5
うすくちしょうゆ	7.8	54	5.7	0	16.0
しろしょうゆ	19.2	87	2.5	0	14.2
だししょうゆ	5.2	37	4.0	0	7.3
食塩	0	0	0	0	99.1
黒酢	9	54	1.0	0	0
穀物酢	2.4	25	0.1	0	0
米酢	7.4	46	0.2	0	0
バルサミコ酢	19.4	99	0.5	0	0.1
ぶどう酢（ワインビネガー）	1.2	22	0.1	Tr	0
かつおだし	Tr	3	0.5	0.1	0.1
昆布だし	0.9	4	0.1	Tr	0.2
煮干しだし	Tr	1	0.1	0.1	0.1
固形コンソメ	41.8	235	7.0	4.3	43.2
顆粒中華だし	36.6	211	12.6	1.6	47.5
顆粒和風だし	31.1	224	24.2	0.3	40.6
めんつゆ（ストレート）	8.7	44	2.2	0	3.3
オイスターソース	18.1	107	7.7	0.3	11.4
ごまだれ	30.1	285	7.4	14.1	4.4
すし酢	34.9	150	0.1	0	6.5
デミグラスソース	11	82	2.9	3.0	1.3
テンメンジャン	35	256	8.5	7.7	7.3
ナンプラー	2.7	48	9.1	0.1	22.9
ホワイトソース	8.8	99	1.8	6.2	1.0
ぽん酢しょうゆ	8	47	3.4	0.1	5.8
焼き肉のたれ	32.7	169	4.3	2.2	8.3
ゆずこしょう	3.1	49	1.3	0.8	25.2
トマトケチャップ	25.6	119	1.7	Tr	3.3

調味料・香辛料類　調味料類

	食品名	糖質 (g)	エネルギー (kcal)	たんぱく質 (g)	脂質 (g)	塩分 (g)
調味料・香辛料類						
調味料類	フレンチドレッシング	5.9	406	0.1	41.9	3.0
	和風ドレッシング	5.1	198	2.2	18.4	3.7
	ごまドレッシング	17	360	8.5	26.3	2.7
	サウザンアイランドドレッシング	8.9	416	1.0	41.4	3.6
	マヨネーズ（卵黄型）	1.7	670	2.8	72.3	2.3
	甘みそ	32.3	217	9.7	3.0	6.1
	淡色辛みそ	17	192	12.5	6.0	12.4
	赤色辛みそ	17	186	13.1	5.5	13.0
	麦みそ	23.7	198	9.7	4.3	10.7
	カレールウ	41	512	6.5	34.1	10.7
	酒かす	18.6	227	14.9	1.5	0
香辛料類	からし（練り）	40.1	315	5.9	14.5	7.4
	からし（粒入りマスタード）	12.7	229	7.6	16.0	4.1
	カレー粉	26.4	415	13.0	12.2	0.1
	こしょう（黒、粉）	66.6	364	11.0	6.0	0.2
	こしょう（白、粉）	70.1	378	10.1	6.4	0
	さんしょう（粉）	69.6	375	10.3	6.2	0
	シナモン（粉）	79.6	364	3.6	3.5	0.1
	ガーリックパウダー	73.8	382	19.9	0.8	0
	わさび（練り）	39.8	265	3.3	10.3	6.1

さくいん

本書に掲載した食品名、料理名を五十音順に並べました。探したい食品や料理があるときに活用ください。

211

219

さくいん

■ 指導・栄養計算
橋本眞由美（高雄病院栄養管理部）

■ 協力
山本怜史（京都高雄倶楽部）

■ デザイン・DTP
ニイモモクリエイト

■ カバー＆本文写真・料理製作・栄養計算［メーカー商品は除く］
髙本栄一郎、吉田美佳、小野恵利子、澤口万紀
（マッシュルームソフト）

■ 写真［p176］
谷山真一郎

■ 執筆協力
阿南正起

■ 校正
東京出版サービスセンター、大村恵子

■ 本文編集
風土文化社

企業各社にご協力いただきました。
この場を借りてお礼を申し上げます。

・マルコメ株式会社
・共立食品株式会社
・雪印メグミルク株式会社
・フジッコ株式会社
・江崎グリコ株式会社
・大塚製薬株式会社
・日本マクドナルドホールディングス株式会社
・月桂冠株式会社
・アサヒグループホールディングス株式会社
・サッポロホールディングス株式会社
・サントリーホールディングス株式会社
（順不同）

江部康二 （えべ・こうじ）

医師。一般財団法人高雄病院理事長。一般社団法人日本糖質制限医療推進協会理事長。

1950年京都府生まれ。1974年京都大学医学部卒業。京都大学胸部疾患研究所を経て、1978年より高雄病院に医局長として勤務。2000年理事長就任。2001年から糖質制限食に本格的にとり組む。2002年に自身の糖尿病に気づき、自ら糖質制限食を実践、肥満と糖尿病を克服。豊富な症例をもとに糖質制限食の研究を続けている。

主な著・監修書に『ハンディ版 糖質制限の教科書』『江部先生、「糖質制限は危ない」って本当ですか?』（ともに洋泉社）、『主食を抜けば糖尿病は良くなる！ 新版』『炭水化物の食べすぎで早死にしてはいけません』（ともに東洋経済新報社）など多数。

ブログ「ドクター江部の糖尿病徒然日記」http://koujiebe.blog95.fc2.com/

※各食品、料理の糖質・カロリー・レシピや内容などについて、個別のお問い合わせは受け付けておりません。また、本誌に掲載されていない食品、料理の糖質調査なども対応しておりません。ご了承ください。

増補新版　食品別糖質量ハンドブック

発行日　2016年6月17日 初版発行

監修	江部康二 ©2016
発行者	江澤隆志
発行所	株式会社洋泉社
	〒101-0062　東京都千代田区神田駿河台2-2
	電話　03-5259-0251 （代表）
	振替　00190-2-142410 （株）洋泉社
印刷・製本	中央精版印刷株式会社

乱丁・落丁本はご面倒ながら小社営業部宛にご送付ください。
送料小社負担にてお取り替えいたします。

ISBN978-4-8003-0944-0
Printed in Japan
http://www.yosensha.co.jp/